"十二五"职业教育国家规划教材
经全国职业教育教材审定委员会审定

供高等职业教育护理、助产等医学相关专业使用

传染病护理学

（第3版）

主　编　张莉莉　马　琼

副主编　蒋　莉　秦召敏　徐　慧　简　平　郑　丹

编　者　（按姓氏汉语拼音排序）

简　平（重庆护理职业学院）

蒋　莉（广西医科大学护理学院）

李玉华（首都医科大学附属北京佑安医院）

马　琼（江苏护理职业学院）

秦召敏（山东医学高等专科学校）

王　颖（首都医科大学附属北京地坛医院）

王成宝（山东医学高等专科学校）

徐　慧（长沙卫生职业学院）

张莉莉（首都医科大学附属北京佑安医院）

郑　丹（江苏医药职业学院）

科学出版社

北　京

内 容 简 介

本教材为"十二五"职业教育国家规划教材。内容包括总论、病毒性传染病患者的护理、细菌性传染病患者的护理、其他病原体传染病患者的护理四部分，系统地介绍了传染病护理的基本理论、基本知识、基本技能。本版教材在延续第2版教材内容的同时对冠状病毒感染、猴痘等内容进行了补充和完善，并根据国家法律法规及各种疾病的最新诊疗指南对整体内容进行修订。教材设计理实并重，学训结合，兼顾学科性和职业性的特点。本教材还配有数字资源，方便教师和学生使用。

本教材可供高等职业教育护理、助产等医学相关专业学生使用。

图书在版编目（CIP）数据

传染病护理学 / 张莉莉，马琼主编 . —3 版 . —北京：科学出版社，2024.6

"十二五"职业教育国家规划教材

ISBN 978-7-03-077241-1

Ⅰ.①传⋯　Ⅱ.①张⋯ ②马⋯　Ⅲ.①传染病–护理学–高等职业教育–教材　Ⅳ.① R473.5

中国国家版本馆 CIP 数据核字（2023）第 245872 号

责任编辑：谷雨擎 / 责任校对：周思梦
责任印制：师艳茹 / 封面设计：涿州锦晖

科学出版社 出版

北京东黄城根北街16号
邮政编码：100717
http://www.sciencep.com

北京汇瑞嘉合文化发展有限公司印刷
科学出版社发行　各地新华书店经销
*

2013年1月第 一 版　开本：850×1168　1/16
2024年6月第 三 版　印张：9 1/2
2024年6月第十四次印刷　字数：287 000

定价：55.00元

（如有印装质量问题，我社负责调换）

前　言

　　党的二十大对新时代新征程推进健康中国建设作出了新的战略部署，提出"把保障人民健康放在优先发展的战略位置"，这凸显了党和国家以人民为中心的发展思想，而要积极推动健康事业的发展，离不开人才队伍的建设。近年来新发传染病不断涌现，与此同时，一些曾被控制的传染病，如肺结核、血吸虫病等又有流行扩散趋势，这对临床医护人员提出了更高的要求。

　　传染病护理学是护理学中的一门重要学科，由内科护理学分化衍生而来，是建立在基础和临床医学、人文学基础上的一门综合性应用学科，是传染病防治工作的重要组成部分。在传染病频发的大背景下，加强传染病护理的教学，培养具有基本传染病知识和扎实职业防护技术的优秀护理人才显得尤为重要。本教材在延续上版教材内容的基础上，新增了猴痘、新型冠状病毒感染等内容，并根据国家法律法规及各种疾病的最新诊疗指南等对上一版的内容进行了补充和更新。内容丰富，理论性强，实用性强，反映了传染病护理学的新进展，可供高等职业教育护理、助产等医学相关专业使用，也可作为临床护理工作的参考书。本教材还配有数字资源，通过扫描书中二维码或登录网址，免费获取相关资源，方便师生使用。

　　本教材的全体编者以高度认真、负责的态度参与了编写工作。在此，对有关单位和个人表示衷心的感谢！

　　由于编写水平有限，书中难免存在不足之处，恳请广大读者提出宝贵意见，以便教材不断修订和完善，为下一轮教材的修订工作奠定坚实的基础。

编　者

2023 年 11 月

配 套 资 源

　　欢迎登录"中科云教育"平台，**免费**数字化课程等你来！

　　本系列教材配有图片、视频、音频、动画、题库、PPT 课件等数字化资源，持续更新，欢迎选用！

"中科云教育"平台数字化课程登录路径

电脑端

▶ 第一步：打开网址 http://www.coursegate.cn/short/H5HKT.action

▶ 第二步：注册、登录

▶ 第三步：点击上方导航栏"课程"，在右侧搜索栏搜索对应课程，开始学习

手机端

▶ 第一步：打开微信"扫一扫"，扫描下方二维码

▶ 第二步：注册、登录

▶ 第三步：用微信扫描上方二维码，进入课程，开始学习

PPT 课件：请在数字化课程各章节里下载！

目 录

📝 **学习目标**

1. 素质目标　树立正确的专业价值观，全心全意为人民服务。
2. 知识目标　掌握传染病的概念及感染的概念、传染病的基本特征、传染病的预防、传染病的隔离、传染病的常见症状和体征的护理措施。
3. 能力目标　应用护理程序，对传染病常见症状和体征进行护理评估，提出护理诊断，实施护理措施。

　　传染病是由各种病原微生物（如细菌、病毒、立克次体、螺旋体、朊粒、支原体等）和寄生虫（如原虫、蠕虫）感染人体后引起的一组具有传染性、在一定条件下可造成流行的疾病。感染性疾病包括传染病和非传染性疾病，是指由病原体感染所致的疾病。

　　在历史长河中，传染病对人类危害很大，如天花、鼠疫、霍乱等疾病的流行使很多患者失去生命，鼠疫、霍乱一直威胁着人类的生命安全。2023年纳入乙类传染病进行管理的新型冠状病毒感染、猴痘也在世界范围内广泛流行。一些诸如疟疾、登革热，这些曾经被控制的传染病也出现了流行趋势上升的情况。

　　随着新发现的传染病登场，已被消灭的传染病仍有死灰复燃的可能，因而对传染病的防治工作不能放松。部分病原体的耐药性增加，对人类的健康、社会的稳定发展造成了严重威胁。

　　传染病护理学是指以预防和控制传染病为核心内容的护理学科，是指通过各种护理手段，对传染病患者采取及时、科学、全面的护理措施，以达到治愈患者、恢复健康的目的。护理人员掌握常见传染病的理论知识，如病原学特点、流行病学、临床表现、护理特点、消毒隔离的知识，做到及时准确监测、报告疫情，防止传染病扩散传播，避免发生交叉感染；还要具备高度的责任感，能够从公共卫生角度和社会责任出发，高度重视和自觉履行传染病健康教育工作，指导家庭、单位、社会了解卫生防病知识，能及时发现传染病流行情况，并立即采取有效措施，让传染病真正从以治疗为主转变成以预防为主，防治结合，为人类的健康服务。

第1节　感染与免疫

（一）感染的概念

　　感染是病原体和人体之间相互作用、相互斗争的过程。构成传染和感染过程必须具备三个因素，即病原体、人体和所处环境。病原体依靠自身的致病能力作用于人体的同时，人体通过机体的防御功能与病原体展开斗争，而环境因素对病原体和人体也产生重要的影响。

　　临床上可遇到多种形式的感染情况。由条件致病菌引起的各类感染为机会性感染，又称条件致病菌感染。机体初次被某种病原体感染是首发感染。两种或两种以上不同病原体感染同一个体的现象称为混合感染，可分为同时感染和重叠感染。两种或两种以上不同病原体感染同一个体且急性发病的现象称为同时感染。先感染一种病原体，尚未痊愈，又感染另一种或多种病原体的现象称为重叠感染。感染尚在进行中，同一种病原体再度侵袭而又感染为重复感染。发生某种病原体的原发感染后，又被其他病原体感染的现象称为继发感染。

病原体通过各种途径进入人体后就开始了感染的过程。在不同环境的影响下，人体防御功能的强弱和病原体数量及毒力的强弱不同。感染过程可以出现5种不同的结局，即感染谱。这些表现可以移行或转化，呈现动态变化。

（二）感染过程的表现

1. 清除病原体 指侵入人体的病原体被机体防御第一线的非特异性免疫屏障，或被体内原已具有的体液免疫与细胞免疫功能所清除的过程。例如，胃酸清除霍乱弧菌等病原体即是人体非特异性免疫屏障作用。

2. 隐性感染 是指病原体侵入人体后，仅引起机体产生特异性免疫应答，不引起或仅有轻微的组织损伤，临床上无症状、体征表现，需通过免疫学或病原学检查才能发现的感染。隐性感染在传染病流行期间，对防止流行的扩散有积极意义，因为隐性感染者的增多，人群对某一种传染病的易感性降低，该种传染病的发病率就下降。但另一方面，隐性感染者也可能处于病原携带状态，在传染病流行期间会成为重要的传染源。隐性感染过程结束后，感染者可获得一定程度的免疫力。

3. 显性感染 是指病原体侵入人体后，不但引起机体发生免疫应答，而且通过病原体本身的作用或机体的超敏反应，导致组织损伤，引起病理改变和临床表现的感染。显性感染过程结束后，感染者获得不同程度的特异性免疫。例如，人群接触麻疹病毒后患病率达90%以上，病后可获得持久的免疫力。

4. 病原携带状态 是指病原体存在或寄生于体内，不引起病变或临床表现，但在特殊条件下可致病或排出体外的状态。病原携带者不易被发现，因而是许多传染病的重要传染源。按病原体种类不同，分为带毒者、带菌者及带虫者等。携带病原体持续时间在3个月以上，为慢性携带者，但对乙型肝炎病毒感染者，超过6个月才算慢性携带者。按其发生和持续时间长短可分为潜伏期携带者、恢复期携带者或慢性携带者。

5. 潜伏性感染 病原体潜伏于体内某些部位，既未被机体清除，又不引起明显症状、体征，但待机体免疫功能低下或有其他诱发因素时则可引起显性感染。常见的水痘-带状疱疹病毒在小儿初次感染时，临床表现为原发感染水痘，随着疾病的痊愈，可有部分病毒潜伏于脊髓后根或脑神经的感觉神经节。当机体免疫力下降时，潜伏的病毒被激活而复制，导致带状疱疹的发生。

在不同的传染性疾病中，除清除病原体外，上述感染的表现形式各有侧重，其中隐性感染最常见，病原携带状态次之，显性感染最少。当人体防御功能、病原体致病力和环境因素变化时，上述感染的不同表现形式是可以相互转变的，如隐性感染者可转变成为病原携带者，显性感染者在潜伏期、恢复期内可成为潜伏期携带者或恢复期携带者，潜伏性感染随时可引起显性感染。

（三）感染过程中病原体的作用

病原体侵入人体后能否引起疾病取决于病原体的致病能力和机体的免疫功能两方面因素。致病能力包括以下几方面。

1. 侵袭力 指病原体突破宿主的生理防御屏障，在机体内定植、繁殖和扩散的能力。细菌发挥侵袭力的物质基础主要有黏附素、荚膜、侵袭性物质和细菌生物被膜等。有些病原体，如大肠埃希菌分泌的菌毛黏附素，黏附于结肠黏膜，才能定植。有些病原体具有荚膜，如肺炎链球菌，或微荚膜，如伤寒沙门菌的Vi抗原，能抑制人体巨噬细胞的吞噬作用和抵抗体液中杀菌物质的作用。有些病原体可利用自身特殊结构直接侵入人体，如钩虫丝状蚴。

2. 毒力 指病原体致病能力的强弱。毒力是菌体对宿主体表的吸附，向体内侵入，在体内定居、生长和繁殖，向周围组织扩展蔓延，对宿主防御功能的抵抗，以及产生损害宿主的毒素等一系列能力的总和。毒力包括毒素和其他毒力因子。毒素包括外毒素和内毒素。外毒素是由细菌分泌、能在局部及全身产生毒性效应的蛋白质成分，如霍乱毒素、百日咳毒素和白喉毒素。内毒素是由革兰氏阴性菌合成的一种存在于细菌细胞壁外层，只有在细菌死亡和裂解后才释放出的有毒物质。主要成分是脂多糖，在固有免疫及B细胞的多克隆激活中发挥作用。其他毒力因子有穿透能力（钩虫丝状蚴）、侵袭能力（志贺菌）、溶组织能力（溶组织内阿米巴）等。

3. 数量 在同一种传染病中，入侵病原体的数量一般与致病能力成正比。然而在不同传染病中，能引起疾病发生的最低病原体数量差别很大，如伤寒需10万个菌体，而痢疾杆菌仅需10个菌体。

4. 入侵途径及特异性定位 不同的病原体都有一定的入侵途径进入机体特定的部位生长繁殖。例如，伤寒沙门菌必须经口感染，破伤风梭菌的芽孢需进入深部创伤部位，在厌氧环境中才能致病。一些致病菌有多个入侵途径，与单一入侵途径的病原菌相比，其传染性更强，预防更难。例如，人类免疫缺陷病毒经性接触、血液和垂直（母婴）传播等途径入侵人体，特异性侵犯CD4$^+$T细胞。

5. 变异性 病原体因环境、药物或遗传等因素而发生变异。一般来说，在人工培养多次传代的环境下，可使致病力减弱，这利于疫苗、菌苗的制备，如卡介苗。病原体抗原的变异可逃避机体的特异性免疫而继续引起疾病或使疾病慢性化，如流感病毒抗原的多次变异导致流感反复的大流行。

（四）感染过程中人体的免疫应答作用

机体的免疫应答对感染过程的表现和转归起着重要作用。可分为有利于机体抵抗病原体的保护性免疫应答和促进病理改变的超敏反应两大类。保护性免疫应答又分为非特异性免疫应答与特异性免疫应答两类。

1. 非特异性免疫 是机体对侵入体内病原体的一种清除机制。并非针对某一特殊病原体，亦不牵涉对抗原的识别和二次免疫应答的增强。包括以下几种。

（1）天然屏障 人体本身具有的外部和内部屏障，如皮肤、黏膜及其分泌物、病原体相关模式识别受体、溶菌酶、血-脑脊液屏障及胎盘屏障等。可对病原体的入侵起一定防御作用。

（2）吞噬作用 单核细胞、巨噬细胞和各种粒细胞等具有非特异性吞噬功能，可杀灭和吞噬病原体，清除体内衰老或变性的细胞和其他杂物等。

（3）体液因子 包括存在于体液中的补体、溶菌酶、纤连蛋白和白细胞介素（IL）等细胞因子。这些体液因子通过直接作用或免疫调节作用清除病原体。

2. 特异性免疫 经后天感染（病愈或无症状的感染）或人工预防接种（菌苗、疫苗、类毒素、免疫球蛋白等）而使机体获得抵抗感染的免疫力。一般是在微生物等抗原物质刺激后才形成的（免疫球蛋白、免疫淋巴细胞），并能与该抗原起特异性反应。包括由T淋巴细胞介导的细胞免疫和由B淋巴细胞介导的体液免疫两类。不同的病原体所具有的抗原绝大多数是不相同的，故特异性免疫通常只针对一种病原体。

（1）细胞免疫 T细胞接受某种抗原刺激后，对细胞内病原体的清除作用。细胞免疫起重要作用。T细胞还具有调节体液免疫的功能。

（2）体液免疫 B细胞接受某种抗原刺激后，经活化、增殖、分化为浆细胞，并由此合成和分泌能与相应抗原结合的特异性抗体，即免疫球蛋白，继而由这种抗体清除和破坏特定抗原的过程。免疫球蛋白根据化学结构可分为IgG、IgA、IgM、IgD、IgE五类。IgG出现较迟，持续时间较长，是唯一能通过胎盘的抗体，从而保护新生儿尤其是6个月内婴幼儿免受病原体的感染。IgM在感染过程中首先出现，持续时间较短，是近期感染的标志，可用作早期诊断。因不能通过胎盘，如在新生儿血中测得该抗体，提示宫内感染（如风疹病毒等感染）。IgA主要是呼吸道和消化道黏膜上的局部抗体，是黏膜局部免疫的最主要因素。IgE主要作用于入侵的原虫和蠕虫。

第 2 节　传染病的发病机制

（一）传染病的发生与发展

传染病发生与发展的共同特征为疾病发展的阶段性。发病机制中的阶段性与临床表现的阶段性大多数互相吻合但并不完全一致。

1. 入侵部位　病原体的入侵部位与发病机制有密切关系，病原体入侵部位适当，病原体才能定植、生长、繁殖并引起病变。

2. 机体内定位　病原体入侵并定植后，在入侵部位直接引起病变，如恙虫病焦痂；也可在入侵部位进行繁殖，分泌毒素，在远离入侵部位引起病变，如白喉和破伤风；也可进入血液循环，定位于某一脏器或靶器官引起该器官的病变，如流行性脑脊髓膜炎和病毒性肝炎；还可经过一系列的生活史阶段，最后在某脏器中定居，如蛔虫病。各种传染病都有各自的规律。

3. 排出途径　各种传染病都有将病原体排出的途径，是患者、病原携带者和隐性感染者具有传染性的重要因素。有些病原体的排出途径是单一的，如志贺菌只通过粪便排出；有些病原体可有多种排出途径，如人类免疫缺陷病毒既可通过血液又可通过精液等排出；有些病原体只存在于血液中如疟原虫，只有在蚊虫叮咬或输血时才离开宿主。病原体排出体外的持续时间不同，因此不同传染病有不同的传染期。

（二）组织损伤的发生机制

组织损伤及功能受损是疾病发生的基础。在传染病中，导致组织损伤发生的方式有下列 3 种。

1. 直接损伤　病原体借助机械运动及所分泌的酶可直接破坏组织，或通过细胞病变溶解细胞，或通过诱发炎症过程而引起组织坏死。

2. 毒素作用　有些病原体能分泌毒素很强的外毒素，可选择性损害靶器官或引起功能紊乱。革兰氏阴性杆菌裂解后产生的内毒素则可激活单核-巨噬细胞分泌肿瘤坏死因子-α（TNF-α）和其他细胞因子，导致发热、休克及弥散性血管内凝血（DIC）等现象。

3. 免疫机制　许多传染病的免疫机制都与免疫应答有关。有些传染病能抑制细胞免疫（如麻疹）或直接破坏 T 细胞（如艾滋病），更多的病原体则通过超敏反应导致组织损伤。

（三）重要的病理生理变化

1. 发热　常见于传染病，但并非传染病所特有。外源性致热原（病原体及其产物、免疫复合物、异性蛋白、大分子化合物及药物等）进入体内，激活单核-巨噬细胞、内皮细胞及 B 淋巴细胞等，使后者释放内源性致热原，如 IL-1、TNF、IL-6 及干扰素等。内源性致热原通过血液循环刺激下丘脑体温调节中枢，使之释放前列腺素 E2（PGE2），后者把恒温点调高，使产热超过散热而引起体温上升。

2. 急性期改变　感染、创伤、炎症等过程所引起的一系列急性期机体应答称为急性期改变。它出现于感染发生后几小时至几天。主要的改变如下。

（1）蛋白质代谢　肝脏合成一系列急性期蛋白，其中 C 反应蛋白（CRP）是急性感染的重要标志。红细胞沉降率加快也是血浆内急性期蛋白浓度增高的结果。由于糖原异生作用加速，能量消耗，肌肉蛋白分解增多，进食减少等均可导致负氮平衡与消瘦。

（2）糖代谢　葡萄糖生成加速，导致血糖升高，糖耐量短暂下降，这与糖原异生作用加速及内分泌影响有关。在新生儿及营养不良的患者，或肝衰竭患者，糖原异生作用也可下降，导致血糖下降。

（3）水、电解质代谢　急性感染时，因出汗、呕吐或腹泻而丢失氯化钠，加上抗利尿激素分泌增加，使尿量减少、水分潴留而导致低钠血症。由于钾的摄入减少和排出增加而导致钾的负平衡。

（4）内分泌改变　在急性感染早期，随着发热开始，由促肾上腺皮质激素所介导的糖皮质激素和类固醇在血中浓度升高，其中糖皮质激素水平可高达正常的5倍。但在败血症并发肾上腺出血时，则可导致糖皮质激素分泌不足或停止。醛固酮分泌增加可导致氯和钠的潴留。中枢神经系统感染时，由于抗利尿激素分泌增加而导致水潴留。在急性感染早期，胰高血糖素和胰岛素的分泌有所增加。血中甲状腺素水平在感染早期因消耗增多而下降，后期随着垂体反应刺激甲状腺素分泌而升高。

第3节　传染病的流行过程及影响因素

传染病的流行过程就是传染病在人群中发生、发展和转归的过程。传染病流行过程的发生需要具备三个基本环节：传染源、传播途径和人群易感性。传染病流行过程本身又受社会因素、个人行为因素和自然因素的影响。

（一）流行过程的基本条件

1. 传染源　是指病原体在体内生长繁殖并能将病原体排出体外的人和动物。传染源包括患者、隐性感染者、病原携带者和受感染的动物。

（1）患者　是大多数传染病重要的传染源。患者通过咳嗽、呕吐、腹泻等多种方式排出病原体而成为重要的传染源。传染病患者能排出病原体的整个时期称为传染期，是决定传染病患者隔离期限的重要依据。大多数传染病主要传染期在临床症状期，少数传染病在潜伏期末即有传染性如甲型病毒性肝炎。症状不典型的患者较典型患者更难发现，因而更具有传染源意义。

（2）隐性感染者　在某些传染病中隐性感染者是重要的传染源，如流行性脑脊髓膜炎、脊髓灰质炎等。

（3）病原携带者　指无任何临床症状与体征，却能排出病原体的感染者。通常只能靠实验室检测手段才能检出。脊髓灰质炎、流行性脑脊髓膜炎、白喉、乙型肝炎等都有病原携带者，由于没有明显的临床症状，不易被发现，有重要的流行病学意义。

（4）受感染的动物　以受感染的动物作为重要传染源的传染病主要有狂犬病、鼠疫、流行性乙型脑炎、流行性出血热、血吸虫病等。

2. 传播途径　病原体离开传染源后，传播到达另一个易感者的途径称为传播途径，同一种传染病可以有多种传播途径。

（1）呼吸道传播（图1-1）　病原体由患者的口、鼻处排出，以空气作为媒介，再经其他人的呼吸道吸入引起传播的方式，如H1N1甲型流感、禽流感、严重急性呼吸综合征（SARS）、结核病等。

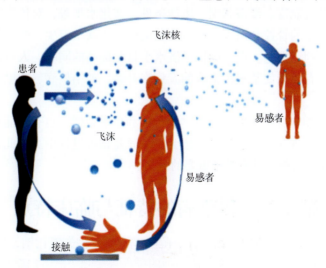

图1-1　呼吸道传播

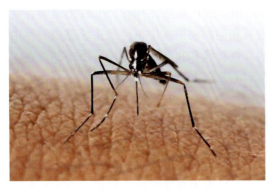

图1-2　虫媒传播

（2）消化道传播　病原体通过污染食物和饮水而经消化道传播的方式，如伤寒、痢疾、霍乱等。

（3）接触传播　病原体通过直接或间接接触传播的方式。易感者接触被病原体污染的物体，如水、土壤时所引起的感染，如破伤风、血吸虫病、钩端螺旋体病等。

（4）虫媒传播（图1-2）　携带病原体的节肢动物通过叮咬吸血或机械携带而传播传染病的方式。包括生物性虫媒传播和机械性虫媒传播，如疟疾、细菌性痢疾等。

（5）血液、体液传播　经接触带有病原体的血液、体液而感染的方式。血液传播主要是通过输血和血液制品或注射针头引起传播，如丙型肝炎、艾滋病等。

（6）垂直传播　又称为母婴传播，指病原体经母体卵巢、子宫或胎盘、初乳、卵黄等传给子代的过程。例如乙型肝炎、艾滋病等。

3. 人群易感性　指人群作为一个整体对传染病的易感程度。判断这个程度的高低需依据该人群每个个体的易感状态，取决于整个群体中易感个体所占比例和机体的免疫程度。易感人群是指对某种传染病缺乏特异性免疫力而容易被感染的人群。当易感人群的比例达到一定水平，若有传染源和合适的传播途径时，传染病很容易发生流行。某些病后免疫力很巩固的传染病，发生一次流行后，要等几年后当易感人群比例再次上升至一定水平，才会发生再次流行，这种现象称为流行的周期性，如流行性乙型脑炎、麻疹。在普遍推行人工主动免疫的干预下，可把易感人群水平降至很低，从而阻止传染病流行周期性的发生。

（二）影响流行过程的因素

1. 自然因素　自然因素中的各种因素，如地理、气象、生态等条件对传染病流行过程的发生和发展有着重要影响。寄生虫病和虫媒传播的传染病对自然条件的依赖性尤其明显。传染病的地区性与自然因素密切相关，如我国北方有黑热病地方性流行区、南方有血吸虫病地方性流行区。传染病的季节性也与自然因素紧密联系，冬季易发生呼吸系统传染病，流行性乙型脑炎夏秋季发病率高。自然因素通过影响三个基本环节发挥作用，如增强病原体的生存能力、降低人体的免疫力，为疾病的传播提供有利的环境等。某些自然生态环境为传染病在野生动物间的传播创造了良好条件，如鼠疫、钩端螺旋体病等，人类进入这些地区时亦可受感染，称为自然疫源性疾病。

2. 社会因素　包括社会制度、经济状况、生活条件、文化水平等，对传染病流行过程有决定性的影响。随着国家对动物宿主的管控和消灭，严格的国境检疫，饮水卫生、粪便处理、工作和居住条件的改善等，部分传染病得到了控制。但在国民经济水平日益提高的同时，人口流动、生活方式及饮食习惯改变和环境污染等，有可能使某些传染病的发病率升高，如结核病、艾滋病和疟疾等，应引起高度重视。

3. 个人行为因素　人类自身不文明、不科学的行为和生活习惯，也有可能造成传染病的发生与传播，这些行为和习惯往往出现在旅游、打猎、集会、豢养宠物等过程中。因此，个人防备、公共场合卫生防范、居家卫生管理等措施均具有十分重要的意义。

第4节　传染病的特征与临床特点

一、传染病的特征

传染病与其他疾病的主要区别在于具有下列4个基本特征。

（一）病原体

每一种传染病都是由特异的病原体引起的，病原体可以是微生物或寄生虫，如朊粒、病毒、衣原体、立克次体、支原体、细菌、真菌、螺旋体、原虫、蠕虫、医学昆虫。一些传染病的病原体仍未能被充分认识。

（二）传染性

传染性是传染病与其他感染性疾病的主要区别。传染性意味着病原体能通过某种途径感染他人。传染病患者排出病原体的整个时期称为传染期，一般需依据病原学检查和流行病学调查结果加以判断，是决定传染病患者隔离期限的重要依据。

（三）流行病学特征

传染病的流行过程在自然和社会因素的影响下，表现出各种特征，称流行病学特征。

1. 流行性 在一定条件下，传染病能在人群中广泛传播蔓延的特性称为流行性。按传染病流行过程的特点可分为以下几类。

（1）散发 病例之间无相关性，表现为分散状态。

（2）暴发 传染病病例的发病时间高度集中于一个短时间之内的现象。

（3）流行 某传染病在某地近年来发病率显著超过该病散发性发病水平的现象。

（4）大流行 某传染病的发病率不但超过流行水平，而且蔓延范围超出国界或洲界时的状态。

2. 季节性 某些疾病每年在某季节内出现发病率升高的现象。主要与气温的高低和昆虫媒介的有无有关。例如，夏秋季节蚊蝇滋生，以蚊蝇为传播媒介的传染病多发；冬春季节呼吸道传染病多见。

3. 地方性 由于受地理气候自然因素、中间宿主的存在或人们生活习惯等社会因素的影响，某些传染病常局限于特定的地域范围内发生，这种传染病称地方性传染病。例如，血吸虫病，多发生在长江以南地区。以野生动物为主要传染源的称自然疫源性疾病，也属于地方性传染病。

4. 外来性 在国内或本地区内原来不存在，从国外或外地通过外来人口或物品带入国内或本地区的传染病，如霍乱。

（四）感染后免疫

人体感染病原体后产生的针对病原体及其产物的特异性免疫，称感染后免疫。感染后获得的免疫和疫苗接种同属于主动免疫，通过注射或从母体获得抗体的免疫力属于被动免疫。一般来说病毒性传染病（麻疹、肾综合征出血热）感染后免疫持续时间很长，甚至保持终身，但也有例外（如流感）。细菌、螺旋体、原虫性传染病（如细菌性痢疾、钩端螺旋体病、阿米巴痢疾）感染后免疫持续时间通常较短，少数情况例外（如伤寒）。蠕虫感染后一般不产生保护性免疫，因而更容易重复感染（如血吸虫病、钩虫病、蛔虫病等）。

二、传染病的临床特点

（一）病程发展的阶段性

急性传染病的发生、发展和转归，具有一定的阶段性，一般分为4期。

1. 潜伏期 自病原体侵入机体到最早出现临床症状的时期称为潜伏期。潜伏期相当于病原体在体内定位、繁殖和转移、引起组织损伤和功能改变导致临床症状出现之前的整个过程。不同传染病其潜伏期长短各异，短至数小时，如细菌性食物中毒；长至数月乃至数年，如狂犬病、艾滋病。每一个传染病的潜伏期都有一个范围（最短、最长），并呈常态分布，这是检疫工作观察、留验接触者的重要依据。

2. 前驱期 从起病至症状明显开始为止的时期称为前驱期。通常有一些非特异性的症状和体征，如头痛、发热、乏力、食欲缺乏和肌肉酸痛等，为许多传染病所共有，一般1～3d。起病急骤者可无此期。

3. 症状明显期　前驱期之后，疾病所特有的症状和体征充分表现的时期。如具有特征性的皮疹、肝脾大、脑膜刺激征、黄疸等。然而，某些传染病，如脊髓灰质炎、流行性乙型脑炎，大部分患者可随后进入恢复期，临床上称为顿挫型，仅少部分进入症状明显期。

4. 恢复期　从消除疾病到完全复原的时期。此期病原体尚未能被完全清除，但食欲和体力逐渐恢复。某些传染病在恢复期过后，某些组织或器官功能仍长期留有的不能消失的症状、体征或功能障碍，称为后遗症，如流行性乙型脑炎。

有些传染病患者在病程中可出现复发或再燃。复发指感染已进入恢复期，发热等主要症状已消失，但由于病原体在体内再度繁殖，发热等主要症状再度出现的现象。再燃是指感染已进入缓解后期，但体温尚未完全恢复正常，体内病原体再度繁殖，使体温再次升高，症状重新出现的现象。复发和再燃可见于伤寒、疟疾和细菌性痢疾等传染病。

（二）常见的症状与体征

1. 发热　感染因素和非感染因素均可引起发热。感染性发热是传染病最常见、最突出的症状，在急性传染病中具有特别重要的临床意义。

（1）发热过程　可分为3个阶段。

1）体温上升期：体温可急剧上升至39℃以上，通常伴有寒战，见于疟疾、登革热等；亦可逐渐上升，伴有畏寒，见于伤寒、副伤寒等。

2）极期：体温上升至一定高度，然后持续数天至数周。

3）体温下降期：指升高的体温缓慢或快速下降的时期。有些传染病，如伤寒、副伤寒、结核病等多需经几天后才能降至正常，也可在1d内降至正常，如间日疟和败血症，此时多伴有大量出汗。

（2）热型　是传染病的重要特征之一，具有鉴别诊断的意义。常见热型有以下几种。

1）稽留热：体温升高达39℃以上，且24h体温变化相差不超过1℃，见于伤寒、斑疹伤寒等传染病的极期。

2）弛张热：24h内体温相差超过1℃，但最低温度未达正常水平，常见于败血症、伤寒缓解期、肾综合征出血热等传染病。

3）间歇热：24h内体温波动于高热与正常体温之间，如疟疾、败血症的发热。

4）回归热：高热持续数日后自行消退，但数日后又再出现发热，如布鲁氏菌病的发热。若在病程中重复多次出现发热并持续数月之久，称为波状热。

5）不规则热：体温曲线无一定规律的热型，如流感等。

2. 腹泻　是指排便次数较平时增加，且粪质稀薄、容量及水分增加，并含有异常成分，如黏液、脓血、未消化的食物及脱落的肠黏膜等。不同种类的传染病腹泻次数、粪便性状、每次粪便量及伴随症状等均有所不同。例如，霍乱为急性起病，先泻后吐，粪便次数多，每次排泄量大，典型粪便呈米泔水样，不伴有发热及腹痛；而细菌性痢疾的典型表现为腹痛、腹泻、脓血便，伴有发热及里急后重感。

3. 发疹　皮肤或黏膜因某些原因出现不同形态的疹型，如斑丘疹、水疱疹、瘀点、瘀斑等。若见于皮肤为皮疹，见于黏膜则为黏膜疹。发疹是许多传染病重要特征之一。某些传染病在发热的同时常伴有发疹，称为发疹性传染病。常见发疹性传染病有猩红热、麻疹、水痘、斑疹伤寒、伤寒、流行性脑脊髓膜炎、肾综合征出血热。出疹的时间、部位和先后次序等对诊断和鉴别诊断有重要参考价值。皮疹的常见形态如下。

（1）充血性斑丘疹（图1-3）　发生于皮肤或黏膜的高出或不高出皮肤的红色疹子。压之褪色，多见于麻疹病毒、风疹病毒、柯萨奇病毒、埃可病毒、EB病毒等感染，也可见于伤寒、猩红热等细菌感染性疾病。

（2）瘀点瘀斑（图1-4） 瘀点指皮肤或黏膜上的出血点，常为毛细血管壁缺陷及血小板异常等所致。直径小于2mm，不突出皮肤，压之不褪色。瘀点相互融合形成瘀斑，直径在2mm以上。

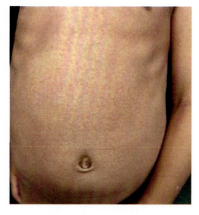
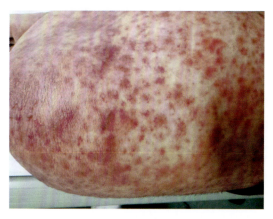

图1-3 充血性斑丘疹　　　　　　　图1-4 瘀点瘀斑

（3）疱疹（图1-5） 常由病毒引起，高出皮面、内含液体的局限性、腔隙性皮损。如单纯疱疹、带状疱疹和生殖器疱疹等。

（4）荨麻疹（图1-6） 由于皮肤受刺激，小血管反应性扩张及渗透性增加而引起的超敏反应性损害。常为一种局限性水肿反应，可呈风团样。

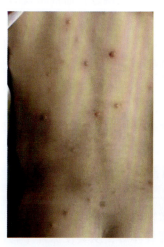
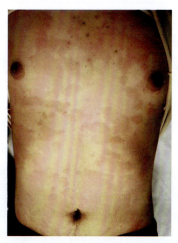

图1-5 疱疹　　　　　　　　　图1-6 荨麻疹

4. 毒血症状 病原体及其各种代谢产物可引起机体产生除发热以外的各种症状。轻者如疲乏、全身不适、厌食、头痛、肌肉关节骨骼疼痛等；较重者有时可出现肝、肾功能损害；严重者可有意识障碍、谵妄、脑膜刺激征、中毒性脑病、呼吸循环衰竭等表现。

5. 单核-巨噬细胞系统反应 在病原体及其代谢产物的刺激下，机体的单核-巨噬细胞系统可出现不同程度的充血、增生等反应，临床上表现为肝、脾及淋巴结肿大。

（三）临床类型

传染病根据临床过程的长短可分为急性、亚急性和慢性；按病情轻重分为轻型、典型（也称中型或普通型）、重型及暴发型。

第5节 传染病的诊断与治疗原则

一、传染病的诊断原则

早期、正确地诊断传染病是及时隔离和治疗的基础，从而防止其扩散。传染病的正确诊断来源于对流行病学、临床和实验室及其他检查资料的综合分析。

（一）流行病学资料

流行病学资料是传染病诊断必不可少的资料，包括年龄、性别、职业、籍贯、个人及周围卫生状况、患者居住区或旅游区有无该传染病的发生或流行、有无与传染病患者或病畜或疫水接触史、既往传染病史、家族史、手术输血史及预防接种史、发病季节等。

（二）临床资料

详尽的病史询问和全面的体格检查对诊断至关重要。发病的诱因和起病的方式对诊断有重要参考价值。要注意询问和观察热型及伴随症状，如有无皮疹及皮疹的特点等。进行体格检查时不要忽略某些传染病所特有的体征，如麻疹的科氏斑、伤寒的玫瑰疹、恙虫病的焦痂、钩端螺旋体病的腓肠肌压痛等。

（三）实验室及其他检查资料

实验室检查对传染病的诊断具有重要意义。因为病原体的检出或被分离培养可直接确定诊断，免疫学检查亦可提供重要依据。

1. 一般实验室检查　包括血液、大小便常规检查和生化检查。血液常规检查中以白细胞计数和分类的用途最广。白细胞总数显著增多常见于化脓性细菌感染，如流行性脑脊髓膜炎、败血症、猩红热等。革兰氏阴性杆菌感染时白细胞总数往往升高不明显甚至减少，如布鲁氏菌病、伤寒及副伤寒等。病毒性感染时白细胞总数通常减少或正常，如流行性感冒、登革热和病毒性肝炎等。原虫感染时白细胞总数也常减少，如黑热病、疟疾等。蠕虫感染时嗜酸性粒细胞通常增多，如钩虫、血吸虫感染等。嗜酸性粒细胞减少则常见于伤寒、流行性脑脊髓膜炎等。

尿常规检查时肾综合征出血热、钩端螺旋体病患者尿内有蛋白、白细胞、红细胞，且前者尿内有膜状物。黄疸型肝炎患者尿胆红素阳性。粪便常规检查有助于肠道细菌及原虫感染的诊断。

生化检查有助于检出传染病所致的肝、肾功能损害。

2. 病原学检查

（1）病原体的直接检出　许多传染病可通过显微镜或肉眼检出病原体而明确诊断。例如，从血液或骨髓涂片中检出疟原虫、利什曼原虫、微丝蚴、螺旋体等；从粪便涂片中检出各种寄生虫卵及阿米巴原虫等；可用肉眼观察到粪便中的绦虫节片和从粪便中孵出的血吸虫毛蚴等。

（2）病原体分离培养　细菌、螺旋体和真菌可用人工培养基进行分离培养，如伤寒沙门菌。病毒分离一般需要细胞培养。依不同疾病取血液、尿液、粪便、脑脊液、骨髓、鼻咽分泌物、渗出液、活检组织等进行培养与分离鉴定。采集标本时应注意无菌操作，尽量在病程的早期阶段及抗病原体的药物应用之前留取标本，以提高病原体检出率，同时应注意标本的正确保存与运送。

3. 免疫学检测　是一种特异性的诊断方法，广泛用于临床，既可检测特异性抗原或特异性抗体，也可以检测受检者的细胞免疫和体液免疫功能。

（1）特异性抗原检测　病原体特异性抗原的检测有助于在病原体直接分离不成功的情况下提供病原体存在的直接证据，其诊断意义往往较抗体检测更为可靠。

（2）特异性抗体检测　在传染病早期，特异性抗体在血清中往往尚未出现或滴度很低，而在恢复期或后期抗体滴度显著升高。故在急性期及恢复期双份血清检测抗体滴度升高4倍以上有重要诊断意义。特异性抗体的检测方法很多，其中酶标记技术具有特异性强、敏感性高、操作简便等优点，最为常用。

（3）免疫球蛋白检测　血清免疫球蛋白浓度检测有助于判断机体的体液免疫功能。升高常见于以免疫发病机制为主或伴有慢性炎症的传染病，降低则见于先天性免疫缺陷或伴消耗性疾病。

（4）T细胞亚群检测　用单克隆抗体检测T细胞亚群，可了解各亚群的T细胞数量和相对比例，能较全面地判断机体的细胞免疫功能。

4. 特异性核酸检测　可用分子生物学检测方法，如用放射性核素和生物素标记的探针行DNA印迹法或RNA印迹法，或用聚合酶链反应等方法检测病原体的核酸。目前基因芯片技术也得到了广泛使用。

5. 其他检查　其他较常用的有助于传染病诊断的检查方法如下。

（1）内镜检查　纤维结肠镜常用于诊断细菌性痢疾、阿米巴痢疾及慢性血吸虫病等。纤维支气管镜常用于诊断艾滋病并发肺孢子虫肺炎和支气管淋巴结结核病等。

（2）影像学检查　X线检查常用于诊断肺结核。B超检查常用于诊断肝脓肿、慢性肝损害、肝硬化等。计算机体层扫描（computed tomography，CT）和磁共振成像（magnetic resonance imaging，MRI）常用于诊断脑脓肿、肝脓肿和脑囊虫病等。

（3）活体组织检查　常用于诊断各型慢性肝炎和肝硬化、各型结核病、各种寄生虫病、艾滋病并发卡波西肉瘤和其他淋巴瘤等。

二、传染病的治疗原则

（一）概念

治疗传染病的目的，不仅在于促进患者的康复，还在于控制传染源，防止疾病的进一步传播。要坚持综合治疗的原则，即治疗与护理、隔离与消毒并重，一般治疗、对症治疗和病原治疗并重的原则。

（二）治疗要点

1. 一般及支持治疗　一般治疗包括隔离和消毒、心理治疗、休息等。支持治疗包括饮食、补充液体及盐类、给氧等。

2. 病原治疗　是传染病治疗中最根本、最有效的治疗措施。可清除病原体，达到根治和控制传染源的目的。常用药物有抗生素、化学药物和血清制剂等。

3. 对症治疗　不仅可以减轻患者痛苦，还可通过调整患者各系统的功能，达到减少机体消耗，保护重要器官的目的，为病原治疗赢得时间。

4. 并发症治疗　重症患者可出现各种并发症，如肠出血、肠穿孔、中毒性肝炎、中毒性心肌炎等。在病程中应密切观察有无并发症的发生，争取早发现、早治疗。

5. 康复治疗　某些传染病，如脊髓灰质炎和脑膜炎等可引起某些后遗症，要采取针灸、理疗等康复治疗措施，促进机体康复。

6. 中医治疗　对调整患者各系统功能起到一定的作用。某些中药，如黄连、鱼腥草、板蓝根等还有一定的抗微生物作用。

第6节　传染病的预防

传染病的预防工作，应将经常性的预防措施和在传染病发生后所采取的预防措施相结合，最终达到控制和消灭传染病的目的。作为传染源的传染病患者总是由医务工作者首先发现，因而及时报告和隔离患者就成为医务工作者不可推卸的责任。同时，传染病的预防工作应针对传染病流行过程的三个基本环节进行，并根据各种传染病的特点采取相应措施，防止传染病继续传播。

一、管理传染源

（一）对患者的管理

对患者应尽量做到五早：早发现、早诊断、早报告、早隔离、早治疗。建立健全的医疗卫生防疫机构，开展传染病卫生宣传教育，提高人们对传染病识别能力，对早期发现、早期诊断传染病有重要意义。一旦发现传染病患者或疑似患者，应立即报告并隔离治疗。隔离期限由传染病的传染期决定。

《中华人民共和国传染病防治法》根据传染病的传播方式、速度及其对人类危害程度的不同，将传染病分为甲、乙、丙三类，实施分类管理：①甲类：2种，鼠疫、霍乱。②乙类：28种，严重急性呼吸综合征（传染性非典型肺炎）、艾滋病、病毒性肝炎、脊髓灰质炎、新型冠状病毒感染、人感染高致病性禽流感、人感染H7N9禽流感、麻疹、流行性出血热（肾综合征出血热）、狂犬病、流行性乙型脑炎、登革热、炭疽、细菌性和阿米巴性痢疾、肺结核、伤寒和副伤寒、流行性脑脊髓膜炎、百日咳、白喉、新生儿破伤风、猩红热、布鲁氏菌病、淋病、梅毒、钩端螺旋体病、血吸虫病、疟疾、猴痘。③丙类：11种，流行性感冒、流行性腮腺炎、风疹、急性出血性结膜炎、麻风病、流行性和地方性斑疹伤寒、黑热病、包虫病、丝虫病、手足口病、除霍乱、细菌性和阿米巴性痢疾、伤寒和副伤寒以外的感染性腹泻病。

严重急性呼吸综合征、炭疽中的肺炭疽采取甲类传染病的报告、控制措施。

（二）对接触者的管理

接触者是指曾经和传染源发生过接触的人，可能受到感染而处于疾病的潜伏期，有可能是传染源。可对接触者分别采取医学观察、留验或卫生处理，也可根据具体情况进行紧急免疫接种或药物预防。

（三）对病原携带者的管理

病原携带者应做到早期发现。对病原携带者须做好登记，加强管理，指导督促其养成良好卫生、生活习惯，并随访观察，必要时应调整工作岗位、隔离治疗等。

（四）对动物传染源的管理

动物传染源，如有经济价值的家禽、家畜，应尽可能加以治疗，必要时宰杀后加以消毒处理；如属无经济价值的野生动物则予以捕杀。

二、切断传播途径

对于各种传染病，尤其是消化道传染病、虫媒传染病和寄生虫传染病，切断传播途径是起主导作用的预防措施。其主要措施包括隔离和消毒。

（一）隔离

1. 定义　采用科学方法和有效措施，把处于传染期的患者、可疑患者或病原携带者与其他人群分开，防止病原体从患者及携带者传播给他人。隔离是预防和管理传染病的重要措施。基于疾病传播途径的预防是对于确诊或可疑的传染患者，在标准预防的基础上采取的附加隔离措施。

2. 隔离区域的划分及要求　隔离区域应设在医院相对独立区域，并符合普通病区的建设布局要求，通风系统应区域化，防止区域间空气交叉感染；配备合适的手卫生措施。

（1）清洁区　进行呼吸道传染病诊治的病区中，不易受到患者体液（血液、组织液等）和病原体等物质的污染及传染病患者不应进入的区域。包括医务人员的值班室、卫生间、男女更衣室、浴室，以及储物间、配餐间等。

（2）潜在污染区　进行呼吸道传染病诊治的病区中，位于清洁区与污染区之间，有可能被患者体液（血液、组织液等）和病原体等物质污染的区域。包括医务人员的办公室、治疗准备室、护士站、内走廊等。

（3）污染区 进行呼吸道传染病诊治的病区中，传染病患者和疑似传染病患者接受诊疗的区域，以及被其体液（血液、组织液等）、分泌物、排泄物污染物品暂存和处理的场所。包括病房、患者用后复用物品和医疗器械等的处置室、污物间，以及患者用卫生间和入院、出院处理室等。

（4）两通道 包括医务人员通道和患者通道。医务人员通道出入口设在清洁区一端，患者通道出入口设在污染区一端。

（5）缓冲间 进行呼吸道传染病诊治的病区中，清洁区与潜在污染区之间、潜在污染区与污染区之间设立的两侧均有门的过渡间。两侧的门不同时开启，为医务人员的准备间。

3. 不同传播途径疾病的隔离原则与措施

（1）隔离原则

1）在标准预防的基础上，根据疾病的传播途径（接触传播、飞沫传播、空气传播和其他途径传播），制订相应的隔离与预防措施。

2）一种疾病可能有多种传播途径时，应在标准预防的基础上，采取相应传播途径的隔离与预防，将多种防护措施结合使用。

3）隔离病房应有隔离标识，并限制人员的出入。黄色标识用于经空气传播的隔离，粉色标识用于经飞沫传播的隔离，蓝色标识用于经接触传播的隔离。

4）传染病患者或可疑传染病患者应安置在单人隔离房间。受条件限制的医院，同种病原体感染者可安置于一室。隔离的传染病患者或疑似传染患者产生的医疗废物，应严格执行《医疗废物管理条例》，防止病原体扩散和传播。

（2）隔离的具体措施

1）经接触传播疾病的隔离与预防措施

A. 患者的隔离：①宜单间隔离，无条件的医院可采取床单位隔离或同种病原体感染患者隔离于一室；②应限制患者的活动范围，减少转运。

B. 医务人员的防护：①在标准预防的基础上，采取接触传播的隔离措施。接触患者的体液、分泌物、排泄物等物质时，应戴一次性使用医用橡胶检查手套，手上有伤口时应戴双层手套；接触污染物品后、离开隔离病房前应摘除手套，洗手和（或）手消毒。②进入隔离病房，从事可能污染工作服的操作时，应穿隔离衣；离开病室前，脱下隔离衣，按要求悬挂，每天更换清洗与消毒；或使用一次性隔离衣，用后按医疗废物管理要求进行处置。③接触甲类及乙类按甲类管理的传染病患者，应按要求穿脱医用一次性防护服，离开病室前，脱去医用一次性防护服，医用一次性防护服按医疗废物管理要求进行处置。

2）经飞沫传播疾病的隔离与预防措施

A. 患者的隔离：①宜限制患者的活动范围。②患者病情容许时，应戴医用外科口罩，并定期更换。③应减少转运，当需要转运时，医务人员应注意防护。④探视者应戴医用外科口罩，宜与患者保持1m以上距离。⑤加强通风，紫外线照射进行室内空气的消毒。

B. 医务人员的防护：①在标准预防的基础上采取经飞沫传播疾病的隔离与预防措施。②根据诊疗的需要，穿戴合适的防护用品；一般诊疗护理操作佩戴医用外科口罩，严格进行手卫生。③与患者近距离（≤1m）接触或进行产生气溶胶的操作时，应戴帽子、医用防护口罩。④进行可能产生喷溅的诊疗操作时，应戴护目镜或防护面罩，穿隔离衣。⑤当接触患者及其体液（血液、组织液等）、分泌物、排泄物等时应戴一次性使用医用橡胶检查手套，操作完成后严格进行手卫生。

3）经空气传播疾病的隔离与预防措施

A. 患者的隔离：①原则上应尽快转送至有条件收治经空气传播疾病的医院或科室进行收治，转运过程中做好医务人员的防护。②具有传染性的肺结核患者宜安置在负压隔离病室。③当患者病情容许时，宜戴医用外科口罩，定期更换。④宜限制其活动范围。⑤紫外线照射进行室内空气消毒。

B. 医务人员的防护：①在标准预防的基础上，采取经空气传播疾病的隔离与预防措施。②应严格按照区域医院感染预防与控制要求，在不同的区域，穿戴不同的防护用品，离开时按要求摘脱，并正确处理使用后物品。③进入确诊或可疑传染病患者房间时，应戴帽子、医用防护口罩。④进行可能产生喷溅的诊疗操作时，应戴护目镜或防护面罩，穿隔离衣。⑤当接触患者及其体液、分泌物、排泄物等时应戴一次性使用医用橡胶检查手套。

4）其他传播途径疾病的隔离与预防措施：应根据疾病的特性，采取相应的隔离与防护措施。

（二）消毒

1. 定义　运用物理、化学、生物学方法杀灭或清除传播媒介上可能对人和动物致病的微生物的措施，是切断传播途径，阻止病原体传播，控制传染病发生、蔓延的重要措施。

2. 消毒的种类

（1）疫源地消毒　指对目前存在或曾经存在传染源的地区进行消毒，目的在于消灭由传染源排到外界环境中的病原体。疫源地消毒包括终末消毒和随时消毒。

1）终末消毒：指当患者痊愈或死亡后对其原居地进行的最后一次彻底消毒，包括对患者所处环境、所接触物品和排泄物的消毒，也包括患者出院前的自身消毒或死亡后对尸体的消毒处理。

2）随时消毒：指对传染源的排泄物、分泌物及其污染物品及时消毒。

3）传染病疫源地消毒：应做到"三分开，六消毒"。①"三分开"：分住室（无条件时可用布帘隔开，至少要分床）；分食；分生活用具（包括餐具、洗漱用具、便盆、痰盂等）。②"六消毒"：消毒排泄物、消毒生活用具、消毒双手、消毒衣服被单、消毒居室、消毒生活污水。以切断主要传播途径。

（2）预防性消毒　指虽未发现传染源，但对可能受到病原体污染的场所、物品和人体进行消毒。如对饮用水源、餐具、食物的消毒，也包括医院中对病房、手术室和医护人员手的消毒。

3. 常用的消毒方法

（1）物理消毒法　通过机械（如流动水冲洗）、热、光、电、微波和辐射（如射线）等物理学手段对某些污染物品进行消毒的方法。常用的方法有煮沸消毒法、高压蒸汽灭菌法、巴氏消毒法、紫外线照射等。

（2）化学消毒法　采用化学消毒剂进行消毒的方法。

1）高效消毒剂：能杀灭一切细菌的繁殖体（包括结核分枝杆菌）、细菌芽孢、病毒、真菌及其孢子在内的各种微生物的消毒剂。如2%碘酊、戊二醛、过氧乙酸、甲醛、环氧乙烷等。

2）中效消毒剂：能杀灭除了细菌芽孢以外的各种微生物的消毒剂。如乙醇、部分含氯制剂、氧化剂、溴剂等。

3）低效消毒剂：可杀灭细菌繁殖体和亲脂病毒，达到消毒要求的制剂。如醋酸氯己定、葡萄糖酸氯己定。

三、保护易感人群

保护易感人群主要通过增强人群免疫力来实现，具体措施包括增强非特异性和增强特异性免疫力两个方面。

（一）增强非特异性免疫力

增强非特异性免疫力包括锻炼身体、加强营养、养成良好卫生生活习惯、改善居住条件等。在传染病流行期间，避免与患者接触。对有职业性感染可能的高危人群，及时给予预防性措施，一旦发生职业性接触，立即进行有效的预防接种或服药。

（二）增强特异性免疫力

增强特异性免疫力是指对易感人群采取有重点有计划的预防接种，提高人群的特异性免疫水平。预防接种对传染病的控制和消灭起着关键性作用。

1. 人工主动免疫（图1-7） 指将减毒或灭活的病原体，纯化的抗原和类毒素制成菌（疫）苗接种到人体内，使人体于接种后1～4周产生抗体。免疫力可保持数月至数年。实验证明，加入适量的佐剂，如氢氧化铝，可以提高部分疫苗的免疫效果。

2. 人工被动免疫 将含特异性抗体的免疫血清，包括抗毒素血清、人类丙种球蛋白等，注射至人体，免疫立即出现，但持续时间仅2～3周，免疫次数多为1次，主要用于治疗某些外毒素引起的疾病，或与某些传染病患者接触后的应急措施。

（三）药物预防

对某些尚无特异性免疫方法或免疫效果尚不理想的传染病，在流行期间可给易感者口服治疗性药物，对于降低发病率和控制流行有一定作用。如口服磺胺类药物预防流行性脑脊髓膜炎，口服乙胺嘧啶预防疟疾等。

（四）个人防护

接触传染病的医务人员和实验室工作人员应严格遵守操作规程，配置和使用必要的个人防护用品（图1-8），有可能暴露于传染病生物传播媒介的个人需穿戴防护用品如口罩、手套、隔离衣、鞋套等。

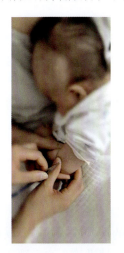
图1-7 人工主动免疫

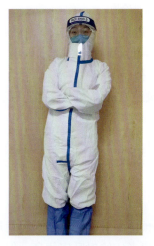
图1-8 医务人员防护服

第7节 传染病的护理

一、传染病护理工作特点

传染病有很多不同于其他疾病的特点，具有传染性，在一定条件下可造成传播，针对传染病患者需完整了解其病史，除做好常规护理外，还要做好消毒、隔离工作。传染病护理工作具有以下特点。

1. 严格执行消毒、隔离制度 传染病医院（科室）是传染病患者集中的场所，易造成院内、院外交叉感染，所以严格执行消毒、隔离制度是传染病护理的重中之重。为了有效地控制传染源，医护人员、患者、家属均须严格执行医院隔离相关制度，遵守医院各项规章制度。

2. 密切观察病情 由于大部分传染病起病急、病情重、变化快、并发症多，故需要护理人员有高度责任感，密切、细致、准确地观察病情，及时发现病情变化，配合抢救。

3. 充分了解患者病史 结合传染病的基本特征和传染病流行过程中的基本特点进行评估，了解患者发病的起始时间，发病特点，发病的诱因或接触史，主要症状、体征及其特点；症状加重的诱发因素或缓解因素；伴随症状、并发症或后遗症及其特点；既往检查、治疗经过及治疗效果，遵从医嘱治疗情况。询问用药史，包括药物的种类、剂量和用法。患者目前的主要不适及病情变化。患病后的饮食、睡眠、休息、大小便、体重等一般状况。

4. 充分了解患者疾病发展及心理变化 评估发病后患者的心理反应，观察患者有无焦虑、抑郁、沮丧、悲伤、恐惧等不良情绪，是否出现退缩、敌对（如艾滋病患者可能出现敌对行为）、沉默、不合作等表现。出现焦虑、抑郁倾向者，需评估其程度。了解患者对住院及隔离治疗的认识，有无孤立无助、被约束、被抛弃感。评估患者有无因严重不良情绪导致食欲不振、睡眠障碍、过度换气、心动过速、头痛，甚至出现呼吸困难、心悸、窒息等表现。了解患病后患者工作、学习是否中断，日常生活能力是否下降，家庭生活是否受到影响，能否承担医疗费用。

二、传染病患者常见症状的护理

（一）发热

1. 护理评估

（1）病史 充分评估患者患病及治疗经过，目前病情及个人史和生活史。如询问患者起病缓急、病程、发热程度。发热时的不适感觉，如头痛、全身酸痛、食欲不振、呕吐、体重减轻、尿少、出汗等。发热的伴随症状，如有无皮疹、腹泻、黄疸等。小儿高热时应询问有无抽搐和惊厥的发生。不同的伴随症状有助于诊断和鉴别诊断。

（2）身体评估 对患者进行全面体格检查，重点评估生命体征、营养状况、意识状态、皮肤色泽、有无皮疹、全身浅表淋巴结有无肿大、颈部软硬度、心率快慢及心音强弱、肺部叩诊音、呼吸音及啰音、腹部压痛及肝脏大小、神经系统检查等。

（3）辅助检查 对感染性发热患者进行血、尿、便常规及细菌学、病原血清学、脑脊液、肝功能检查，必要时行胸部X线及超声检查等。

2. 护理诊断 体温过高，与病原体感染后释放致热原有关。

3. 护理目标 患者体温逐渐恢复正常；患者舒适感增加。

4. 护理措施

（1）一般护理

1）隔离消毒：在标准预防的基础上按照引起发热的疾病传播方式采取相应隔离措施。

2）休息与环境：高热患者应绝对卧床休息，保持心情平静，注意勤变换体位以减少耗氧量。保持病房适宜的温湿度，定期通风换气，保持空气清新和流通。

3）补充营养和水分：高热患者应给予高热量、高蛋白、高维生素、易消化的流质或半流质饮食，注意补充足够的液体和电解质。

（2）症状护理

1）采取有效降温措施：通常应用物理降温方法，如用冰帽、冰袋冷敷头部或大动脉走行处，可有效降低头部温度，适用于中枢神经系统传染性疾病的患者；对高热、烦躁的患者可用25%～50%的乙醇擦浴；对高热伴寒战、四肢肢端厥冷的患者采用32～35℃的温水擦浴；冷（温）盐水灌肠适用于中毒性痢疾患者；高热惊厥患者可遵医嘱采用冬眠疗法或亚冬眠疗法。在降温时应注意：①冷敷时，避免持续长时间冰敷在同一部位，以防局部冻伤；②注意周围循环情况，如脉搏细速、面色苍白、四肢厥冷的患者禁用冷敷和乙醇擦浴；③全身发疹或有出血倾向的患者禁忌乙醇擦浴；④应用药物降温时，注意不可在短时间内将体温降得过低，以免大汗导致虚脱；⑤应用冬眠疗法降温前，应先补充血容量，用药过程中避免搬动患者，观察生命体征，特别是血压的变化，并保持呼吸道通畅。

2）口腔、皮肤护理：协助患者在饭后、睡前漱口，病情危重者给予口腔护理。患者大量出汗后应用温水擦拭，更换衣物、寝具，保持皮肤清洁、干燥。协助患者改变体位，防止压力性损伤的发生。

（3）病情观察　严密监测患者生命体征、体温的变化。注意发热的热型、持续时间、伴随症状；发热引起的身心反应的变化、治疗及护理效果等。评估降温后的效果，观察有无出汗及虚脱等。

（4）用药护理　病原体感染引起的发热需进行病原治疗，对持续高热物理降温效果不明显者可遵医嘱采用药物降温，护士应了解退热剂的成分、药理作用、禁忌证等，避免发生不良反应及超敏反应。

（5）健康教育　告知患者发热的原因、诱因、治疗及有关的预防知识，患者提出问题，给予耐心解答，以使其解除焦虑等心理负担。向患者和家属解释发热时的注意事项和休息、饮食、饮水要求及物理降温方法，鼓励其参与护理活动，学会自我护理。

5. 护理评价　体温降至正常，发热引起的身心反应消失，患者感到舒适；患者或家属能说出发热的有关知识，并能正确执行1～2种物理降温措施。

（二）腹泻

1. 护理评估

（1）病史　了解患者发病地区、季节、接触史，有无不洁饮食史等。观察患者起病缓急、病程长短，每日大便次数、性状、颜色、气味、量及有无脓血。有无口渴、尿量减少、发热、腹痛、里急后重、恶心、呕吐和体重减轻等。

（2）身体评估　重点评估患者生命体征、意识状态、营养状况、口腔黏膜湿润程度、皮肤弹性、心搏速率及节律、腹部压痛、肠鸣音、肛门周围皮肤情况和发病以来体重的变化等。

（3）辅助检查　进行血常规、尿常规、粪便常规检查及培养，检查血清钾、血清钠、血清氯、二氧化碳结合力，必要时行X线钡剂灌肠及纤维结肠镜检查。

2. 护理诊断

（1）腹泻　与病原体所致肠道感染等有关。

（2）有体液不足的危险　与大量腹泻引起失水有关。

3. 护理目标

（1）患者的排便次数及大便性状恢复正常，伴随症状消失。

（2）不发生水、电解质平衡紊乱。

4. 护理措施

（1）一般护理

1）隔离消毒　在标准预防的基础上按照引起腹泻的疾病传播方式采取相应隔离措施。一般为接触隔离和消化道隔离。

2）休息：腹泻频繁、全身症状明显者卧床休息，并应避免精神紧张、烦躁。腹泻症状不重者可适当活动。

3）饮食：频繁腹泻并伴有呕吐的患者可暂禁食，给予静脉补液。能进食者应给予少渣、少纤维素、高蛋白、高热量、易消化的流食或半流食，脂肪不宜过多，忌食生冷及刺激性食物，少量多餐，腹泻好转后应逐渐增加饮食量。

（2）症状护理

1）保持水、电解质平衡：根据每日腹泻情况，及时、准确地补充水分及电解质，以免发生水、电解质平衡紊乱。已发生脱水时应及时快速补液。对轻度及中度脱水者可采用口服补液，少量、多次服用。对呕吐、腹泻严重并发生重度脱水者，则应遵医嘱给予静脉补液，补充电解质。

2）肛门周围皮肤护理：对排便频繁者，便后用软纸擦拭。有脱肛者可用手隔消毒纱布轻揉局部，以助肠管还纳。每次排便后清洗肛周，并涂以润滑剂，减少对皮肤的刺激。还应注意保持肛门周围皮肤清洁及保持内裤、床单清洁和干燥。

（3）病情观察　观察生命体征、营养状况；准确记录出入量、体重变化；排便情况。观察伴随症状有无改善；有无脱水及电解质紊乱表现，如皮肤弹性是否下降、口腔黏膜是否干燥，以及有无四肢无力、腹胀、心律失常等低钾表现；肛门周围皮肤有无破损等。

（4）用药护理　肠道感染的病因治疗常用喹诺酮类药物（易引起胃肠道症状，可与食物同服）或其他抗生素，使用时注意药物剂量、使用方法、服药时间、疗效及不良反应。对症治疗常用阿托品解除平滑肌痉挛，注意口干、心动过速、视物模糊等不良反应。

（5）健康教育　向患者进行有关腹泻的知识教育，说明腹泻的原因，帮助患者分析其诱因，并对腹泻时的饮食、饮水、用药及预防方法等给予具体指导。

5. 护理评价

（1）患者大便性状恢复正常，伴随症状消失。

（2）患者生命体征正常，无失水、电解质紊乱表现。

（三）皮疹

1. 护理评估

（1）病史　了解患者发病地区、季节、接触史等流行病学资料。询问患者皮疹出现的时间、初发部位、发展情况、损害性质；询问有无发热、乏力、食欲减退、恶心、呕吐、瘙痒等伴随症状；询问有无过敏史；应用药物名称、方法、效果和不良反应等；传染病接触史及预防接种史。

（2）身体评估　重点评估生命体征、意识状态及全身情况。观察皮疹的性质、部位、形态，有无融合或出现溃疡、合并感染，出疹的进展及消退的情况。

（3）辅助检查　进行血常规、粪便常规检查及病原学、血清学、脑脊液检查等。

2. 护理诊断　皮肤完整性受损　与病原体和（或）代谢产物造成皮肤血管损伤有关。

3. 护理目标

（1）皮肤不发生继发性损伤及感染。

（2）患者或家属会实施最有效的皮肤自我护理。

4. 护理措施

（1）一般护理

1）隔离消毒　在标准预防的基础上按照引起皮疹的疾病传播方式采取相应隔离措施。

2）休息：皮疹较重、伴有发热等症状者应卧床休息，保持环境安静整洁，每天通风，避免强光刺激。

3）饮食：应避免进食辛辣刺激性食物，多饮水。

（2）症状护理

1）局部皮肤护理：保持局部皮肤清洁干燥，每天用温水清洗皮肤，禁用肥皂水和乙醇擦洗。衣被保持清洁、平整、干燥、柔软，勤换洗。翻身时动作轻柔，避免拖、拽等动作，以免损伤皮肤。患者的指甲剪短，婴幼儿可包裹手部，避免抓破皮肤。脱皮不完全时，可用消毒剪刀修剪，不可用手撕扯，以免加重损伤，导致出血、感染。局部皮肤瘙痒较重者，可用炉甘石洗剂或5%碳酸氢钠涂擦患处。对出现大面积瘀斑、坏死的皮肤，局部用海绵垫加以保护，避免发生溃疡和继发感染。瘀斑破溃后，用无菌生理盐水清洗局部，还可涂抗菌药物软膏等。

2）口腔黏膜疹的护理：每天用生理盐水或复方硼砂含漱液漱口，每次进食后用清水漱口，以保持口腔清洁，黏膜湿润。出现溃疡者，用3%过氧化氢溶液清洗口腔。

（3）病情观察　注意观察生命体征、意识状态、皮疹性质的变化，治疗及护理效果。

（4）用药护理　根据引起皮疹的不同病因，配合医生治疗原发病，注意用药剂量、效果及药物不良反应等。

（5）健康教育　向患者或家属讲解皮肤护理的重要性及加重皮肤损伤的因素，并教会其上述皮肤护理的方法。

5. 护理评价

（1）皮疹完全消退，受损组织恢复正常，无继发损伤及感染。

（2）患者或家属能说出加重皮肤损伤的各种因素，并能正确实施皮肤护理。

自　测　题

1. 传染病损伤的机制有（　　）

  A. 直接损伤　　　　　B. 内毒素作用

  C. 外毒素作用　　　　D. 免疫机制

  E. 以上均是

2. 传染病流行过程的基本条件包括（　　）

  A. 自然因素、社会因素

  B. 传染源、传播途径、人群易感性

  C. 患者、病原携带者、受感染的动物

  D. 病原体、受感染的动物、人体

  E. 病原体、人体、所处的环境

3. 确诊传染病最重要的实验室检查是（　　）

  A. 血常规　　　　　　B. 血液生化检查

  C. 病原学检查　　　　D. 尿常规检查

  E. 内镜检查

4. 下列乙类传染病中，哪个需要按甲类管理（　　）

  A. 肺炭疽　　　　　　B. 登革热

  C. 布鲁氏菌病　　　　D. 艾滋病

  E. 疟疾

5. 病原体的致病能力不包括（　　）

  A. 侵袭力　　　　　　B. 毒力

  C. 数量　　　　　　　D. 变异性

  E. 机体的免疫功能

（张莉莉　马　琼）

第2章
病毒性传染病患者的护理

学习目标

1. **素质目标** 树立人文关怀意识，具有敬佑生命、大爱无疆、甘于奉献的医者精神，关爱传染病患者，具有高度的责任心。

2. **知识目标** 掌握常见病毒性传染病患者的预防、隔离措施；熟悉常见病毒性传染病患者的概念、护理评估、护理诊断、护理措施；了解常见病毒性传染病患者病因及发病机制。

3. **能力目标** 具备处理病毒性传染病患者中血源性病原体职业暴露的方法；学会常见病毒性传染病患者的护理措施；能开展有关病毒性传染性疾病的健康教育。

第1节 病毒性肝炎患者的护理

案例 2-1

患者，男，42岁。因发现HBsAg阳性15年，乏力1个月来诊。患者15年前发现HBsAg阳性，1个月前出现乏力，食欲减退，近1周出现皮肤黄染、尿如浓茶色。体格检查：慢性病面容，精神萎靡，皮肤、巩膜深度黄染，无肝掌、蜘蛛痣，有腹胀，肝、脾未触及，腹水征阳性。辅助检查：丙氨酸转氨酶（ALT）120U/L，总胆红素（TBil）476.4μmol/L；HBV DNA $4.82×10^4$IU/L；凝血酶原活动度30%。门诊以"重型肝炎（乙型，慢加急性重型肝炎）"收入院。

问题： 1.护士对患者进行病情观察的重点有哪些？

2.患者目前主要的护理诊断/问题有哪些？

3.针对患者的护理诊断/问题，护士应采取哪些护理措施？

一、概　述

（一）概念

病毒性肝炎（viral hepatitis）是由肝炎病毒引起的，以肝脏急、慢性炎性损伤为主要病变的具有传染性的疾病。各型病毒性肝炎临床表现相似，以乏力、食欲减退、上腹部不适、肝区痛为主，部分病例可出现黄疸。甲型肝炎和戊型肝炎表现为急性感染，主要经粪-口途径传播；乙型肝炎、丙型肝炎、丁型肝炎多呈慢性感染，少数病例发展为肝硬化或肝细胞癌，主要经血液、体液等胃肠外途径传播。本病在我国属于乙类传染病。

（二）病原学

病毒性肝炎的病原体是肝炎病毒，目前已经证实有甲、乙、丙、丁、戊、庚六型。本节仅介绍前五种类型。

1. 甲型肝炎病毒（HAV） 属微小RNA病毒科，肠道病毒属，为单股正链RNA。有1个抗原抗体系统，即HAV与抗HAV。

甲型肝炎病毒对外界抵抗力较强，耐酸碱、耐乙醚。100℃ 5min可完全灭活，临床常用煮沸法进行消毒。对紫外线、含氯消毒剂、甲醛等敏感。

2. 乙型肝炎病毒（HBV）　属嗜肝DNA病毒科，电镜下观察，乙型肝炎病毒感染者血清中存在3种形式的颗粒：①大球形颗粒：又称Dane颗粒，是完整的乙型肝炎病毒颗粒，它是病毒复制的主体，具有传染性，由包膜和核心组成。包膜含乙型肝炎表面抗原（HBsAg）等物质；核心含乙型肝炎核心抗原（HBcAg）、DNA聚合酶、乙型肝炎病毒脱氧核糖核酸（HBV DNA）等。②小球形颗粒。③丝状或球状颗粒。后两种为空心包膜，不含核酸、无传染性。

乙型肝炎病毒对外界抵抗力很强，对热、低温、干燥、紫外线及一般浓度的消毒剂均能耐受。65℃ 10h，煮沸100℃ 10min、高压蒸汽灭菌、环氧乙烷、戊二醛、过氧乙酸、含氯消毒剂、碘伏等均可使之灭活。

3. 丙型肝炎病毒（HCV）　属黄病毒科肝炎病毒属，基因组为单股正链RNA，呈球形颗粒，多为变异病毒，是5种肝炎病毒中最易变异的一种。

丙型肝炎病毒对一般化学消毒剂敏感，煮沸或紫外线等均可灭活丙型肝炎病毒；100℃ 5min或60℃ 10h、高压蒸汽等物理方法也可灭活丙型肝炎病毒。

4. 丁型肝炎病毒（HDV）　一种缺陷RNA病毒。其外壳、装配、传播均需嗜肝DNA病毒协助，由它们提供外壳才能装配成有传染性的完整病毒。

5. 戊型肝炎病毒（HEV）　为单股正链RNA。戊型肝炎病毒主要在肝细胞内复制，通过胆道排出。其在碱性环境下较稳定，对高热、三氯甲烷（氯仿）、氯化铯敏感。

（三）发病机制

1. 甲型肝炎　甲型肝炎病毒经口进入体内，先侵入肠道黏膜进行增殖，随后进入血流，引起短暂的病毒血症，1周后侵入肝细胞，在肝脏内复制并引起病变，2周后由胆汁排出体外。目前认为，甲型肝炎病毒对肝细胞的直接作用和免疫反应在肝细胞损害中起了重要作用。

2. 乙型肝炎　乙型肝炎病毒感染的发病机制较为复杂，迄今尚未完全阐明。乙型肝炎病毒不直接杀伤肝细胞，病毒引起的免疫应答是导致肝细胞损伤及炎症坏死的主要机制，持续炎症坏死存在或反复出现是慢性乙型肝炎病毒感染者进展为肝硬化甚至肝癌的重要因素。

3. 丙型肝炎　丙型肝炎肝损害的主要原因是丙肝病毒感染后引起的免疫学应答，其中细胞毒性T淋巴细胞（CTL）起重要作用。体液免疫在保护和清除丙型肝炎病毒中作用微弱。

4. 丁型肝炎　发病机制目前尚未明确。HDV本身及其表达产物对肝细胞有直接的损害，同时机体免疫反应也参与了损伤。

5. 戊型肝炎　目前发病机制尚不清楚，可能与甲型肝炎相似。患者开始有病毒血症，细胞免疫是引起肝损伤的主要原因。

二、护理评估

（一）健康史

1. 接触史　了解是否有甲型、戊型肝炎患者接触史；当地是否有甲型、戊型肝炎的流行；是否有不洁饮食及饮用污染水等情况；了解乙型、丙型、丁型肝炎的持续时间；了解患者半年内的输血及输血液制品史；有无共用注射器和不安全注射史等。

2. 疫苗接种史　是否接种过甲型、乙型、戊型肝炎疫苗等。

（二）流行病学资料

1. 传染源

（1）甲型肝炎　主要是急性期患者和隐性感染者，尤其以后者多见。甲型肝炎无病毒携带状态。起病前2周和起病后1周，从患者粪便中排出病毒数量最多，传染性最强。

（2）乙型肝炎　主要是急、慢性患者和病毒携带者，急性期传染性不超过6个月，慢性患者和病毒携带者是最主要的传染源，其传染性与体液中HBV DNA含量成正比。

（3）丙型肝炎　急、慢性患者和无症状病毒携带者。慢性患者和病毒携带者有重要的传染源意义。

（4）丁型肝炎　传染源与乙型肝炎相似，与乙型肝炎病毒以重叠感染或同时感染两种形式存在。

（5）戊型肝炎　传染源与甲型肝炎相似。

2. 传播途径

（1）甲型、戊型肝炎　主要经粪-口传播。水源和食物的污染可导致暴发流行，日常生活密切接触多为散在性发病。极少见血液传播。

（2）乙型、丙型、丁型肝炎　此三型肝炎传播途径较相似，分别为：①血液、体液传播，是主要的传播方式。乙肝病毒存在于感染者的精液、阴道分泌物中，通过性接触传播。②垂直传播，包括宫内感染、围生期传播、分娩后传播。

3. 人群易感性

（1）甲型肝炎　6个月以下的婴儿有来自母体的甲型肝炎病毒抗体而不易感染，6个月以后抗体逐渐消失而成为易感者。甲型肝炎以隐性感染为主，发病者以儿童和青少年居多，成人甲型肝炎抗体IgG检出率达80%。感染后可获得持久免疫力。

（2）乙型肝炎　婴幼儿是获得乙型肝炎病毒感染的最危险时期，经常接触血液的医务工作者、反复输血或输血液制品者、免疫功能低下者、血液透析患者、乙型肝炎表面抗原阳性者的家属、男性同性恋、有多个性伴侣者、静脉吸毒者等为高危人群。感染或接种疫苗后产生乙肝表面抗体者具有免疫力。

（3）丙型肝炎　普遍易感，其抗体并非保护性抗体，感染后对不同株无保护性免疫。

（4）丁型肝炎　人类普遍易感，其抗体不是保护性抗体。

（5）戊型肝炎　青壮年以隐性感染多见，显性感染主要发生于成年人。

4. 流行特征　甲型肝炎有明显的秋冬季高峰。戊型肝炎也有明显季节性，多流行于雨季或洪水后。乙型、丙型、丁型肝炎无明显季节性。

链 接　乙型肝炎垂直传播

　　新生儿感染后90%以上表现为慢性感染，垂直传播是家族聚集性乙型肝炎病毒感染的主要原因。垂直传播聚集性家族中，感染子代患肝硬化、肝癌风险显著升高且发病年龄逐代提前。阻断垂直传播可显著降低HBsAg流行率，是降低乙型肝炎病毒相关疾病负担的关键。

（三）身心状况

1. 症状与体征　各型病毒性肝炎的潜伏期不同，甲型肝炎15～45d，平均30d；乙型肝炎28～180d，平均60～90d；丙型肝炎15～180d，平均60d；丁型肝炎与乙型肝炎病毒重叠感染或同时感染；戊型肝炎10～75d，平均40d。

（1）急性肝炎　包括急性黄疸型肝炎和急性无黄疸型肝炎，各型肝炎病毒均可引起急性肝炎，甲型、戊型肝炎不转为慢性，成人急性乙型肝炎仅10%左右转为慢性，丙型肝炎慢性化率为55%～85%。

1）急性黄疸型肝炎：①黄疸前期：甲型、戊型肝炎起病较急，80%患者有畏寒、发热。乙型、丙型、丁型肝炎起病相对缓慢，仅少数有发热。此期主要表现为全身乏力、食欲减退、恶心、呕吐、厌油、腹胀、肝区隐痛、本期末尿色加深呈浓茶色等症状。肝功能异常主要表现为转氨酶的升高。本期可持续5～7d。②黄疸期：出现浓茶色尿（图2-1），巩膜及皮肤出现黄染（图2-2），1～3周内黄疸达高峰。部分患者可出现一过性粪色变浅、皮肤瘙痒等阻塞性黄疸表现。部分患者可出现轻度肝、脾大。肝功能检查转氨酶和胆红素水平均升高，尿胆红素呈阳性。本期持续2～6周。③恢复期：食欲和体力逐渐恢复，消化道症状减轻或消失。黄疸逐渐消退，肝、脾回缩，肝功能逐渐恢复正常。本期持续1～2个月。

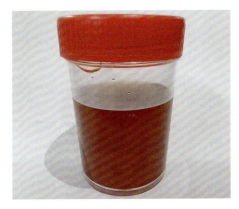

图2-1　浓茶色尿

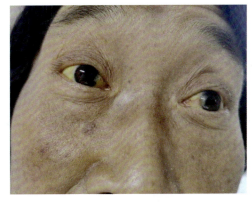

图2-2　皮肤、巩膜黄染

2）急性无黄疸型肝炎：较黄疸型多见。主要表现为消化道症状。较黄疸型症状轻，病程2～3个月。

（2）慢性肝炎　急性肝炎病程超过半年或原有乙型、丙型或丁型肝炎病毒携带史，因不易被发现而成为重要传染源。根据病情轻重可分为轻、中、重三度。

1）轻度：病情较轻，可出现轻度的乏力、头晕、恶心、食欲缺乏、腹胀、肝区不适等症状；部分患者症状、体征缺如，仅出现肝功能1项或2项轻度异常。

2）中度：症状、体征、实验室检查居于轻度和重度之间。

3）重度：有明显的肝炎症状，如乏力、食欲减退、腹胀、尿黄、便溏等，伴有肝病面容、蜘蛛痣（图2-3）、肝掌（图2-4）、脾大等症状和体征。肝功能检查转氨酶反复或持续升高。

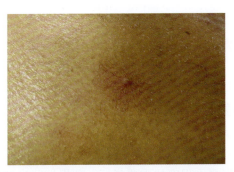

图2-3　蜘蛛痣

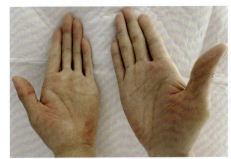

图2-4　肝掌

（3）重型肝炎（肝衰竭）　是最严重的临床分型。病因及诱因复杂，临床可表现为极度乏力、黄疸进行性加重、严重消化道症状、神经精神症状（嗜睡、性格改变、烦躁、昏迷等），有明显出血倾向。可出现腹水、肝臭、中毒性鼓肠、肝肾综合征等。肝功能异常，多数患者出现胆-酶分离现象和凝血功能障碍。总胆红素每日上升≥17.1μmol/L，或大于正常值10倍以上，凝血酶原活动度明显降低（＜40%），血氨水平升高。重型肝炎（肝衰竭）可分为四类。

1）急性重型肝炎（急性肝衰竭）：又称暴发型肝炎。起病急骤，发病2周内出现以Ⅱ度以上肝性脑病为特征的肝衰竭症状。发病诱因如过度劳累、饮酒、重叠感染（如乙型肝炎重叠其他肝炎病毒感染）、应用损害肝脏的药物等。本型病死率高，病程不超过3周。

2）亚急性重型肝炎（亚急性肝衰竭）：又称亚急性肝坏死。起病较急，发病15d至26周内出现肝衰竭症状。首先出现Ⅱ度以上肝性脑病者，为脑病型；首先出现腹水及其他相关临床表现（包括胸腔积液等），称为腹水型。晚期可出现难治性并发症，如消化道大出血、脑水肿、电解质紊乱、严重感染及酸碱平衡失调等。一旦出现肝肾综合征，预后极差。本型病程较长，常超过3周至数月，容易转为慢性肝炎及肝硬化。

3）慢加急性（亚急性）重型肝炎：又称慢加急性肝衰竭，是指在慢性肝病基础上出现急性或亚急性肝衰竭的临床表现。

4）慢性重型肝炎（慢性肝衰竭）：在肝硬化的基础上，肝功能进行性减退，导致以腹水或门静脉高压、凝血功能障碍和肝性脑病等为主要表现的慢性肝功能失代偿。

（4）淤胆型肝炎　又称毛细胆管炎型肝炎，是以肝内胆汁淤积为主要表现的一种临床类型。急性淤胆型肝炎起病类似急性黄疸型肝炎，大多数患者可恢复；慢性淤胆型肝炎大多在慢性肝炎、肝硬化的基础上发生，其黄疸淤积时间偏长。两型均可表现为阻塞性黄疸的特点：皮肤瘙痒、大便颜色变浅、黄疸较深、肝大等，但消化道症状较轻。

（5）肝炎肝硬化　根据肝脏炎症情况可分为活动性肝硬化与静止性肝硬化两型。活动性肝硬化有慢性肝炎活动的表现，乏力及消化道症状明显，伴有腹壁、食管静脉曲张，门静脉、脾静脉增宽等门静脉高压症表现，可见丙氨酸转氨酶、胆红素水平升高，白蛋白水平下降。静止性肝硬化无肝脏炎症活动表现，症状轻或无不适，亦可出现上述体征。

2. 并发症　甲型和戊型肝炎并发症较少。乙型和（或）丙型肝炎并发症主要有肝硬化、肝细胞癌等；肝外并发症包括胰腺炎、胆道炎症、糖尿病、心肌炎、再生障碍性贫血、肾小球肾炎等。重型肝炎可发生肝性脑病、上消化道出血、肝肾综合征、感染等。

3. 心理-社会状况　急性肝炎往往起病突然，患者经常出现极度恐慌、焦虑不安等；慢性肝炎病程较长，会增加患者的心理压力，导致产生紧张、焦虑、自卑等心理反应；患者家庭经济状况不佳，社会支持系统作用缺失，导致患者情绪低落，悲观失望。

（四）辅助检查

1. 肝功能

（1）血清酶　①丙氨酸转氨酶（ALT）又称谷丙转氨酶，是目前临床上判定肝细胞损伤最特异、最灵敏、最常用的指标。②天冬氨酸转氨酶（AST），又称谷草转氨酶，在肝细胞炎症时亦升高，其特异性稍次于丙氨酸转氨酶。急性肝炎时丙氨酸转氨酶水平升高明显；慢性肝炎和肝硬化时丙氨酸转氨酶水平轻度至重度升高或反复异常；重型肝炎时丙氨酸转氨酶水平快速下降，胆红素水平不断升高，出现"胆-酶分离"现象，提示肝细胞大量坏死。③其他，如碱性磷酸酶水平、γ-谷氨酰转移酶水平在急慢性肝炎及胆汁淤积时均可升高。

（2）血清胆红素　胆红素含量是反映肝细胞损伤严重程度的重要指标。急慢性黄疸型肝炎时血清胆红素升高。活动性肝硬化时亦可升高且消退缓慢。淤胆型肝炎则以直接胆红素升高为主。

（3）血清蛋白　急性肝炎时，血清蛋白可在正常范围。慢性肝炎、肝硬化、慢加急性重型肝炎及慢性肝衰竭患者常有血清白蛋白减少和球蛋白升高，白蛋白与球蛋白比值下降甚至倒置。

2. 凝血酶原活动度　其高低与肝脏损害程度成反比，数值越低，提示肝损伤越重。＜40%是诊断重型肝炎的重要依据，亦是判断预后最敏感的指标之一。

3. 病原学（标志物）检测

（1）甲型肝炎　血清甲型肝炎病毒抗体IgM阳性是甲型肝炎病毒的近期感染的标志，血清甲型肝炎病毒抗体IgG为保护性抗体，见于甲型肝炎病毒既往感染者或甲型病毒性肝炎疫苗接种后，可以持续多年甚至终身。

（2）乙型肝炎　乙型肝炎病毒标志物是诊断乙型肝炎的重要依据，乙型肝炎五项检查指标包括乙型肝炎表面抗原（HBsAg）、乙型肝炎表面抗体（抗-HBs）、乙型肝炎e抗原（HBeAg）、乙型肝炎e抗体（抗-HBe）、乙型肝炎核心抗体（抗-HBc）。HBsAg阳性表示现症乙型肝炎病毒感染；抗-HBs阳性表示对乙型肝炎病毒感染有免疫力，阴性说明对乙型肝炎病毒易感；HBeAg阳性提示病毒的复制率比较高，传染性强；抗-HBe阳性提示病毒复制率相对低，传染性相对小；单一抗-HBc IgG阳性可以是既往感染，而高滴度时往往是现症低水平感染。乙型肝炎病毒DNA是反映病毒复制的直接指标，是抗病毒治疗适应证选择及疗效判断的重要指标。

（3）丙型肝炎 丙型肝炎抗体不是保护性抗体，是丙型肝炎病毒感染的标志。HCV RNA是丙型肝炎病毒感染和复制的直接标志，定量检测适用于丙型肝炎病毒现症感染的确认、抗病毒治疗的选择及疗效评价等，有助于了解病毒复制程度。

（4）丁型肝炎 常检测血清丁型肝炎病毒抗原、丁型肝炎病毒抗体IgM、丁型肝炎病毒抗体IgG。丁型肝炎病毒抗原阳性是丁型病毒性肝炎感染的直接证据；丁型肝炎病毒抗体IgM阳性提示现症感染；丁型肝炎病毒抗体IgG高滴度提示感染持续存在，低滴度提示感染静止或终止。

（5）戊型肝炎 戊型肝炎抗体IgM及戊型肝炎病毒抗体IgG。两种抗体持续时间一般不超过1年，故均可作为近期感染的标志。由于少数戊型肝炎患者始终不产生这两种抗体，故两者均阴性时不能完全排除诊断。

三、治疗要点

病毒性肝炎的治疗根据不同的病原体、临床类型、病情情况、发病日期及组织学损伤情况区别对待。

（一）一般治疗

注意休息、给予合理营养、保持心理平衡、辅助适当药物，忌饮酒和避免使用损害肝脏的药物。

（二）对症治疗

1. 急性肝炎 多为自限性，成人急性丙型肝炎多数可以恢复，不需抗病毒治疗。急性丙型肝炎易转为慢性，早期抗病毒治疗可降低患者转为慢性的概率。

2. 慢性肝炎 根据具体情况采用以抗病毒治疗为核心的综合性治疗方案，具体如下。

（1）改善肝功能药物 可应用硫普罗宁、还原型谷胱甘肽、甘草酸二铵、腺苷甲硫氨酸、茵栀黄等保护肝脏、降低转氨酶、退黄。

（2）抗肝纤维化药物 常用扶正化瘀片、复方鳖甲软肝片、安络化纤丸等药物治疗和预防。

（3）抗病毒治疗 目的是最大限度地长期抑制病毒复制，减少传染性；改善肝功能，减轻肝组织病变；改善生活质量；减少或延缓肝硬化、肝衰竭和肝癌的发生，延长生存时间，对部分患者尽可能追求临床治愈。

常用药物有干扰素和核苷类似物。年轻患者，无干扰素禁忌证，且近期无妊娠计划的首选干扰素治疗。常用制剂有普通干扰素和聚乙二醇干扰素。核苷类似物相对禁忌证及用药期间副作用均较少，但用药时间较长，有一定的耐药性。目前常用制剂有恩替卡韦（ETV）、富马酸替诺福韦（TDF）、富马酸丙芬替诺福韦（TAF）、艾米替诺福韦（TMF）等。

2）慢性丙型肝炎：常用药物有直接抗病毒药物（DAAs）：如聚乙二醇干扰素α、利巴韦林。

3. 重型肝炎 以对症支持为主，防治消化道出血、肝性脑病、继发性感染及肝肾综合征等并发症，采取促进肝细胞再生、改善肝循环等综合措施。可行人工肝支持系统、肝移植等治疗。

4. 淤胆型肝炎 早期治疗同急性黄疸型肝炎，效果不佳时可试用糖皮质激素，或采用中西医结合治疗方法。

（三）并发症治疗

1. 肝性脑病的治疗 及早消除诱发因素，如消化道出血、电解质紊乱、过量利尿剂、严重感染、大量放腹水等；严格限制蛋白质的摄入；减少肠道氨的吸收；维持氨基酸平衡；防治脑水肿。

2. 消化道出血的治疗 遵医嘱应用止血药物或输入血制品。

3. 肝肾综合征的治疗 及早消除诱发肾功能不全的因素。

4. 继发性感染 合理选择抗生素。

四、主要护理诊断/问题

1. 活动无耐力 与肝细胞受损，能量代谢障碍有关。

2. 营养失调：低于机体需要量 与食欲下降、呕吐、腹泻导致摄入不足有关。

3. 潜在并发症：感染、出血、肝肾综合征、肝性脑病。

4. 有皮肤完整性受损的危险 与皮肤表面有胆盐沉积、组织变化有关。

5. 焦虑 与病情反复，担心疾病的预后有关。

五、护 理 措 施

（一）一般护理

1. 隔离 甲型和戊型肝炎患者采取消化道隔离3～4周，乙型、丙型肝炎患者采取体液隔离。

2. 休息 急性肝炎、慢性肝炎活动期应卧床休息为主，肝衰竭者应绝对卧床休息，症状好转、肝功能改善后可逐渐增加活动量，以不感觉疲劳为度。肝功能恢复正常1～3个月后可恢复日常活动及工作，但仍应注意避免过度劳累和重体力活动。

3. 饮食 宜进清淡、易消化、富含维生素的流质或半流质饮食，避免暴饮暴食及高脂肪饮食。血氨水平升高者应限制蛋白质摄入；若食欲不振、恶心、呕吐不能进食或进食量太少者，可遵医嘱给予静脉营养支持治疗；腹水患者给予低盐限水饮食，并减少产气食物摄入；肝炎患者严禁饮酒。

（二）病情观察

1. 观察一般情况 观察患者生命体征和意识状态；观察患者黄疸的加深或消退情况；观察患者饮食及药物服用情况。

2. 并发症 观察有无上消化道出血、腹水、肝性脑病的表现，当出现并发症征象时，及时通知医生并配合抢救。

（三）对症护理

乏力时督促患者多卧床休息，避免过度劳累、暴饮暴食、酗酒；恶心、呕吐时遵医嘱使用止吐药，待症状缓解后可进清淡易消化饮食，必要时可给予静脉营养补充；腹水患者应监测每日腹围及体重变化；上消化道出血患者要密切监测生命体征；肝性脑病患者应做好安全防护，防止坠床等不良事件发生。

（四）用药护理

1. 保肝药物护理 遵照医嘱给予保肝降酶治疗，应用甘草类制剂要注意监测患者血压情况。降酶药物停用后，观察患者ALT反弹性升高的情况。

2. 抗病毒用药护理

（1）乙型肝炎抗病毒用药护理

1）用药前宣教：向患者说明治疗目的等，使其了解随意停药的风险，提高依从性。

2）用药指导：告知患者及家属用药安全性知识，如血清学检查的必要性。

3）耐药性监测及处理：如发生耐药，及时予以挽救治疗。

4）干扰素的常见不良反应及护理：应用干扰素后，会出现诸多不良反应，加强观察，遵医嘱处理。

流感样综合征：出现发热、头痛、肌痛和乏力等，可在睡前注射α-干扰素或用药时服用非甾体抗炎药，并嘱患者多饮水，卧床休息。

骨髓抑制：中性粒细胞计数$\leqslant 0.75 \times 10^9$/L和（或）血小板计数$< 50 \times 10^9$/L，应降低干扰素剂量；1～2周后复查，如恢复，则增加至原量。中性粒细胞计数$\leqslant 0.5 \times 10^9$/L和（或）血小板计数$< 25 \times 10^9$/L，则应暂停使用干扰素。

精神异常：抑郁、妄想、重度焦虑等。应及时停用干扰素，必要时会同精神心理方面的专科医生进一步诊治。

轻度皮疹、脱发、体重下降等：告知患者停用干扰素后该现象可逐渐消失。

（2）丙型肝炎抗病毒药物护理　应用直接抗病毒药物时应注意与其他药物的相互作用。每次就诊时需评估临床不良反应，育龄期妇女和其男性伴侣必须在用药时及停药后的6个月内采取有效避孕措施。

（五）心理护理

护理人员应观察患者的心理及情绪反应，及时进行健康教育，关心体贴患者，向患者解释疾病特点、隔离的意义和疾病预后。对患者及家属进行预防疾病及接种的指导，讲解相关知识，让患者充分感受到家庭、社会的温暖和支持。

（六）健康教育

1. 对患者的指导　由于病毒性肝炎的传染性强，为控制疾病的流行，向患者及家属介绍疾病的相关知识，使其有充分的心理准备，并积极配合治疗和护理。

2. 疾病预防指导

（1）管理传染源　发现病毒性肝炎患者后按照规定上报，急性患者应隔离治疗至病毒消失，慢性患者和病毒携带者可根据病毒复制指标评估传染性大小。对符合抗病毒指征的患者应尽可能进行抗病毒治疗。对供血员进行严格筛选。

（2）切断传播途径

1）甲型和戊型肝炎：加强水源、粪便管理，做好饮用水消毒，加强食品卫生和食具消毒。做好环境卫生和个人卫生，养成良好的卫生习惯，接触患者后、饭前、便后要洗手。

2）乙型、丙型、丁型肝炎：预防重点在于防止通过血液和体液传播。要注意个人卫生习惯，不和其他人共享牙具和剃须刀等用品。严格执行消毒制度，使用一次性注射用具，重复使用的医疗器械要严格消毒灭菌；大力推广安全注射（包括针灸的针具），并严格遵循医院感染管理中的标准预防原则。服务行业所用的理发、刮脸、修脚、穿刺和文身等器具用后应严格消毒。若性伴侣为HBsAg阳性者，应接种乙型肝炎疫苗或应用安全套。

（3）保护易感人群

1）主动免疫：甲型肝炎流行期间，易感者可接种甲型肝炎减毒活疫苗。接种乙型肝炎疫苗是预防乙型肝炎病毒感染最有效的方法。接种对象主要是新生儿，其次为婴幼儿、15岁以下未免疫人群和高危人群。需全程接种3针，按照0、1、6个月程序，即接种第1剂疫苗后，在1个月和第6个月注射第2剂和第3剂疫苗。目前对丙、丁型肝炎尚缺乏特异性免疫预防措施。我国自行研发的重组戊型肝炎疫苗（大肠埃希菌）简称戊型肝炎疫苗，是至今全球正式批准的唯一戊型肝炎疫苗。该疫苗的Ⅲ期临床试验表明，疫苗组于接种3针戊型肝炎疫苗后12个月的保护率为100%。

> 🩺 **医者仁心**
>
> ### 中国"乙型肝炎疫苗之母"——陶其敏
>
> 1975年7月，陶其敏团队研发了我国第一代血源性乙型肝炎疫苗，疫苗前期需要进行安全性试验，然后才能应用、推广。以往研究显示，大猩猩是已知可感染乙型肝炎病毒的动物，但在那个年代，用大猩猩做实验是很难实现的事。最终陶教授决定以身试药。1975年8月，陶其敏教授让护士为她注射了一支自己研发的乙型肝炎疫苗，后来她的体内产生了乙型肝炎表面抗体，陶教授亲自验证了乙型肝炎疫苗的安全性、可靠性和有效性。她为中国检验医学事业，特别是病毒性肝炎的实验诊断作出了突出的贡献，她以求真务实的科研作风开拓了病毒性肝炎研究的新领域。

2）接种禁忌：对疫苗成分过敏、存在免疫缺陷性疾病、正在接受免疫抑制剂治疗、急性传染病、其他严重性疾病的患者一般不建议接种疫苗。急性严重发热性疾病、备孕期、哺乳期、妊娠期建议推迟接种时间。

3）被动免疫：甲型肝炎密切接触者可注射人免疫球蛋白，注射时间越早越好，免疫有效期2～3个月。对于HBsAg阳性母亲所生新生儿，出生后12h内尽早注射乙型肝炎免疫球蛋白，同时在不同部位注射第一针乙型肝炎疫苗，并在1个月和6个月时分别接种第2针和第3针，保护率为90%～100%；意外暴露者，对伤口进行冲洗、消毒处理后检查病毒抗原与抗体，根据自身情况注射高效免疫球蛋白，并于3个月和半年后分别复查病毒的效价和抗体。

第2节　脊髓灰质炎患者的护理

一、概　　述

案例 2-2

患儿，男，4岁。因"发热4d，出现右下肢运动障碍20余天"入院，20余天前患儿无明显诱因出现发热，最高体温可达40℃，无咳嗽、咳痰，无皮疹，无惊厥，在当地医院曾口服抗菌药治疗4d，患儿体温逐渐降至正常，后出现右下肢活动不灵。患儿既往体健，否认传染及接触史。按时接种乙型肝炎疫苗、麻腮风疫苗，"脊髓灰质炎减毒活疫苗糖丸"仅服1次，否认药物和食物过敏史。查体：T 37.3℃，左下肢肌力正常，右下肢肌力降低。实验室检查：血常规示 WBC 9.62×10^9/L，RBC 4.32×10^{12}/L。脑脊液检查示：WBC 62×10^6/L，以单核细胞为主。脊髓灰质炎抗体 IgM（＋）。

问题：1. 该患儿临床诊断是什么？
2. 该患儿目前主要的护理诊断是什么？
3. 针对该患儿应采取哪些护理措施？

（一）概念

脊髓灰质炎（poliomyelitis）是由脊髓灰质炎病毒引起的一种急性消化道传染病，好发于6个月至5岁儿童，经粪-口途径传播，感染后多无临床症状，有症状者临床表现以发热、上呼吸道症状和肢体疼痛为主，部分患者可发生弛缓性麻痹并留下瘫痪后遗症，又称"小儿麻痹症"。本病在我国属乙类传染病。

（二）病原学

脊髓灰质炎病毒属小核糖核酸病毒科肠道病毒属，单股正链RNA病毒。脊髓灰质炎病毒在外界环境中有较强的生存能力，冰冻条件下（-70℃）可保存数年，在酸性环境中较稳定，不受胃酸和胆汁灭活，加热56℃ 30min以上，煮沸和紫外线照射1h，高锰酸钾、过氧化氢、漂白粉等均能灭活。

（三）发病机制

病毒最初经消化道进入体内，通过血液或淋巴系统传播。感染1～3周后可能会出现轻微的短暂性病毒血症。极少数情况下，病毒通过血-脑屏障侵入中枢神经系统，严重者可因损伤运动神经元，导致肌肉瘫痪，引起瘫痪症状。

二、护理评估

（一）健康史

1. 接触史　了解与脊髓灰质炎患者接触史，当地是否有脊髓灰质炎流行，是否有不洁饮食及接触患者日常用品等情况；了解脊髓灰质炎持续时间，家庭内、托儿所、学校内的发病情况。

2. 疫苗接种史　是否接种过脊髓灰质炎疫苗。

（二）流行病学资料

1. 传染源　人是脊髓灰质炎的唯一自然宿主。传染源主要为隐性感染者和无症状病毒携带者。

2. 传播途径　主要通过粪-口途径传播。感染初期主要通过鼻咽部排出病毒。随着病程进展，从粪便中排出病毒，持续时间较长，通过污染食物、水、日常用具等可传播病毒。本病可通过空气、飞沫传播，但时间短暂。

3. 人群易感性　人群普遍易感，以5岁以下儿童为主，隐性感染者占全部感染者的90%～95%，感染后能产生对同型病毒的持久免疫力。特异性抗体可通过胎盘及母乳自母体传给新生儿，但在出生6个月后渐渐消失，因此6个月以上儿童发病率逐渐增高，至5岁后又降低，到成人时多具有一定免疫力。

4. 流行特征　本病遍及全球，温带地区更为多见，以散发为主，偶有暴发流行。一年四季均有发生，但夏季与秋季为高发季节。

> **链 接　脊髓灰质炎目前流行现状**
>
> 　　脊髓灰质炎曾在全球广泛流行和传播。自1988年世界卫生大会（WHA）发起全球消灭脊髓灰质炎行动倡议以来，各成员国政府积极响应，全球消灭脊髓灰质炎工作取得显著进展。全球范围内脊髓灰质炎野病毒病例数从1988年的35万例降至2019年的175例。1991年我国政府向国际社会就中国实现消灭脊髓灰质炎的目标做出承诺。自1994年湖北省襄阳区发现最后1例脊髓灰质炎患者后，我国至今没有报告本土野病毒引起的脊髓灰质炎病例。2000年我国正式实现无脊髓灰质炎目标。

（三）身心状况

1. 症状与体征　潜伏期为3～35d，一般为5～14d。根据临床表现分为无症状型、顿挫型、无麻痹型、麻痹型。其中麻痹型仅占极少数，但为本病典型表现，分为前驱期、麻痹前期、麻痹期、恢复期、后遗症期。无症状型最多见。各型表现如下。

（1）无症状型（隐性感染）　感染后无症状出现，不产生病毒血症，不侵入中枢神经系统，仅可从鼻咽部和粪便中分离出病毒，体内可查到特异性中和抗体，相隔2～4周，出现4倍以上升高。

（2）顿挫型（轻型）　占全部感染者的4%～8%，病毒未侵袭中枢神经组织，一般无特异性临床表现，患者有不同程度的发热、咽部不适；胃肠道症状，如恶心、呕吐、腹泻或便秘；流感样症状，如头痛、乏力等。症状持续1～3d，自行恢复。

（3）无麻痹型　病毒侵入中枢神经系统，除具有顿挫型症状外，还出现神经系统症状，但不发生麻痹。患者出现高热、头痛剧烈、烦躁不安或嗜睡，婴幼儿拒抱，颈、背、四肢疼痛，颈强直，不能屈伸，克尼格征（Kernig sign）和布鲁津斯基征（Brudzinski sign）阳性。肌腱反射开始大多正常或活跃，后期可减弱。体温通常在3～5d恢复正常，但脑膜刺激征可持续1～2周。

（4）麻痹型　占全部感染病例的1%～2%，其特征为在无麻痹型临床表现基础上，出现累及脊髓前角灰质、脑及脑神经的病变，导致肌肉麻痹。本型分为以下5期。

1）前驱期：儿童以上呼吸道感染及胃肠炎症状为主，约1/3有双峰热；成人则以发热伴全身肌肉酸痛及皮肤感觉过敏为主。经1～4d发热期，再经1～6d无热期，然后进入麻痹前期。

2）麻痹前期：本期症状与无麻痹型相似，体温再度上升或持续下降，并出现头痛、恶心、呕吐、烦躁或嗜睡等神经系统的症状和体征，肌肉疼痛以活动和体位变化最明显，故于起坐时用双上肢向后撑起身体而呈特殊的"三脚架征"。

3）麻痹期：一般在第2次发热1～2d后体温开始下降或高热和肌肉疼痛处于高峰时，突然发生麻痹，短期内（一般3～4d）麻痹达到最严重程度，但在热退后麻痹不再进展，根据病变部位可分为4型：①脊髓型，此型最为多见，麻痹多为下运动神经元性，多表现为急性弛缓性麻痹，其特点为发生于单肢或数肢，以下肢多见。②脑干型，本型在麻痹型中占6%～25%，常与脊髓型同时发生。由于病变在脑干的不同部位，可产生脑神经麻痹、呼吸中枢麻痹、血管运动中枢麻痹等不同症状。③脑炎型，个别病例可仅表现为脑炎，也可与脑干型或脊髓型同时存在。弥漫性脑炎表现为意识不清、高热、谵妄、震颤、惊厥、昏迷、强直性麻痹等。局限性脑炎表现为大脑定位症状，恢复后可长期出现阅读不能症、阵挛或癫痫大发作等。④混合型，兼有脊髓型麻痹和脑干型麻痹的临床表现，可出现肢体麻痹、脑神经麻痹、呼吸中枢损害、血管运动中枢损害等。

4）恢复期：常见于瘫痪后1～2周麻痹肢体逐渐恢复，肌力也逐步增强。恢复从肢体远端开始，腱反射随自主运动的恢复而渐趋正常。轻者经1～3个月即可恢复，重症常需12～18个月甚或更久的时间才能恢复。

5）后遗症期：指起病满2年以后，有些受损肌群由于神经损伤过甚而致功能不能恢复。出现持久性瘫痪和肌肉萎缩，并可因肌肉挛缩导致肢体或躯干畸形，骨骼发育也受到阻碍。

2. 并发症　最常见为呼吸系统并发症，可继发肺炎、肺不张、急性肺水肿等，多见于呼吸麻痹患者。尿潴留患者易发生泌尿素感染。

（四）辅助检查

1. 血常规　外周血白细胞数多正常，早期继发感染时可增高，以中性粒细胞为主。急性期红细胞沉降率可增快。

2. 脑脊液检查　顿挫型一般正常，瘫痪前期可有异常改变：颅内压增高，白细胞轻度增多，在（50～500）×10^6/L，蛋白质轻度增加，细胞数于瘫痪3周后多恢复正常，蛋白质水平则在4～10周后才恢复正常，糖和氯化物基本正常，培养无细菌生长。

3. 病毒分离　可从发病后1周内患者鼻咽部分泌物、血液、脑脊液和粪便中分离出病毒。粪便和鼻咽部检出病毒不能排除携带者，血液和脑脊液检出病毒即可确诊。

4. 免疫学检查　特异性抗体在病后1周即升高，恢复期抗体水平呈4倍或4倍以上升高者有诊断价值。

三、治疗要点

本病无法治愈，目前尚无特效抗病毒治疗方法。治疗原则主要是对症治疗、缓解症状、促进恢复、预防及处理并发症，进行康复治疗。

（一）一般治疗

卧床休息，注意补液、电解质平衡及充分的营养。

（二）对症治疗

1. 高热者给物理降温和退热剂，肌肉痉挛和疼痛以局部热敷为主，必要时予以镇痛药。

2. 肢体瘫痪应保持功能位，避免刺激及受压，可用支架防止肢体受压及手、足下垂，瘫痪停止进展后，可用加兰他敏、地巴唑、新斯的明等药物促进神经肌肉传导。

3. 有呼吸障碍时应保持呼吸道通畅，吸痰、吸氧，密切注意血气变化，纠正电解质紊乱，慎用镇静剂，以免加重呼吸和吞咽困难，呼吸肌麻痹或呼吸中枢麻痹者，必要时行呼吸机辅助通气。继发细菌感染时，采用有效抗菌药物。

4. 体温降至正常、瘫痪停止进展后，可采用针灸、推拿按摩、功能锻炼及理疗等方法以促进瘫痪肢体的恢复，后遗症严重畸形者可行矫正手术。

四、主要护理诊断/问题

1. 体温过高　与病毒血症有关

2. 疼痛　与病毒侵犯神经组织有关。

3. 躯体移动障碍　与病毒侵犯运动神经细胞，导致肢体瘫痪有关。

4. 清理呼吸道无效　与呼吸肌瘫痪、呼吸中枢受损有关。

5. 焦虑　与疾病预后不良有关。

6. 知识缺乏：缺乏脊髓灰质炎治疗及日常护理知识。

五、护 理 措 施

（一）一般护理

1. 隔离　执行呼吸道和消化道隔离措施。做好病房内物品和空气的消毒，医护人员加强手卫生，预防院内交叉感染的发生。

2. 休息　高热患者绝对卧床休息直至热退后1周、瘫痪停止进展。

3. 饮食　发热期间给予营养丰富的流质或半流质饮食，热退后改为普通饮食；耐心喂养，对于吞咽困难者，进食后需注意防止呛咳、窒息的发生；病情严重者给予鼻饲或静脉营养治疗。

（二）病情观察

1. 观察一般情况　观察生命体征和意识状态；肢体活动情况及疼痛情况；饮食及药物服用情况。

2. 并发症　观察有无肺炎及肺不张、尿路结石及肾衰竭、尿潴留、压力性损伤等表现，当出现并发症征象时，及时通知医生。

（三）对症护理

1. 发热　监测体温的变化，高热时给予物理降温，必要时给予药物降温。

2. 疼痛　肢体瘫痪前有受累肌肉明显疼痛感，可用热敷法改善肌肉疼痛与痉挛；妥善安排治疗护理，尽量集中进行，避免不必要的刺激，如注射、反复查体等，防止促发或加重瘫痪的发生；保持肢体关节功能位。

3. 呼吸道不畅通　患者咳嗽无力、痰液聚积时，协助患者翻身拍背，痰液黏稠时给予间断雾化，必要时吸痰；观察患者呼吸频率和节律，有发绀等缺氧症状时应及时给予吸氧，症状不能改善时，行气管插管接呼吸机机械通气。

4. 肢体瘫痪　对已发生瘫痪的肢体，应避免刺激和受压，床平整、软硬适度，盖被轻暖，可用支架保持患肢功能位，防止足下垂或足外翻；瘫痪停止进展后及时开展肢体的主动或被动功能锻炼及针灸理疗，促进神经功能最大限度恢复，防止肌肉挛缩畸形。

（四）用药护理

遵医嘱用药，严密观察药物疗效及不良反应。使用呼吸兴奋剂时，应控制液体的滴入剂量和时间，观察患者的呼吸、心率、血压及血气分析情况。

（五）心理护理

长期卧床丧失活动能力且身体不适，可对情绪造成很大影响。护理人员应以满腔的热情对待患者，及时解除不适，尽量满足其日常生活需要，鼓励患者树立战胜疾病的信心。对瘫痪肢体尚未完全恢复的患者，协助家属转移患者的注意力，改善不良情绪。

（六）健康教育

1. 患者及家属的指导　讲解预防脊髓灰质炎的措施，正确口服减毒活疫苗糖丸的方法。目前尚无抗脊髓灰质炎病毒的特效药，治疗的重点在于对症处理和支持治疗，对其家庭护理给予具体指导。

2. 疾病预防指导

（1）管理传染源　第1周强调呼吸道及消化道隔离，隔离至病后40d，对病毒携带者应按要求进行管理。

（2）切断传播途径　急性期患者的粪便用含氯消毒液或20%的石灰乳剂浸泡1～2h再排放，沾有粪便的尿布、衣裤应煮沸消毒，被褥日光暴晒。加强粪便、水和食品卫生安全管理。

（3）保护易感人群　①主动免疫：采用口服减毒活疫苗糖丸，95%以上接种者可获得长期免疫。一般首次免疫在出生后第二个月开始，连续三次服三价混合疫苗，间隔4～6周，4岁再加强1次，其他时期根据流行情况决定是否加强。应冬春季服用，以保证在秋季时已获免疫而免受其他肠道病毒干扰；服用疫苗时应用冷开水服用，服后半小时内不宜饮热水，以免灭活病毒导致降低免疫效果。②被动免疫：对密切接触者肌内注射免疫球蛋白，每次0.3～0.5ml/kg，每月1次，共2次。③本病流行期间，儿童应尽量少去人多的公共场所。

❤ 医者仁心

中国脊髓灰质炎疫苗之父——"糖丸爷爷"顾方舟

20世纪50年代，脊髓灰质炎在我国多地流行，1957年，31岁的顾方舟临危受命，开始进行脊髓灰质炎研究工作，提出了采用活疫苗技术消灭脊髓灰质炎的建议。在疫苗研制的临床试验阶段，为检验其副作用，顾方舟曾冒着瘫痪的风险，喝下了一小瓶疫苗溶液，一周后，他发现自己的生命体征无异常，又做了一个惊人的决定：让自己不到1岁的儿子服用疫苗，证明了疫苗对儿童同样安全。在顾方舟的感召下，同事们也纷纷给自己的孩子服用了疫苗。疫苗最终通过了试验，并投入生产应用。后来顾方舟又根据情况，把疫苗制成了更容易保存的糖丸。从此，糖丸疫苗便陪伴了几代中国人。顾方舟功业凝成糖丸一粒，护航了数千万中国儿童的健康，是治病灵丹，更是拳拳赤子心，医者大仁。

第3节　流行性感冒病毒感染患者的护理

📝 案例2-3

患者，男，35岁。因"发热、全身肌肉关节疼痛3d"入院。患者外出旅游返家后，于3d前出现发热，体温最高达39℃，伴有全身肌肉酸痛、鼻塞、流涕、咳嗽等。查体：T38.9℃，咽部充血红肿。肺部可闻及干啰音。实验室检查：WBC $3.5×10^9/L$，L 70%。

问题：1. 考虑最可能的临床诊断是什么？
2. 根据患者的情况可提出哪些护理问题？
3. 对该患者应该采取哪些护理措施？

一、流行性感冒患者的护理

（一）概述

1. 概念　流行性感冒（influenza）简称流感，是流感病毒引起的一种急性呼吸道传染病。临床表现以发热、头痛、全身肌肉酸痛等全身中毒症状为主，上呼吸道卡他症状较轻。流感多为自限性，但部分患者因出现肺炎等并发症或基础疾病加重发展成重症病例，可因急性呼吸窘迫综合征（ARDS）、急性坏死性脑病或多器官功能不全等并发症而死亡。流感病毒其抗原性易变，传播迅速，每年可引起季节性流行，在学校、托幼机构和养老院等人群聚集的场所易发生暴发疫情。本病在我国属乙类传染病。

2. 病原学 流感病毒属正黏病毒科，病毒颗粒呈多形性，其中球形直径 80～120nm，有囊膜。根据核蛋白和基质蛋白不同，分为甲、乙、丙三型。基因组为分节段单股负链 RNA。依据其外膜血凝素（H）和神经氨酸酶（N）蛋白抗原性不同，目前可分为18个H亚型（H1～H18）和11个N亚型（N1～N11）。目前感染人的主要是甲型流感病毒中的 H1N1、H3N2 亚型及乙型流感病毒中的 Victoria 和 Yamagata 系。流感病毒的最大特点是极易发生变异，尤以甲型流感病毒最易发生。流感病毒对乙醇、碘伏、碘酊等常用消毒剂敏感；对紫外线和热敏感，56℃条件下 30min 可灭活。

3. 发病机制 甲、乙型流感病毒通过血凝素（HA）与呼吸道上皮细胞表面的唾液酸受体结合启动感染。流感病毒通过细胞内吞作用进入宿主细胞，病毒基因组在细胞核内进行转录和复制，复制出大量新的子代病毒并感染其他细胞。流感病毒感染人体后，严重者可诱发细胞因子风暴，导致脓毒症，从而引起ARDS、休克及多器官功能不全等多种并发症。病理改变主要表现为呼吸道纤毛上皮细胞呈簇状脱落、上皮细胞化生、固有层黏膜细胞充血、水肿伴单核细胞浸润等病理变化。

（二）护理评估

1. 健康史

（1）接触史 询问患者近期是否接触过流感患者，当地是否有流感流行，是否去过流感流行区。

（2）疫苗接种史 是否接种过流感疫苗。

2. 流行病学资料

（1）传染源 患者和隐性感染者是主要传染源。从潜伏期末到急性期都有传染性，病毒在人呼吸道分泌物中一般持续排毒3～7d，儿童、免疫功能受损及危重患者病毒排毒时间可超过1周。

（2）传播途径 主要通过打喷嚏和咳嗽等飞沫传播，经口腔、鼻腔、眼睛等黏膜直接或间接接触感染。接触被病毒污染的物品也可通过上述途径感染。在特定场所，如人群密集且密闭或通风不良的房间内，也可能通过气溶胶的形式传播。

（3）人群易感性 人群普遍易感。接种流感疫苗可有效预防相应亚型/系的流感病毒感染。

（4）流行特征 甲型和乙型流感病毒每年呈季节性流行，其中甲型流感病毒可引起全球大流行。每年10月我国各地陆续进入流感流行季节。

3. 身心状况

（1）症状与体征 潜伏期1～7d，多为2～4d。

临床主要以发热、头痛、肌痛和全身不适起病，体温可达39～40℃，可有畏寒、寒战，多伴全身肌肉关节酸痛、乏力、食欲减退等症状，常有咽喉痛、干咳，可有鼻塞、流涕、胸骨后不适、颜面潮红、眼结膜充血等。部分患者症状轻微或无症状。

无并发症者病程呈自限性，多于发病3～5d后发热逐渐消退，全身症状好转，但咳嗽、体力恢复常需较长时间。

出现以下情况之一者为重症病例：①持续高热＞3d，伴有剧烈咳嗽，咳脓痰、血痰，或胸痛；②呼吸频率快，呼吸困难，口唇发绀；③反应迟钝、嗜睡、躁动等神志改变或惊厥；④严重时可呕吐腹泻，出现脱水表现；⑤合并肺炎；⑥原有基础疾病明显加重；⑦需住院治疗的其他临床情况。

以下人群较易发展为重症病例，应当给予高度重视，尽早进行流感病毒核酸检测及其他必要检查，给予抗病毒药物治疗。①年龄＜5岁的儿童（年龄＜2岁更易发生严重并发症）；②年龄≥65岁的老年人；③伴有以下疾病或状况者：慢性呼吸系统疾病、心血管系统疾病（高血压除外）、肾病、肝病、血液系统疾病、神经系统及神经肌肉疾病、代谢及内分泌系统疾病、恶性肿瘤、免疫功能抑制等；④肥胖者，体质指数（BMI）＞30；⑤妊娠及围生期妇女。

出现以下情况之一者为危重病例：①呼吸衰竭；②急性坏死性脑病；③休克；④多器官功能不全；

⑤其他需进行监护治疗的严重临床情况。

（2）并发症 肺炎是最常见的并发症，其他并发症有神经系统损伤、心脏损伤、肌炎和横纹肌溶解、休克等。儿童流感并发喉炎、中耳炎、支气管炎较成人多见。

（3）心理-社会状况 患者可因高热、头痛、全身肌肉关节酸痛等全身不适而出现焦虑、沮丧等情绪。

4. 辅助检查

（1）血常规 外周血白细胞总数一般不高或降低，重症病例淋巴细胞计数明显降低。

（2）血生化 可有天冬氨酸转氨酶、丙氨酸转氨酶、乳酸脱氢酶、肌酐等升高。少数病例肌酸激酶升高；部分病例出现低钾血症等电解质紊乱。休克病例血乳酸水平可升高。

（3）动脉血气分析 重症患者可有氧分压、血氧饱和度、氧合指数下降，酸碱失衡。

（4）脑脊液 中枢神经系统受累者细胞数和蛋白质水平可正常或升高；急性坏死性脑病典型表现为细胞数大致正常，蛋白质水平升高。

（5）病原学相关检查 ①病毒抗原检测速度快，检测阳性可支持诊断，但阴性不能排除流感。②病毒核酸检测的敏感性和特异性高，且能区分病毒的类型和亚型。③血清学检测：IgG抗体水平恢复期比急性期呈4倍或以上升高有回顾性诊断意义，IgM抗体检测敏感性和特异性较低。

（6）影像学检查 原发性病毒性肺炎者影像学表现为肺内斑片状、磨玻璃影、多叶段渗出性病灶；进展迅速者可发展为双肺弥漫的渗出性病变或实变，个别病例可见胸腔积液。

（三）治疗要点

临床诊断病例和确定诊断病例应尽早隔离治疗。

1. 一般治疗 充分休息，多饮水，饮食应易于消化和富有营养。

2. 对症治疗 高热者可进行物理降温，必要时合理选用退热药物，儿童忌用阿司匹林或含阿司匹林及其他水杨酸制剂的药物。咳嗽咳痰严重者给予止咳祛痰药物。根据缺氧程度采用适当的方式进行氧疗。

3. 抗病毒治疗

（1）抗流感病毒治疗时机 重症或有重症流感高危因素的流感样病例，应当尽早给予经验性抗流感病毒治疗。发病48h内进行抗病毒治疗可减少并发症、降低病死率、缩短住院时间；发病时间超过48h的重症患者依然可从抗病毒治疗中获益。

（2）抗流感病毒药物 我国目前上市的药物有神经氨酸酶抑制剂、血凝素抑制剂和M2离子通道阻滞剂三种。

1）神经氨酸酶抑制剂：对甲型、乙型流感均有效，如奥司他韦（胶囊/颗粒），成人剂量每次75mg，每日2次。扎那米韦（zanamivir）可与流感病毒神经氨酸酶（NA）活性部位紧密结合抑制NA，被用于治疗甲型和乙型流感。扎那米韦为吸入剂，适用于7岁以上人群。

2）血凝素抑制剂：如阿比多尔，可用于成人甲、乙型流感的治疗。用量为每次200mg，每日3次，疗程5d。

3）M2离子通道阻滞剂：金刚烷胺和金刚乙胺，对目前流行的流感病毒株耐药，不建议使用。

4. 重症病例治疗 积极治疗原发病，防治并发症，并进行有效的器官保护和功能支持。如出现低氧血症或呼吸衰竭，应及时予以相应的治疗，包括常规氧疗、鼻导管高流量氧疗、无创通气或有创机械通气等。如合并细菌或真菌感染，应及时、合理使用抗细菌、抗真菌药物。合并神经系统并发症时，应给予降颅内压、镇静、止惊等对症处理。

（四）主要护理诊断/问题

1. 体温过高 与病毒感染有关。

2.气体交换受损 与病毒性肺炎或合并细菌性肺炎有关。

3.潜在并发症：肺炎、神经系统损伤和休克等。

（五）护理措施

1.一般护理

（1）隔离 执行呼吸道隔离与接触隔离措施。

（2）前往公共场所注意佩戴口罩。患者症状明显应注意卧床休息，待症状好转后可逐渐增加活动量。

（3）饮食 应给予高热量、高蛋白、富含维生素、易消化的流质或半流质饮食。症状好转后再逐渐过渡到正常饮食。补充足够液体，嘱患者多饮水。

2.病情观察

（1）生命体征 严密监测患者的生命体征，重点观察体温的变化。注意发热的过程、热型、持续时间、伴随症状。

（2）呼吸道症状 观察有无咳嗽、咳痰，观察咳嗽的性质、时间、诱因、节律、音色，痰液的性状、量等。观察患者有无呼吸急促、发绀、血氧饱和度下降等表现。

（3）并发症 观察有无肺炎、神经系统损伤等并发症。

3.对症护理

（1）发热 可采用物理降温，如温水擦浴，乙醇擦浴，冰帽、冰袋冷敷等。必要时遵医嘱使用药物降温，药物降温时应避免大量出汗引起虚脱。

（2）呼吸道症状 患者出现咳嗽、咳痰、胸闷、气急等症状时，应协助其取半卧位，给予吸氧，必要时吸痰，保持呼吸道通畅。必要时，予以呼吸机辅助通气。

4.用药护理 应用药物降温时应注意避免体温下降过快，以免大量出汗引起虚脱。指导患者使用抗病毒药物，注意观察药物疗效及不良反应。

5.心理护理 及时了解患者对疾病的了解程度和情绪反应，帮助患者正确认识疾病，鼓励患者配合治疗，发挥家属的支持作用。

6.健康教育

（1）对患者的指导 进行疾病的知识教育，减轻患者对疾病的恐惧心理。提供手卫生、呼吸道卫生和咳嗽礼仪指导，有呼吸道症状的患者及陪同人员应当佩戴医用外科口罩。

（2）疾病预防指导

1）管理传染源：出现流感样症状应注意休息及自我隔离。医疗机构应分开安置流感疑似和确诊患者，患者外出检查、转科或转院途中应当佩戴医用外科口罩。限制疑似或确诊患者探视或陪护，防止住院患者感染。

2）切断传播途径：在流感流行季节尽量减少到人群密集场所活动，避免接触呼吸道感染患者。保持良好的呼吸道卫生习惯，咳嗽或打喷嚏时，用上臂或纸巾、毛巾等遮住口鼻，咳嗽或打喷嚏后洗手，尽量避免触摸眼睛、鼻或口。

3）保护易感人群：①保持良好的个人卫生习惯是预防流感等呼吸道传染病的重要手段，主要措施包括勤洗手、保持环境清洁和通风。②疫苗接种：接种流感疫苗是预防流感最有效的手段，可降低接种者罹患流感和发生严重并发症的风险。推荐60岁及以上老年人、6月龄至5岁儿童、孕妇、6月龄以下儿童家庭成员和看护人员、慢性疾病患者和医务人员等重点人群，每年优先接种流感疫苗。③药物预防：不能代替疫苗接种。建议对有重症流感高危因素的密切接触者（且未接种疫苗或接种疫苗后尚未获得免疫力）进行暴露后药物预防，建议不要迟于暴露后48h用药。可使用奥司他韦或扎那米韦等（剂量同治疗量，每日一次，使用7d）。

二、人感染高致病性禽流感患者的护理

（一）概述

1. 概念　人感染高致病性禽流感是由禽甲型流感病毒某些亚型中的一些毒株，如H5N1、H7N7等引起的人类急性呼吸道传染病。其中H5N1、H7N9引起的高致病性禽流感病情严重。重症肺炎病例常并发急性呼吸窘迫综合征（ARDS）、脓毒性休克、多器官功能障碍综合征（MODS），甚至导致死亡。早发现、早报告、早诊断、早治疗，加强重症病例救治，中西医并重，是有效防控、提高治愈率、降低病死率的关键。本病在我国属乙类传染病。

2. 病原学　禽流感病毒属甲型流感病毒属，除感染禽外，还可感染人、猪、马、水貂和海洋哺乳动物。可感染人的禽流感病毒亚型为H5N1、H7N9、H9N2、H7N7、H7N2、H7N3、H5N6、H10N8等。禽流感病毒普遍对热敏感，加热至65℃ 30min或100℃ 2min以上可灭活。对低温抵抗力较强，在4℃水中可存活1个月，在有甘油存在的情况下可保持活力1年以上。

3. 发病机制　H7N9禽流感病毒感染人体后，可以诱发细胞因子风暴，如干扰素诱导蛋白10（IP-10）、单核细胞趋化蛋白-1、IL-6、IL-8等，导致全身炎症反应，可出现ARDS、休克及MODS。病理检查显示肺急性渗出性炎症改变、肺出血、弥漫性肺泡损伤和透明膜形成等。

（二）护理评估

1. 健康史　询问患者在发病前10d内，是否接触禽类及其分泌物、排泄物，或者到过活禽市场，或者与人感染H7N9禽流感病例有密切接触史。

2. 流行病学资料

（1）传染源　传染源主要为患禽流感或携带禽流感病毒的家禽类，野禽在禽流感的自然传播中发挥了重要作用。目前，大部分为散发病例，尚无持续人际传播的证据。

（2）传播途径　可通过呼吸道传播或密切接触感染禽类的分泌物或排泄物而感染，或通过接触病毒污染的环境或物品感染。

（3）人群易感性　人群普遍易感。不明原因病死家禽、疑似感染禽流感家禽密切接触者为高危人群。

3. 身心状况　人感染动物源性流感病毒的潜伏期比季节性流感稍长，其中人感染H5N1禽流感和H7N9禽流感的潜伏期为2～8d。

（1）症状与体征　不同动物源性流感病毒，所致疾病临床表现不尽相同。H7N7、H7N3和H7N2亚型主要引起人结膜炎和结膜角膜炎。其他亚型主要引起呼吸系统的疾病，可表现为上呼吸道感染、气管炎、肺炎、呼吸衰竭、MODS甚至死亡。病例发病初期的临床表现与季节性流感相似，通常表现为发热、咳嗽、咽痛，可伴有头痛、肌肉酸痛和全身不适等，部分病例初期即出现胸闷、气短、呼吸困难等症状，胸部影像学表现为不同程度的肺部病变。轻症病例随后好转并痊愈，部分病例病情发展迅速，多在5～7d内出现重症肺炎，且多出现其他并发症，包括ARDS和感染性休克，甚至MODS。

（2）心理-社会状况　患者因对人感染高致病性禽流感的认识不足，且因疾病出现的高热、头痛、全身肌肉关节酸痛等不适症状而出现焦虑、烦躁等不良情绪。

4. 辅助检查

（1）血常规　早期白细胞总数一般不高或降低。重症患者淋巴细胞、血小板减少。

（2）血生化检查　可有C反应蛋白、乳酸脱氢酶、肌酸激酶、天冬氨酸转氨酶、丙氨酸转氨酶升高，肌红蛋白可升高。

（3）病原学检测　进行动物源性流感病毒或动物源性流感病毒核酸检测，或是深度测序鉴定。血清学检测双份血清动物源性流感病毒特异性抗体滴度呈4倍及以上升高，有诊断价值。

（4）影像学检查 发生肺炎的患者肺内出现片状阴影。重症患者病变进展迅速，常呈双肺多发磨玻璃影及肺实变影像，可合并少量胸腔积液。发生ARDS时，病变分布广泛。

（三）治疗要点

1. 隔离治疗 对疑似病例和确诊病例应尽早隔离治疗。

2. 对症治疗 根据患者缺氧程度可采用鼻导管、开放面罩及储氧面罩进行氧疗。高热者可进行物理降温，必要时应用解热药物。咳嗽、咳痰严重者可给予止咳祛痰药物。

3. 抗病毒治疗 尽早应用抗流感病毒药物，抗病毒药物如下。

（1）神经氨酸酶抑制剂 ①奥司他韦：成人剂量每次75mg，每日2次，疗程5～7d，重症病例剂量可加倍。1岁及以上年龄的儿童患者应根据体重给药。②帕拉米韦：重症病例或无法口服者可用帕拉米韦氯化钠注射液，成人用量为300～600mg，静脉滴注，每日1次，常规疗程5～7d。③扎那米韦：适用于7岁以上人群。每日2次，间隔12h；每次10mg（分两次吸入）。不建议用于重症或有并发症的患者。

（2）M2离子通道阻滞剂 目前资料显示所有H7N9禽流感病毒对金刚烷胺和金刚乙胺耐药，不建议使用。

4. 重症病例治疗 采取抗病毒、抗休克、纠正低氧血症、防治MODS和继发感染、维持水电解质平衡等综合措施。对出现呼吸功能障碍者给予吸氧及其他相应呼吸支持，发生其他并发症的患者应积极采取相应治疗。

（四）主要护理诊断/问题

1. 体温过高 与病毒感染有关。

2. 营养失调：低于机体需要量 与发热及摄入减少有关。

3. 潜在并发症： 支气管肺炎、心血管功能不全及喉炎等。

4. 清理呼吸道无效 与合并支气管肺炎致痰液增加、黏稠不易咳出有关。

（五）护理措施

1. 一般护理 ①隔离与休息：执行呼吸道隔离与接触隔离措施，对疑似病例和确诊病例应尽早隔离治疗。原则上禁止探视、不设陪护。解除隔离的原则是患者体温恢复正常，临床症状基本消失。急性期应绝对卧床休息。②饮食：急性期患者给予高热量、高蛋白质、高维生素、易消化饮食。鼓励患者多饮水，保证液体和营养的摄入。进食不足者，鼻饲或静脉高营养。

2. 病情观察 密切关注体温、脉搏、呼吸及血压变化。尤其注意上呼吸道症状的变化、注意有无干啰音、湿啰音、呼吸困难等表现。

3. 对症护理 ①发热：高热者可进行物理降温，或应用解热药物。②缺氧：根据患者缺氧程度可采用鼻导管、开放面罩及储氧面罩进行氧疗。咳嗽咳痰严重者可给予止咳祛痰药物。

4. 用药护理 指导患者及时服用抗病毒药物。注意观察药物的不良反应和药物疗效。

5. 心理护理 主动关心患者，耐心讲解疾病的相关知识，增强患者战胜疾病的信心。鼓励患者积极配合治疗。

6. 健康教育

（1）对患者的指导 向患者和家属宣教本病的相关知识，指导患者补充水分、电解质和营养。讲解隔离的重要性，鼓励患者积极配合治疗。

（2）疾病预防指导

1）管理传染源：加强对禽类疾病的检测，受感染动物立即捕杀。加强对密切接触禽类人员的检疫。

2）切断传播途径：一旦发生人禽流感疫情，对患病禽类群进行严格隔离、封锁、扑杀、销毁并对场地进行全面清扫、清洗，并彻底消毒。避免接触禽类，如需接触时应戴手套和口罩。医护人员要做好个人防护。

3）保护易感人群：平时应养成良好的个人习惯，勤洗手，注意卫生。

第4节 麻疹患者的护理

案例2-4

患儿，男，2岁。3d前出现发热，体温最高达39℃，伴有咳嗽、流涕、食欲差，半天前发现耳后、颈部、发缘部出现红色斑丘疹，疹间皮肤正常。查体：T 38.9℃，双眼结膜充血、畏光，口腔黏膜上有白色小点，周围有红晕。

问题：1. 考虑最可能的临床诊断是什么？
2. 如何治疗和预防该病的发生？
3. 对该患儿应该采取哪些护理措施？

一、概　　述

（一）概念

麻疹（measles）是由麻疹病毒引起的急性呼吸道传染病。主要临床表现为发热、上呼吸道炎症、眼结膜充血、口腔有科氏斑（Koplik spot）及皮肤斑丘疹。本病传染性强，易造成流行，病后有持久免疫力。本病在我国属乙类传染病。

（二）病原学

麻疹病毒属于副黏病毒科、麻疹病毒属，核心为单股复链RNA。麻疹病毒只有1个血清型，分离麻疹病毒的最好方法是组织培养。麻疹病毒在外界生存力不强，几乎不能在周围物体上生存，在室温条件下能存活2～3h，在流通空气中或日光下0.5h即失去活力，不耐热，对紫外线和消毒剂均敏感，56℃ 30min即可灭活，但耐寒冷、干燥，在低温下能长期存活。

（三）发病机制

麻疹病毒随飞沫进入易感人体，首先侵入上呼吸道和眼结膜的上皮细胞，病毒迅速大量复制后入血，并扩散至局部淋巴组织引起第1次病毒血症（感染后2～3d），继而到达全身淋巴组织、肺、肝、脾等，并继续繁殖，大量病毒再次侵入血流，造成第2次病毒血症（感染后5～7d），病毒散布至全身各组织和脏器，出现高热和出疹。

麻疹的主要病理特征是受感染细胞增大且融合而形成多核巨细胞，可见于皮肤、眼结膜、呼吸道和胃肠道黏膜、全身淋巴组织、肝、脾等处。皮疹为病毒直接或免疫损伤，使皮肤浅表血管内皮细胞肿胀、增生、渗出，真皮淋巴细胞浸润、充血肿胀所致。

二、护理评估

（一）健康史

1. 接触史　询问患者在出疹前6～21d是否与麻疹确诊患者有接触史，或者去过麻疹流行区域。

2. 疫苗接种史　是否接种过麻疹疫苗。

（二）流行病学资料

1. 传染源　自发病前2d至出疹后5d内均有传染性，若合并肺炎等并发症，传染性可延长至出疹后的10d。病毒主要存在于患者的口、鼻、咽、眼结膜分泌物中，恢复期无传染性。

2. 传播途径　主要通过飞沫经呼吸道直接传播，密切接触者也可经污染病毒的手传播，由衣物、用具等间接传播少见。

3. 人群易感性　人群对麻疹普遍易感，易感者接触患者后90%以上发病，病后可获得持久免疫力。

4. 流行特征　本病常年可发生，以冬春季节发病多见。以6个月至5岁小儿发病率最高。

> **链 接　麻疹目前流行现状**
>
> 　　麻疹是极大威胁小儿生命的疾病，自20世纪60年代麻疹疫苗问世以来，麻疹发病率大大下降。目前麻疹流行情况有以下特点：自然感染率下降；育龄妇女抗体水平降低，对婴儿的保护率也下降；发病年龄向大年龄推移，成人麻疹增多；流动人口或免疫空白点易造成城镇局部易感人群累积，导致局部麻疹暴发流行。

（三）身心状况

1. 症状与体征　潜伏期6～21d，平均8～12d。曾接种过麻疹疫苗者可延长至3～4周。

（1）典型麻疹　临床经过可分为3期。

1）前驱期：从发病到出疹一般3～4d。主要表现为上呼吸道和眼结膜炎症所致的卡他症状，表现为发热、咳嗽、流涕、打喷嚏、流泪、畏光、眼结膜充血和眼睑水肿等。随着体温增高，还可出现全身毒血症状如头痛、全身乏力、食欲减退、呕吐和腹泻。发热2～3d时，约90%的患者在口腔双侧第二磨牙相对的颊黏膜上出现直径0.5～1.0mm大小的灰白色小点，周围有红晕，逐渐增多，可互相融合，此即科氏斑，具有早期诊断意义（图2-5）。

2）出疹期：从发病3～4d开始，持续1周左右。体温及全身毒血症状达高峰，患者体温持续升高至39～40℃，开始出现典型皮疹（图2-6）。皮疹始于耳后发际，渐及额、面、颈，自上而下至胸、腹、背及四肢，最后到达手掌与足底，2～3d遍及全身。皮疹初为淡红色斑丘疹，直径2～5mm，呈充血性，高出皮肤，压之褪色，疹间皮肤正常。出疹高峰期皮疹增多，部分融合，呈暗红色。此时全身毒血症状加重，体温可达40℃，精神萎靡，嗜睡，重者有谵妄，甚至抽搐等，全身浅表淋巴结及肝、脾轻度肿大。肺部常可闻及湿啰音，X线片可见轻重不等的弥散性肺部浸润病变。

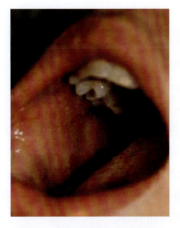

图2-5　麻疹黏膜斑（科氏斑）

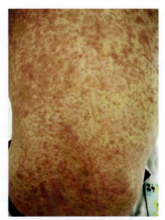

图2-6　麻疹皮疹

3）恢复期：皮疹出齐，持续1～2d后病情迅速缓解，体温下降，呼吸道症状减轻，皮疹逐渐消退，可有浅褐色色素斑，伴糠麸样脱屑，1～2周后消失。

考点：典型麻疹的症状体征

（2）非典型麻疹　由于麻疹病毒侵入的数量、毒力、患者年龄、机体免疫状况不同，近年来非典型麻疹较为常见，可表现以下几种情况。

1）轻型麻疹：多见于6个月以内的婴儿，流行前接受过被动免疫，或曾接受过疫苗接种者。前驱期上呼吸道症状及发热等表现较轻，且持续时间短。麻疹黏膜斑不典型或缺乏。临床表现为皮疹少，病程短，并发症少，但同样具有传染性，是重要的传染源之一。

2）重型麻疹：多见于体弱多病、营养不良、免疫力低或继发严重细菌感染者，病情凶险，死亡率高。表现有4种：①中毒性，表现为病毒血症严重，高热达40℃或以上，伴谵妄、抽搐、昏迷、呼吸困难、肢端发绀和脉搏加快，早期出现大批紫蓝色斑疹，相互融合；②休克性，以循环衰竭为特征，皮疹稀少，色淡，或骤然隐退，面色苍白，唇及肢端发绀，脉搏细弱，心率快，血压下降等；③出血性，除中毒症状重外，皮疹呈出血性，可同时伴内脏出血；④疱疹性，可出现广泛分布的水疱性损害，部分相互融合形成大疱。

3）异型麻疹：多发生在接种麻疹灭活疫苗后4～6年，表现为突起发热、头痛、肌痛或腹痛，而上呼吸道卡他症状不明显，无麻疹黏膜斑，异型麻疹患者病情较重，但多为自限性。

2. 并发症

（1）肺炎　为麻疹最常见的并发症，发生率为10%左右，也是引起死亡的主要原因。多见于5岁以下、佝偻病和营养不良的患儿。由麻疹病毒引起的肺炎多不严重，但免疫功能缺陷患者（如白血病、先天性无球蛋白血症等）发生严重和致死性的巨细胞性肺炎，其临床特征为缺乏皮疹和血清中不能形成麻疹特异性抗体，其病理变化为间质性肺炎。其他病原所致的继发性肺炎多较为严重，常见的病原体为腺病毒、肺炎球菌、葡萄球菌、流感嗜血杆菌等。

（2）喉炎　发生率为1%～4%，可以是麻疹病毒本身感染所致，多见于3岁以下婴幼儿，程度较轻，预后较好，若继发细菌感染则病情加重，可有声音嘶哑、犬吠样咳嗽、吸气性呼吸困难，胸部三凹征明显，若不及时处理可发生窒息。

（3）中耳炎　多见于婴幼儿，是继发细菌感染所致，与麻疹病毒无关。

（4）脑炎　在免疫功能正常的患者，脑炎的发生率占1‰。多见于2岁以上儿童，病死率约为15%，病程1～2周，脑脊液和血中可查到麻疹IgM抗体。30%的存活者有轻重不等的后遗症。

3. 心理-社会状况

麻疹患儿常因发热和出疹的影响，出现烦躁不安、焦虑等，病情严重者，可出现并发症，甚至危及生命，引起家属担忧、恐惧、紧张等心理反应。要客观评估患者及家属对麻疹的认识程度、心理状态，对住院及康复治疗的认识，患者的家庭成员组成及对患者的关怀程度。

（四）辅助检查

1. 血常规　血白细胞总数减少，淋巴细胞比例相对增加。并发感染时，白细胞数增加，尤其中性粒细胞增加。

2. 病原学检查

（1）病毒分离　取早期患者的鼻咽分泌物、痰或血液等，经常规处理后可分离出麻疹病毒。

（2）病毒抗原检测　可采用免疫荧光法检测麻疹病毒抗原。

（3）核酸检测　是一种非常敏感和特异的诊断方法。

3. 血清抗体检测　检测患者血清中的特异性抗体IgM，出疹后5～20d达高峰，阳性可确诊麻疹。IgG抗体恢复期较早期增高4倍以上即为阳性，也可诊断麻疹。

三、治疗要点

目前对麻疹病毒尚无特效药物，主要是对症治疗，加强护理，预防和治疗并发症。

1. 一般治疗　卧床休息至体温正常或出疹后5d，保持空气新鲜，温度适宜；眼、鼻、口腔保持清洁，多饮水。对住院麻疹患儿应注意补充维生素A，降低并发症和病死率。

2. 对症治疗 发热时一般不予退热剂，持续高热可酌情予小剂量退热剂；咳嗽剧烈者可用镇咳药；烦躁不安者可用少量镇静剂。

3. 并发症治疗

（1）肺炎 治疗同一般肺炎，合并细菌感染较为常见，主要为抗菌治疗。

（2）中耳炎 选用抗生素治疗。

（3）喉炎 应尽量使患儿安静，以雾化吸入稀释痰液。病情严重，中毒现象明显，呼吸困难加重时，应及时给予吸氧、激素及镇静剂处理，选用有效抗菌药物。对不能缓解的Ⅲ度喉梗阻者，应及早气管切开。

（4）脑炎 治疗同一般病毒性脑炎。

四、主要护理诊断/问题

1. 体温过高 与麻疹病毒感染有关。

2. 皮肤完整性受损 与麻疹病毒所致皮疹、病毒血症和继发感染有关。

3. 营养失调：低于机体需要量 与发热及摄入减少有关。

4. 潜在并发症： 支气管肺炎、脑炎及喉炎等。

五、护理措施

（一）一般护理

1. 隔离 执行呼吸道隔离措施。严格探视人员管理，做好防护。

2. 休息 出疹期或有并发症者应卧床休息，病房内保持空气清新、通风，室温不可过高，以18～20℃为宜，相对湿度维持在50%～60%。室内光线柔和，可使用有色窗帘，以减少对患者眼睛的刺激。

3. 饮食 应给予营养丰富、高维生素、易消化的流质及半流质清淡食物，避免生冷、干硬、油腻、含刺激性调料的食物。注意供给足够的水分。脱水、摄入过少者给予静脉输液，注意维持水、电解质平衡。

（二）病情观察

1. 皮疹变化 皮疹是出疹期的主要体征，出疹期应注意观察出疹顺序、皮疹颜色及分布情况。出疹过程顺利与否是判断病情演变的重要依据。如皮疹不能透发，应寻找原因；如皮疹突然隐退，患者面色苍白、四肢发凉、发绀等，则多为重型麻疹或心血管功能不全的表现；应及时汇报医生，给予相应处理。

2. 生命体征 观察体温、脉搏、呼吸及神志状态。如出现体温过高或下降后又升高、呼吸困难、发绀、躁动不安等，均提示并发症可能。观察有无脱水、酸中毒及电解质紊乱的表现。

（三）对症护理

1. 发热 嘱患者多饮水，严密观察体温变化，遵医嘱进行对症处理。体温过高多预示病情重或合并有并发症。可用温水擦浴物理降温，或给予小剂量退热剂，慎防体温骤降。忌用乙醇擦浴，以免刺激皮肤影响皮疹透发及体温骤降引起末梢循环障碍。

2. 皮疹 保持床褥干燥、平整、清洁，大量出汗时及时更换衣物，内衣需柔软，勤换衣裤。出疹期或退疹后常皮肤瘙痒，剪短指甲，避免抓破皮肤引起感染。禁用肥皂水刺激皮肤。同时，皮肤瘙痒者可遵医嘱使用炉甘石洗剂，退疹后皮肤干燥可予以润肤乳涂抹。

（四）用药护理

遵医嘱用药，严密观察疗效及不良反应。使用脱水剂时，应快速静脉滴注或静脉注射，同时注意观察患者的呼吸、心率、血压、瞳孔和神志等改变；使用糖皮质激素时，应注意控制用药速度并逐渐减量，注意防止继发细菌感染和出血。

（五）心理护理

患者手足及口腔疼痛溃烂，影响进食和活动，患者及家属焦虑、恐惧，护士应态度和蔼、亲切，主动关心，多做思想工作，消除焦虑、恐惧。鼓励患者勇敢地面对疾病，帮助其树立战胜疾病的信心。

（六）健康教育

1. 对患者的指导 由于麻疹的传染性强，为控制疾病的流行，应向患者及家属介绍麻疹的相关知识，使其有充分的心理准备，并积极配合隔离、消毒、治疗和护理。

2. 疾病预防指导

（1）管理传染源 对患者进行呼吸道隔离至出疹后5d，伴呼吸道并发症者应延长至出疹后10d。接触过患者的易感儿童应隔离观察3周，若接触后接受过被动免疫制剂者则延长至4周。

（2）切断传播途径 流行期间避免去公共场所或人员聚集的地方，出入应戴口罩。患者房间每天用紫外线消毒或通风。

（3）保护易感人群

1）主动免疫：是保护易感人群、预防麻疹的最好方法。未患过麻疹的小儿应接种麻疹减毒活疫苗。我国计划免疫定于8个月龄初种。

2）被动免疫：年幼、体弱患病的易感儿接触麻疹患者后，应立即采用被动免疫。在接触患者后5d内注射人免疫球蛋白3ml，可预防发病。在接触患者5d后注射，则只能减轻症状。免疫有效期3～8周。

医者仁心

为中国医学事业奉献一生的微生物学家——朱既明

朱既明（1917—1998），为中国医学事业奉献一生的微生物学家，成功研制高度减毒麻疹活疫苗，为麻疹的防控及生物制品生产与应用的规范化与人才培养作出了巨大贡献。但在他的科研道路上并非一帆风顺。在研究过程中遇到了许多挑战，其中包括实验条件有限、科研经费不足以及实验成果难以推广等问题。然而，这些困难并没有让他退缩。他坚信，只要为国家和社会作出贡献，个人的艰辛都是值得的。他始终坚守着自己的信念，关注国家的发展和人民的福祉。朱既明教授不仅在学术上取得了卓越成就，还以崇高的道德品质影响着身边的人。他关心学生，在他的悉心指导下培养了一大批优秀的医学人才。他严于律己，廉洁奉公，始终保持科学家的人格尊严。

第5节 水痘/带状疱疹患者的护理

案例 2-5

患儿，男，3岁半。因发热、皮疹2d来诊，患儿2d前无明显诱因出现发热，后其面部及胸背部出现皮疹，曾在当地医院治疗，效果不佳，于今日来我院就诊。查体：T 37.6℃，P 106次/分，R 22次/分，BP 105/75mmHg。神志清，精神一般，咽后壁充血，头部、面部及躯干有散在的淡红色斑丘疹及疱疹，其余部位未发现异常。

问题：1. 考虑最可能的临床诊断是什么？

2. 如何治疗和预防该病的发生？

3. 对该患儿应该采取哪些护理措施？

一、概　述

（一）概念

水痘（varicella，chickenpox）和带状疱疹（herpes zoster）是由水痘-带状疱疹病毒感染引起的两种表现不同的急性传染病。水痘为原发感染，主要通过呼吸道飞沫或直接接触传染，临床表现为全身出现水疱疹，儿童多见。带状疱疹是水痘-带状疱疹病毒潜伏于感觉神经节，再激活后发生的皮肤感染，以单侧周围神经出现呈集簇性的疱疹为特征，多见于成人。

（二）病原学

水痘-带状疱疹病毒（varicella-zoster virus，VZV），属于疱疹病毒科，呈球形，直径为150～200nm，其衣壳由162个壳粒排成对称的20面体，外层为脂蛋白包膜，核心为双链DNA。VZV含有DNA聚合酶和胸腺嘧啶激酶，前者系合成DNA所必需的酶，为疱疹病毒属共有，后者则仅存在于单纯疱疹病毒和VZV。一般认为，不能产生胸腺嘧啶激酶的病毒不会引起潜伏性感染，即带状疱疹。该病毒仅有一个血清型，人是已知的自然界唯一宿主。

水痘-带状疱疹病毒对外界抵抗力弱，不耐热，在痂皮中不能存活，易被消毒剂灭活。但在−65℃的条件下可在疱疹液中长期存活。

（三）发病机制

病毒经上呼吸道侵入人体，先于呼吸道黏膜细胞中增殖，2～3d后进入血液循环，发展为病毒血症。并在单核-巨噬细胞系统内再次增殖再次入血，引起第二次病毒血症，并向全身扩散，引起全身各器官组织病变。主要表现为皮肤损害，偶尔累及内脏。皮疹分批出现时间与间隙性病毒血症发生相一致。皮疹出现1～4d后机体出现特异性细胞免疫并产生特异性抗体，病毒血症消失，症状随之缓解。

初次感染水痘-带状疱疹病毒时，表现为水痘，愈后可获得持久免疫力。但部分病毒经感觉神经纤维传入，潜伏于脊髓背侧神经根和三叉神经节的细胞内，形成潜伏性感染。当机体免疫力低时，潜伏性感染变为显性感染，表现为带状疱疹。

二、护理评估

（一）健康史

1. 接触史　询问患者是否与水痘或带状疱疹患者有接触史，或者去过流行区域。

2. 疫苗接种史　是否接种过水痘疫苗。

（二）流行病学资料

1. 传染源　水痘患者是唯一传染源，出疹前1d至疱疹完全结痂均具有传染性。易感者接触带状疱疹患者后亦可发生水痘。

2. 传播途径　主要经呼吸道飞沫和直接接触疱疹液传播，也可通过接触被污染的用具间接传播。孕妇患水痘，胎儿和新生儿均可感染。带状疱疹是潜伏性感染病毒再次激活所致。

3. 人群易感性　人群对水痘-带状疱疹病毒普遍易感。但学龄前儿童发病最多，6个月以内的婴儿由于获得母体抗体，少有发病。水痘病后可获得持久免疫，但可反复发生带状疱疹。

4. 流行特征　水痘常年可发生，以冬春季节发病多见。

（三）身心状况

1. 症状与体征

（1）水痘　潜伏期10～24d。典型水痘病程分为前驱期和出疹期。

1）前驱期：年长儿童和成人在皮疹出现前可有发热、头痛、乏力、食欲减退等表现，持续1～2d出现皮疹。婴幼儿大多无症状或症状不明显，可有低热、烦躁、易激惹或拒乳，皮疹同时出现。

2）出疹期：起病后数小时至1d出现皮疹。皮疹首先见于躯干和头部，然后蔓延至面部及四肢，呈向心性分布。皮疹主要在躯干，其次为头面部，四肢相对较少。在同一时间、同一部位可见斑疹、丘疹、疱疹、结痂同时存在，俗称"四世同堂"（图2-7）。皮疹初为红色，继而发展为疱疹（图2-8），呈椭圆形，周围有红晕，壁薄破溃。疹间皮肤正常，水痘皮肤病变表浅，痊愈后一般不留瘢痕。部分患者可在口腔、咽喉、眼结膜和外阴等黏膜处发生疱疹，疱疹破裂后形成溃疡，常伴有疼痛。水痘皮疹有剧烈瘙痒，患者搔抓容易继发化脓性感染而形成脓疱。

3）恢复期：水痘为自限性疾病，一般10d左右可痊愈。

4）特殊表现：妊娠期感染水痘，可致胎儿畸形、早产或死胎；产妇在产前数天内（一般为5d）或产后48h内感染水痘易导致新生儿水痘。坏疽型水痘患者皮肤大片坏死，可因脓毒症而死亡。

考点： 典型水痘的症状与体征

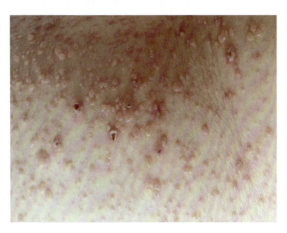

图2-7 水痘多形态皮疹

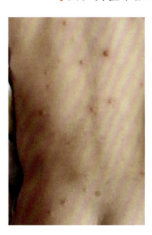

图2-8 水痘疱疹

（2）带状疱疹

1）水痘和带状疱疹患者是本病传染源。本病可通过呼吸道飞沫或直接接触传播，但一般认为带状疱疹主要不是通过外源性感染，而是婴幼儿时期患水痘后病毒潜伏性感染的再激活所致。

2）典型表现：起病初期，可有低热、轻度乏力、食欲减退等全身不适。沿神经节段的局部皮肤有灼热感、神经痛、感觉异常等，持续1～3d，也可无前驱症状即发疹。好发部位分别为肋间神经、颈神经、三叉神经和腰骶神经支配区域。患处首先出现潮红斑，接着为粟粒至黄豆大小的丘疹，簇状分布而不融合，继之迅速变为水疱，疱液澄清，疱壁紧张发亮，外周绕以红晕，水疱簇群间皮肤正常；皮损沿某一周围神经呈带状排列，多发生在身体的一侧，很少超过正中线。神经痛为本病突出特征，在发病前或伴随皮损出现，老年患者较为剧烈。病程一般2～3周，水疱干涸、结痂脱落后留有暂时性淡红斑或色素沉着。

3）特殊表现：病毒侵犯三叉神经眼支，发生眼带状疱疹，多见于老年人，疼痛剧烈，可累及角膜形成溃疡性角膜炎。侵犯面神经、听神经，发生耳带状疱疹，表现为外耳道或鼓膜疱疹。膝状神经节受累同时侵犯面神经的运动和感觉神经纤维时，可出现面瘫、耳痛及外耳道疱疹三联征，称为拉姆齐·亨特（Ramsay Hunt）综合征。

2. 并发症

（1）皮疹继发细菌感染 是水痘最常见的并发症，由化脓性链球菌或金黄色葡萄球菌引起，如发生皮肤化脓性感染、丹毒、蜂窝织炎、败血症等。

（2）水痘肺炎　是水痘最为严重的并发症，多见于免疫力低下者和孕妇，成人发病率明显高于儿童。多见于出疹后3～6d，少数患者症状较轻，很快康复，重者表现为高热、咳嗽、咯血、胸痛、呼吸困难、发绀等，严重者可于24～48h内死于急性呼吸衰竭。

（3）水痘脑炎　少见，可在出疹1周左右出现。患者可出现剧烈头痛、意识障碍、惊厥、抽搐等，脑膜刺激征阳性及颅内压升高。病死率约为5%，预后较好，少数可遗留神经系统后遗症。

（4）其他并发症　水痘肝炎、心肌炎、角膜病变、肾炎、出血倾向等。肝脏损害多表现为血清丙氨酸转氨酶水平升高，少数可出现肝脏脂肪性病变。

3. 心理-社会状况　患者常因担心出现并发症及结痂后留下瘢痕，出现烦躁不安、焦虑等心理反应，病情严重者，可出现并发症，甚至危及生命，引起家属担忧、恐惧、紧张等心理反应。需评估患者及家属对水痘和带状疱疹的认识程度、心理状态；家属对患者的关怀程度。

（四）辅助检查

1. 血常规　血白细胞总数正常或稍增高。

2. 疱疹刮片　刮取新鲜疱疹基底组织，染色后涂片，镜下可见细胞核内的包涵体。

3. 免疫学检查

（1）抗原检测　查找疱疹基底组织刮片或疱疹液中的水痘-带状疱疹病毒抗原。

（2）抗体检测　检测血清特异性抗体，若恢复期较疾病早期抗体滴度增高4倍以上即可确诊。

4. 核酸检测　用聚合酶链反应（PCR）检测患者上呼吸道皮肤细胞和外周血白细胞中的病毒DNA，有助于早期诊断。

三、治疗要点

1. 一般治疗　除执行隔离措施外，发热患者应卧床休息，保持空气新鲜，补充足够的水分和营养。保护皮肤，避免继发感染。皮肤瘙痒且未破溃者可擦涂炉甘石洗剂，疱疹破溃后可涂甲紫或抗生素软膏预防感染。水痘患者不能使用肾上腺糖皮质激素，以防病毒播散。

2. 抗病毒治疗　早期抗病毒治疗有一定疗效。目前治疗水痘-带状疱疹病毒感染的首选抗病毒药物是阿昔洛韦，出疹24h内使用可减轻症状，缩短病程。使用方法为600～800g分次口服，疗程7～10d。此外，也可应用阿糖胞苷和干扰素进行治疗。带状疱疹患者疱疹局部涂抹阿昔洛韦。

3. 并发症治疗　皮肤继发细菌感染时应及早根据细菌敏感试验结果选用抗菌药物。脑炎出现脑水肿时应脱水治疗。在病程后期若疱疹已结痂，病情危重时可酌情使用肾上腺激素治疗。

四、主要护理诊断/问题

1. 体温过高　与水痘-带状疱疹病毒感染有关。

2. 皮肤完整性受损　与水痘-带状疱疹病毒引起皮肤损害有关。

3. 有继发感染的危险　与病毒感染、皮肤瘙痒有关。

五、护理措施

（一）一般护理

1. 隔离　执行呼吸道隔离措施。

2. 休息　发热或有并发症者应卧床休息，病房内保持空气清新、通风，室温不可过高，以18～20℃为宜，相对湿度维持在50%～60%。

3. 饮食　应给予营养丰富、高维生素、易消化的流质及半流质清淡食物，避免生冷、硬、刺激性食物。应注意供给足够的水分。

（二）病情观察

1. 皮疹变化　皮疹是出疹期的主要体征，出疹期应注意观察出疹顺序、皮疹形态及分布情况。

2. 生命体征　体温、脉搏、呼吸及神志状态。

3. 并发症　观察皮疹有无感染现象，观察有无惊厥、呕吐、头痛、咳嗽、气急等表现。

（三）对症护理

1. 发热　嘱患者多饮水，严密观察体温变化，遵医嘱进行对症处理。如体温过高，可用温水擦浴物理降温，忌用乙醇擦浴，以免刺激皮肤。

2. 皮疹　剪短患者指甲，戴手套，避免抓破皮疹。皮肤瘙痒者，若疱疹无破溃，可用温水轻轻擦拭，局部涂炉甘石洗剂或5%碳酸氢钠溶液进行止痒；皮肤瘙痒严重时，可遵医嘱给予少量镇静剂或抗过敏药；若疱疹破溃，可涂抹0.5%～1.0%碘伏；若继发感染，可局部涂抗生素软膏，保持皮肤的清洁干燥。

（四）用药护理

遵医嘱用药，严密观察疗效及不良反应。禁用肾上腺糖皮质激素，因其具有免疫抑制作用，容易引起播散型水痘或出血性疱疹。退热禁用阿司匹林等水杨酸制剂，防止发生瑞氏综合征（Reye综合征）。

（五）心理护理

护理人员应与患者及家属及时有效沟通，做好解释工作，减轻他们的心理压力。关心体贴患者，帮助患者树立战胜疾病的信心，使患者积极主动配合治疗及护理。疼痛明显的患者，可通过听音乐、看电视等方式，分散其注意力。

（六）健康教育

1. 对患者的指导　向患者及家属介绍水痘或带状疱疹的相关知识，使其有充分的心理准备，指导患者和家属做好皮肤护理以防感染。并告知本病无特效治疗方法，护理得当预后较好。

2. 疾病预防指导　主要预防水痘，带状疱疹尚无有效方法直接预防。

（1）管理传染源　水痘患者应呼吸道隔离至疱疹全部结痂为止，对已接触的易感者，应检疫24d。

（2）切断传播途径　流行期间避免去公共场所或人员聚集的地方，出入应戴口罩。患者房间加强通风换气，集体托幼机构每天用紫外线消毒。

（3）保护易感人群　接种水痘减毒活疫苗可有效预防；易感者如细胞免疫缺陷者、患有严重疾病者、免疫抑制剂治疗者、体弱者等，72h内注射丙种球蛋白或水痘-带状疱疹免疫球蛋白可降低发病率或减轻症状。

第 6 节　流行性腮腺炎患者的护理

案例 2-6

患儿，男，6 岁。因发热 3d，右侧耳垂周围肿痛 2d 来诊。患儿 3d 前出现发热，全身乏力，2d 前出现右侧耳垂周围肿胀疼痛，在当地医院按"上呼吸道感染"治疗，效果不佳，来院就诊。查体：T 39.0℃，P 119 次/分，R 26 次/分，神志清楚，精神尚可，右侧腮腺肿大，有灼热感，触之坚韧，有疼痛感，腮腺管口有红肿，咽部充血，心肺查体无异常。

　　问题：1. 考虑最可能的临床诊断是什么？

　　　　　2. 如何治疗和预防该病的发生？

　　　　　3. 对该患儿应该采取哪些护理措施？

一、概　述

（一）概念

流行性腮腺炎（mumps）简称流腮，是由腮腺炎病毒引起的急性呼吸道传染病。主要临床表现为腮腺非化脓性炎症、腮腺区肿痛。本病为自限性疾病，大多预后良好，病后有持久免疫力。本病在我国属丙类传染病。

（二）病原学

腮腺炎病毒属于副黏病毒科，RNA病毒，呈球形，仅一个血清型。腮腺炎病毒早期存在于患者的唾液、血液、尿液及脑脊液中，人是腮腺炎病毒的唯一宿主。

腮腺炎病毒对热不稳定，56℃ 20min即被灭活，具有不耐酸、易被脂溶剂灭活的特点，对甲醛、紫外线、乙醚和三氯甲烷均敏感，但在4℃可存活数十天。

（三）发病机制与病理改变

腮腺炎病毒从呼吸道侵入人体后，在局部黏膜上皮细胞核和局部淋巴结中复制，流经血液，形成第一次病毒血症，随着血液播散至腮腺和中枢神经系统，引起腮腺炎和脑膜炎。病毒进一步繁殖复制后，再次进入血液循环形成第二次病毒血症，侵犯除腮腺外其他腺体组织，如颌下腺、舌下腺、睾丸、胰腺等，脑、脑膜、肝及心肌也常被累及。

腮腺炎的病理特征为腮腺非化脓性炎症。腺体呈肿胀发红，可见渗出物、出血性病灶和白细胞浸润。腮腺导管有卡他性炎症，其壁细胞肿胀，导管周围及腺体壁有淋巴细胞浸润。周围间质组织水肿等病变可导致腮腺导管的阻塞、扩张，淀粉酶排出受阻，经淋巴管进入血液循环，使血和尿中淀粉酶增高。睾丸、卵巢、胰腺等受累时亦可出现淋巴结细胞浸润和水肿等病变。脑组织病变可呈急性病毒性脑膜炎改变。

二、护理评估

（一）健康史

1. 接触史　询问患者在发病前2～3周是否与腮腺炎患者有接触史，或者去过腮腺炎流行区域。

2. 疫苗接种史　是否接种过腮腺炎减毒活疫苗。

（二）流行病学资料

1. 传染源　主要是早期患者及隐性感染者。腮腺肿大前7d至肿大后2周内，可从患者的唾液、血液、尿液等中分离出大量病毒，此时患者具有高度传染性。

2. 传播途径　主要通过飞沫经呼吸道直接传播，密切接触者也可传播。孕妇可通过胎盘传染给胎儿，导致胎儿畸形。

3. 人群易感性　人群普遍易感，病后可获得持久免疫力。90%病例发生于1～15岁。1岁以内的婴幼儿从母体获得特异性抗体而得到保护。

4. 流行特征　本病常年可发生，以冬春季节发病多见，在学校或托幼机构等少年儿童集中的场所易造成流行。

（三）身心状况

1. 症状与体征　潜伏期8～30d，平均18d。

部分患者有发热、头痛、肌肉酸痛、乏力、食欲不振等前驱症状。发病1～2d后，腮腺肿痛，逐渐明显，体温可达39℃以上。腮腺肿痛最具特征性，以耳垂为中心，向前、后、下发展，边缘不清；局部皮肤紧绷发亮但不发红，触之坚韧有弹性，有轻触痛，张口、咀嚼（尤其酸性饮食）时刺激唾

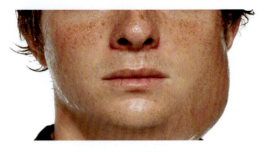

图2-9　腮腺肿大

液分泌，导致疼痛加剧；通常一侧腮腺肿大（图2-9），2～4d后累及对侧，双侧肿胀者约占75%，颌下腺或舌下腺也可同时受累。腮腺肿大2～3d到达高峰，持续4～5d后逐渐消退，病程10～14d。腮腺管口早期有红肿。

2. 并发症

（1）神经系统　可出现脑膜炎、脑膜脑炎或脑炎。脑膜脑炎是儿童时期最为常见的并发症，男孩较女孩多。一般发生在腮腺肿大后4～5d，也可在腮腺肿大时或前后发生。脑膜脑炎主要表现为突然发热、头痛剧烈、呕吐、嗜睡、谵妄、抽搐、昏迷等，脑膜刺激征阳性，重者可死亡。脑膜炎症状多在一周内消失，预后良好。

（2）生殖系统　睾丸炎是男性患儿最常见的并发症，常发生在腮腺肿大1周左右，突发高热、寒战、患侧睾丸胀痛伴剧烈触痛，阴囊皮肤水肿、发红显著，鞘膜腔内可有黄色积液。病变多为单侧，亦可为双侧，部分患者可发生不同程度的睾丸萎缩。卵巢炎占青春期后女性患者并发症的5%～7%，有发热、下腰部酸痛、下腹部轻压痛、月经周期失调等表现。睾丸炎、卵巢炎一般不影响生育。

（3）消化系统　常于腮腺肿大数天后并发胰腺炎，可有恶心、呕吐和中上腹疼痛和压痛，应注意血、尿淀粉酶及血清脂肪酶的监测。

（4）其他　并发心肌炎、肾炎、乳腺炎、甲状腺炎、关节炎等。

3. 心理-社会状况　腮腺炎患者常因发热和腮腺肿大的影响，出现焦虑、紧张等心理反应，病情严重者，可出现并发症，甚至危及生命，引起家属担忧、恐惧、紧张等心理反应。

（四）辅助检查

1. 血常规　白细胞计数正常或稍低，淋巴细胞相对较多，有肾损害者尿中可出现蛋白及管型。

2. 血清和尿淀粉酶测定　发病早期90%患者的血清和尿淀粉酶有轻度或中度增高，有助于诊断。淀粉酶增高程度往往与腮腺肿胀程度成正比。

3. 脑脊液检查　有腮腺炎而无脑膜炎表现者，约半数患者脑脊液中白细胞计数轻度升高，并可从脑脊液中分离出腮腺炎病毒。

4. 免疫学检查

（1）抗体检查　特异性抗体一般在病程第2周后才可检出。用ELISA法检查特异性IgM抗体可做近期感染的诊断。

（2）抗原检查　近年来应用特异性抗体或单克隆抗体来检测腮腺炎病毒抗原，可做早期诊断。应用PCR技术检测腮腺炎病毒RNA，可明显提高患者的诊断率。

5. 病毒分离　早期患者的唾液、尿液或脑膜炎患者的脑脊液中可分离出腮腺炎病毒。

三、治疗要点

目前对流行性腮腺炎尚无特效药物，主要是对症治疗，加强护理，预防和治疗并发症。

1. 一般治疗　发热或有并发症者应卧床休息。给予营养丰富、清淡、易消化的流质或半流质饮食。避免进食酸、辣、硬的食物，以免加剧腮腺疼痛。保持口腔清洁卫生，餐后用生理盐水漱口。

2. 抗病毒治疗　发病早期可用利巴韦林静脉滴注，疗程5～7d。成人腮腺炎合并睾丸炎，可用干扰素治疗。

3. 对症治疗　头痛和腮腺胀痛者可应用镇痛药；睾丸炎可局部冷敷或用棉垫和丁字带托起；严重毒血症者，可用抗生素治疗；高热者、患者食欲差时，应补充水、电解质和热量，以减轻症状。

4. 肾上腺糖皮质激素应用　重症或并发脑膜脑炎、心肌炎患者，可用地塞米松等糖皮质激素治疗。

5. 颅内高压处理　若患者出现剧烈头痛、呕吐疑为颅内高压，遵医嘱应用20%甘露醇静脉滴注。

6. 中医治疗　以清热解毒、软坚散结为基本原则。可用板蓝根煎水服用，腮腺肿胀部位可用仙人掌、蒲公英捣烂外敷，亦可用紫金锭、青黛散等用醋调外敷，以减轻局部肿胀疼痛。

四、主要护理诊断/问题

1. 体温过高　与腮腺炎病毒感染有关。

2. 疼痛　与腮腺非化脓性炎症有关。

3. 营养失调：低于机体需要量　与发热及进食困难有关。

4. 潜在并发症：脑膜炎、睾丸炎、胰腺炎等。

五、护 理 措 施

（一）一般护理

1. 隔离　执行呼吸道隔离和接触隔离措施。

2. 休息　发热或有并发症者应卧床休息，病房内保持空气清新，定时通风，室温不可过高，以18～20℃为宜，相对湿度维持在50%～60%。

3. 饮食　应给予营养丰富、高维生素、易消化的流质及半流质清淡食物，避免进食酸、辣、硬等刺激性食物。应注意供给足够的水分。

（二）病情观察

密切观察患者生命体征、精神及意识状态；腮腺肿痛的表现及程度，腮腺导管开口有无红肿及分泌物；有无头痛、恶心、呕吐等脑膜脑炎的表现；睾丸、腹部有无疼痛等。

（三）对症护理

1. 发热　嘱患者多饮水，严密观察体温变化。高热时可采用头部冷敷、温水或乙醇擦浴、冷盐水灌肠等，必要时可遵医嘱服用退热剂。出汗多时及时更换衣被，避免受凉。

2. 疼痛　腮腺肿痛时可选用中药制剂或局部冷敷，以减轻疼痛。必要时遵医嘱使用镇痛药减轻疼痛。

3. 口腔　每次进食后用温水漱口，每日清洗口腔2～3次，以保持口腔清洁、黏膜湿润。

4. 并发症的护理

（1）睾丸炎　使用丁字带或棉垫托起肿胀的睾丸，局部进行间歇冷敷治疗，注意避免束缚过紧影响血液循环。

（2）胰腺炎　密切观察腹部疼痛的情况，给予禁食、胃肠减压，按胰腺炎进行护理。

（3）脑膜脑炎　参见本教材"流行性乙型脑炎患者的护理""流行性脑脊髓膜炎患者的护理"的相关内容。

（四）用药护理

遵医嘱用药，密切观察不良反应。

（五）心理护理

密切关注患者的心理变化，给予更多的关心和呵护，增加患者的安全感。协助患者及家属克服焦虑、恐惧。鼓励患者勇敢地面对疾病，帮助其树立战胜疾病的信心。

（六）健康教育

1. 对患者的指导　向患者及家属介绍腮腺炎的相关知识，使其积极配合隔离、消毒、治疗和护理。

2. 疾病预防指导

（1）管理传染源　实施呼吸道隔离，隔离至腮腺肿胀完全消退为止。托幼机构等密切接触者医学观察30d。

（2）切断传播途径　流行期间避免去公共场所或人员聚集的地方，出入应戴口罩。流行期间儿童较集中的机构应加强通风、空气消毒。对被污染的用具进行煮沸消毒或暴晒处理。

（3）保护易感人群　强调预防的重点是主动免疫，可进行腮腺炎减毒活疫苗（推荐应用麻疹、腮腺炎和风疹三联疫苗）皮内、皮下预防接种，还可采用喷鼻或气雾吸入法。孕妇禁用，防止胎儿畸形。

第 7 节　肾综合征出血热患者的护理

案例 2-7

患者，男，42岁。农民，因发热伴全身不适、头痛5d来诊。患者5d前出现发热，伴头痛、腰痛、眼眶痛、乏力等症状。自诉家中卫生条件差，时有老鼠出没。查体：T 39.5℃，P 120次/分，BP 80/50mmHg。神志清，腋下皮肤散在出血点，面、颈部充血，眼睑水肿，颈无抵抗，克尼格征（－）。血常规检查 WBC 21×10^9/L，N 80%，可见异型淋巴细胞，PLT 45×10^9/L；尿常规：尿蛋白（+++）。

问题： 1. 考虑最可能的临床诊断是什么？

2. 该患者现在主要的护理诊断/问题是什么？

3. 如何对该患者进行健康指导？

一、概　述

（一）概念

肾综合征出血热（hemorrhagic fever with renal syndrome，HFRS），是由汉坦病毒引起的以鼠类为主要传染源的一种自然疫源性疾病，主要病理变化是全身小血管的广泛性损害。临床上以发热、出血和肾损害为主要表现。本病在我国属乙类传染病。

（二）病原学

汉坦病毒属于布尼亚病毒科，为负性单链RNA病毒，呈圆形或卵圆形，有双层包膜，外膜上有纤突。平均直径120nm。根据抗原结构的不同，汉坦病毒至少分为20个以上的血清型。我国所流行的主要是汉坦病毒和汉城病毒。

汉坦病毒不耐热、不耐酸，对紫外线及乙醇和碘酊等消毒剂均敏感，60℃ 10min或100℃ 1min即可被灭活。

（三）发病机制与病理改变

本病的发病机制尚未完全清楚。

1. 病毒直接作用　肾综合征属于严重的全身症状反应性疾病，炎症因子风暴在发病过程中发挥着重要作用。

2. 病理改变　血管内皮损伤导致的血管通透性增加和出血是最基本的病理变化，小血管内皮损伤导致血管壁的通透性增加从而引起血管渗漏、血浆外渗，产生组织水肿、血液浓缩、低血容量、低血压、弥散性血管内凝血（DIC）、休克等一系列病理生理变化。

二、护理评估

（一）健康史

1. 接触史 询问患者有无疫区野外作业及留宿史；有无鼠类接触史；患者的饮食、饮水及生活环境；有无接触过污染的水源或食物等。

2. 疫苗接种史 是否接种过沙鼠或地鼠肾细胞疫苗。

（二）流行病学资料

1. 传染源 主要宿主动物是啮齿类，其他动物包括猫、犬、猪、兔等。我国以黑线姬鼠（图2-10）、褐家鼠（图2-11）为主要宿主和传染源，农村疫区以黑线姬鼠为主，林区则以大林姬鼠为主。患者在病程早期血液和尿液中虽然携带病毒，但不是主要传染源。

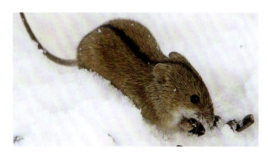
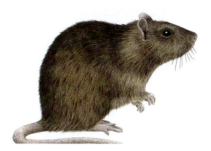

图2-10 黑线姬鼠　　　　　　　图2-11 褐家鼠

2. 传播途径

（1）呼吸道传播 含病毒的鼠类排泄物，如尿、粪、唾液等污染尘埃后形成的气溶胶能通过呼吸道而感染人体。

（2）消化道传播 进食被病鼠排泄物污染的食物，经口腔或胃肠黏膜感染。

（3）接触传播 被鼠咬伤或破损的皮肤黏膜接触携带病毒的鼠类血液、排泄物等可导致感染。

（4）垂直传播（母婴传播） 孕妇感染本病后，病毒可经胎盘感染胎儿。

（5）虫媒传播 我国从寄生于鼠类的革螨、柏氏禽刺螨和恙螨体内分离到病毒。但其传播作用有待进一步证实。

3. 人群易感性 普遍易感，在流行区隐性感染率可达3.5%～4.3%。以男性青壮年为主。

4. 流行特征

（1）地区性 广泛流行于亚洲、欧洲和非洲。我国疫情最重，除新疆和青海以外，均有病例报告。目前的流行趋势是老疫区病例逐渐减少，新疫区不断增加。

（2）季节性与周期性 全年均可发病，但有明显高峰季节。黑线姬鼠传播以11月至次年1月为高峰，5～7月为小高峰；褐家鼠传播以3～5月为高峰，林区姬鼠传播以夏季为流行高峰。

（3）人群分布 以男性青壮年农民和工人发病较高，不同人群发病率高低与接触传染源的机会多少有关。

（三）身心状况

1. 症状与体征 潜伏期4～60d，一般为14～21d。典型病例病程有发热期、低血压休克期、少尿期、多尿期和恢复期5期经过。病情重者前3期可重叠，轻型病例可缺少低血压休克期或少尿期。

（1）发热期 除发热外，主要为全身中毒症状、毛细血管损伤和肾损伤的表现。

1）发热及全身中毒症状：①发热：突起畏寒、高热，24h内体温可迅速升至39～40℃，以弛张热

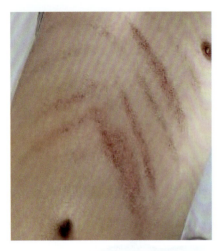

图2-12 搔抓样条索状瘀点

多见，少数呈稽留热或不规则热，多数持续3～7d。一般体温越高，热程越长，病情则越重。轻型病例热退后症状缓解，重症病例热退后病情反而加重。②全身中毒症状：头痛、腰痛、眼眶痛（"三痛"）及关节肌肉酸痛。多数患者出现食欲减退、恶心、呕吐、腹痛、腹泻等消化道症状。腹痛剧烈时腹部有压痛、反跳痛，易误诊为急腹症。

2）毛细血管损害征：①充血：皮肤充血潮红，主要见于颜面、颈、胸等部位（皮肤"三红"），重者呈酒醉貌。黏膜充血见于眼结膜、软腭和咽部（黏膜"三红"）。②出血：典型出血热的出血点分布在腋下、前胸及背部皮肤，常呈点状、搔抓样条索状瘀点（图2-12）。黏膜出血可见于软腭及眼结膜。少数患者有鼻出血、呕血、咯血、黑便或血尿等。③渗出、水肿：表现为球结膜水肿，部分患者出现眼睑和面部水肿，亦可出现腹水。一般渗出、水肿越重，病情越重。

3）肾损害：主要表现为蛋白尿和镜检可见管型尿等。

（2）低血压休克期　常发生于病程4～6d，一般出现在热退前1～2d或热退同时血压下降，少数热退后发生。主要表现为低血压及休克。其持续时间长短与病情轻重，治疗措施是否及时、正确有关。少数顽固性休克患者，易发生DIC、脑水肿、ARDS和急性肾衰竭。

（3）少尿期　多发生于起病后5～8d，持续2～5d，病情的轻重与少尿期持续时间长短成正比。本期主要以少尿或无尿、尿毒症、水、电解质紊乱为特征，严重者可出现高血容量综合征和肺水肿。高血容量综合征主要表现为体表静脉充盈、收缩压增高、脉压增大而使脉搏洪大、心率增快、血压升高和面部胀满；电解质紊乱可出现高钾、高镁、低钠、低钙等。

（4）多尿期　多发生于病程的9～14d，持续时间短者约1d，长者可达数月。尿量500～2000ml/d为移行期，血尿素氮、肌酐仍可上升，不少患者因并发症死于此期；尿量超过2000ml/d为多尿早期；多尿后期尿量可达3000ml/d以上。此期仍可能再次出现继发性休克、急性肾衰竭及电解质紊乱。

（5）恢复期　多尿期后，一般情况逐渐好转，尿量逐渐恢复至2000ml/d或以下，精神、食欲基本恢复正常。一般需1～3个月体力才能完全恢复。

临床根据发热程度、中毒症状的轻重和出血、休克、肾功能损害的程度，分为轻型、中型、重型、危重型及非典型5种类型（表2-1）。

表2-1　肾综合征出血热临床分型

项目	轻型	中型	重型	危重型	非典型
体温	<39℃	39～40℃	>40℃	>40℃	<38℃
中毒症状	轻	较重	严重	严重	轻
出血	出血点	明显出血	皮肤瘀斑和腔道出血	重要脏器出血	可有出血点
渗出	无	球结膜水肿明显	严重	严重	无
休克	无	收缩压<90mmHg	有	难治性	无
少尿	无	有	<5d	>5d	无
无尿	无	无	<2d	>2d	无
神经系统中毒症状	无	无	可有	可有	无
备注	无	无	无	心力衰竭、肺水肿、脑水肿、脑出血、脑疝、继发严重感染	出血热抗体阳性

2. 并发症

（1）腔道出血　以呕血、便血最常见，咯血、腹腔出血、鼻出血、阴道出血等也较常见。

（2）肺部并发症　①ARDS：由肺组织水肿引起，死亡率高达67%以上。②心源性肺水肿：由肺泡内渗出引起。

（3）中枢神经系统并发症　如脑水肿、颅内出血、脑炎和脑膜炎。

（4）其他　包括继发感染、自发性肾破裂、心肌损害和肝损害等。

3. 心理-社会状况　了解患者的文化背景、生活环境等情况；评估患者对疾病的理解及认识程度；评估患者有无焦虑、恐惧、抑郁、悲观、无助、困惑等心理反应；评估患者患病后对家庭、生活、工作、经济等的影响。

4. 辅助检查

（1）血常规　白细胞计数增多，一般为（15～30）×10^9/L，重者可达（50～100）×10^9/L，有幼稚细胞，呈类白血病反应。分类计数早期以中性粒细胞为主，病后4～5d淋巴细胞增多，并出现较多的异型淋巴细胞。血红蛋白和红细胞可因血液浓缩而明显升高。血小板从病后2d起即有不同程度下降。

（2）尿常规　大量蛋白尿为本病主要特征之一。病程第2d即可出现，第4～6d达高峰。部分病例尿中出现膜状物，为大量尿蛋白和尿道上皮细胞的混合物。镜检可见红细胞、白细胞和管型。

（3）血液生化检查　血尿素氮、血肌酐多在低血压休克期开始上升，移行期末达高峰。休克期及少尿期可出现代谢性酸中毒。血钾在发热期、休克期处于低水平，少尿期升高，多尿期又降低，但亦有少尿期低血钾。

（4）免疫学检查　常用ELISA法、免疫荧光法检测尿沉渣细胞及血清特异性抗原及血中特异性抗体IgM、IgG。IgM 1∶20为阳性，IgG 1∶40为阳性，1周后滴度上升4倍或以上有诊断价值。

（5）病原学检查　从发热期患者的血清、白细胞和尿液等中可分离汉坦病毒。

三、治疗要点

本病以综合治疗为主。治疗原则为"三早一就"，即早发现、早休息、早治疗和就地治疗。早期可应用抗病毒治疗；中晚期主要是对症治疗，注意防治休克、肾衰竭和出血。

1. 发热期　以抗病毒治疗、减轻外渗、改善中毒症状和防治DIC为主。

（1）抗病毒治疗　成人可用利巴韦林（病毒唑）静脉滴注，连用3～5d。应在发病后第1周内尽早使用。

（2）减轻外渗　应尽早卧床休息；静脉输液以补充血容量，芦丁、维生素C等可降低血管通透性。后期可予以胶体液或20%甘露醇以提高血浆渗透压，减少血浆外渗和组织水肿。

（3）改善中毒症状　高热以物理降温为主，禁用发汗退热药；中毒症状重者可给予地塞米松5～10mg静脉滴注；频繁呕吐者可给予甲氧氯普胺10mg肌内注射。

（4）防治DIC　可用丹参注射液、低分子右旋糖酐，以降低血液黏滞度，预防DIC。有DIC时应尽早使用肝素。

2. 低血压休克期　以补充血容量、纠正酸中毒、改善微循环、预防多器官功能障碍为原则。

（1）补充血容量　以早期、快速、适量为原则，力争血压在4h内稳定回升。液体应晶胶结合，先晶体后胶体，晶体液以平衡盐溶液为主，胶体可选用10%低分子右旋糖酐、20%甘露醇、血浆和白蛋白，不能单纯输入葡萄糖注射液。补充血容量期间应密切观察血压变化，血压正常后，输液仍应维持24h以上。

（2）纠正酸中毒　主要用5%碳酸氢钠纠正酸中毒，可以以动脉血气检测结果作为依据。

（3）血管活性药与糖皮质激素的应用　经上述处理血压仍不稳定时，可选用血管活性物如多巴胺、间羟胺等。亦可使用地塞米松10～20mg静脉滴注。

3. 少尿期 原则为"稳、促、导、透"，即稳定内环境、促进利尿、透析和导泻疗法。

（1）稳定内环境 给予高糖和低蛋白饮食以控制氮质血症；严格限制液体入量，入液量应为前一天尿量和呕吐量再加上500～700ml；纠正酸中毒及高钾或低钾血症，维持电解质和酸碱平衡。

（2）促进利尿 常用利尿药为呋塞米，小剂量开始，逐渐加大剂量，4～6h可重复一次。亦可用血管扩张剂如山莨菪碱等。

（3）透析疗法 持续少尿4d以上或无尿24h以上，或出现明显氮质血症、高血钾或高血容量综合征者，应尽早进行血液透析或腹膜透析。

（4）导泻疗法 可用甘露醇、硫酸镁、中药大黄等口服导泻。

4. 多尿期 移行期与多尿早期治疗原则与少尿期相同。此期注意维持水、电解质、酸碱平衡，注意防止继发感染。

5. 恢复期 恢复期应继续休息，补充营养，逐步恢复活动与工作。

6. 并发症治疗

（1）消化道大出血 应注意病因治疗。如为血小板减少引起，应补充血小板。

（2）心力衰竭、急性肺水肿治疗 严格控制输液量及输液速度，给予强心、镇静、扩血管和利尿治疗。

（3）ARDS 可给予糖皮质激素静脉注射，必要时使用机械通气治疗。

（4）中枢神经系统并发症 抽搐者可给予镇静药地西泮静脉注射，脑水肿或颅内压增高者可用甘露醇快速静脉滴注。

四、主要护理诊断/问题

1. 体温过高 与病毒感染有关。

2. 组织灌注不足 与全身小血管受损，血浆外渗，出血及后期并发DIC有关。

3. 体液过多：组织水肿 与血管通透性增加及肾损害有关。

4. 焦虑 与担心疾病预后有关。

5. 潜在并发症：内脏出血、肺水肿、感染、肾功能不全、急性左心衰竭等。

五、护理措施

（一）一般护理

1. 隔离 执行呼吸道隔离措施。

2. 休息 消化道症状明显或有并发症者发病后即应绝对卧床休息，且不宜搬动，以免加重组织脏器的出血。轻型患者注意劳逸结合。恢复期患者仍要注意休息，逐渐增加活动量。

3. 饮食 给予清淡可口、易消化、高热量、高维生素的流质或半流质饮食。①发热期与低血压休克期：注意适当补充液体量。②少尿期：应限制液体量、钠盐及蛋白质的摄入，以免加重钠、水潴留和氮质血症。患者口渴时，可以采用漱口或湿棉球擦拭口唇的方法加以缓解。输入液体以高渗葡萄糖液为主，以补充能量，减少蛋白质的分解。③多尿期：注意液体量及钾盐的补充，指导患者多食用含钾丰富的水果（橘子、香蕉）及蔬菜。④消化道出血：应予禁食。

（二）病情观察

本病变化快、病情危重，其治疗的关键在于及时发现和防治休克、肾衰竭和出血等并发症。因此，病情观察是本病护理的重点。

1. 病情观察 ①密切监测生命体征及意识状态的变化。注意体温及血压变化；有无呼吸频率、节律及幅度的改变；有无心音、心率、心律的改变；有无嗜睡、昏迷等。②充血、渗出及出血的表现，如"三红""三痛"的表现，皮肤瘀斑的分布、大小及皮肤有无破溃等，有无呕血、便血、腹水及肺水肿等表现。③严格记录24h出入量，注意尿量、颜色、性状及尿蛋白的变化。④氮质血症的表现，注意有无厌食、恶心、呕吐、顽固性呃逆等症状，监测血尿素氮、肌酐的变化。⑤加强电解质及酸碱平衡的监测及凝血功能的检查等。

2. 病期观察 应密切观察病期的变化，若患者出现血压下降或休克（血压<80/60mmHg）提示进入低血压休克期；若患者尿量<500ml/d，提示进入少尿期；若患者尿量>2000ml/d，即已进入多尿期。

3. 并发症观察 ①出现呕血、便血提示消化道出血。②出现剧烈头痛、喷射性呕吐、血压升高、抽搐提示颅内出血。③于少尿期出现厌食、恶心、呕吐、烦躁、意识障碍者注意尿毒症的发生。④出现肌肉弛缓、腱反射减退、心律不齐、心电图示T波高尖，提示高钾血症。⑤出现库斯莫尔呼吸提示代谢性酸中毒。⑥突然出现进行性呼吸困难，呼吸>35次/分，动脉血氧分压<60mmHg、氧疗无效则提示ARDS。⑦出现端坐呼吸、发绀、心率增快、咳粉红色泡沫痰、两肺布满湿啰音则提示急性左心衰竭。⑧出现再次发热、咳嗽、咳黄色痰、肺部呼吸音异常则需考虑肺部感染。如出现上述并发症，应予以相应护理。

（三）对症护理

1. 发热 高热以物理降温为主，如冰袋降温等，不宜采用乙醇或温水擦浴。禁用退热剂，以免大量出汗导致休克。

2. 肾衰竭 ①严格遵守"量入为出，宁少勿多"的原则，严格控制入液量。②增加糖类、减少蛋白质的摄入。③协助排便，观察其颜色、形状及量并准确记录。④出现高血容量综合征时，遵医嘱停止输液或减慢输液速度，帮助患者取半坐位，双下肢下垂。⑤血液透析或腹膜透析的患者注意观察穿刺部位的伤口有无红肿、出血、渗液等，保持伤口敷料干燥。

3. 循环衰竭 ①尽快建立静脉通路，快速补液、扩容、纠酸及应用血管活性药。②给予吸氧，注意保暖。③做好交叉配血及备血工作。④备好抢救物品及器械。

4. 皮肤、黏膜 保持皮肤及床单被套清洁干燥，出汗后及时更换衣物。及时翻身，避免压力性损伤。做好口腔护理，保持口腔清洁、湿润。保持会阴清洁，留置导尿管者按要求更换尿袋。

（四）用药护理

应用退热药时注意患者出汗情况，注意观察生命体征变化；应用利尿药时注意观察患者尿量；快速补充血容量时，注意观察有无突发的呼吸困难、咳嗽、咳粉红色泡沫痰等急性肺水肿的临床表现。

（五）心理护理

1. 评估并记录患者心理状态，如紧张、恐惧、焦虑的程度；对疾病的认知情况；护理人员应关心患者，理解患者的痛苦和感受，以消除紧张情绪。

2. 进行知识教育，讲解治疗成功的案例，增加患者对治疗的信心。

3. 积极与家属沟通，取得家属的理解与配合，做好心理支持。

（六）健康教育

1. 对患者的指导 告知疾病各期的护理要点，特别是饮食要求，肾功能恢复需较长时间，故患者出院后仍应休息1~3个月。生活有规律，保证足够的睡眠，安排力所能及的体力活动，以不感疲劳为度。

2. 疾病预防指导

（1）控制传染源 根本措施是防鼠和灭鼠，做好疫源地的疫情监测。一般认为灭鼠后Ⅱ型汉城病毒所致的HFRS发病率能够较好地控制和下降。

（2）切断传播途径　灭鼠的同时注意灭螨工作。做好食品卫生和个人卫生，防止鼠类排泄物污染食物。

（3）降低人群易感性　对于重点人群，指导接受沙鼠肾细胞疫苗（Ⅰ型）和地鼠肾细胞疫苗（Ⅱ型）注射。

第8节　流行性乙型脑炎患者的护理

案例 2-8

患儿，男，6岁。因高热、头痛、嗜睡 3d 来院就诊。患儿 3d 前突然出现发热，最高体温达 39℃，同时出现剧烈头痛，频繁呕吐，呈喷射性，呕吐物为胃内容物。既往体健，所在学校有类似患者出现。查体：T 39.1℃，P 128 次/分，R 29 次/分，BP 110/75mmHg，急性病容，浅昏迷，颈强直，双侧瞳孔小，咽部充血，双侧扁桃体无肿大，颈部有抵抗感，心率 128 次/分，心律齐，布鲁津斯基征（+），克尼格征（+），巴宾斯基征（+），膝反射亢进。实验室检查：WBC $14.4×10^9$/L，N 84%，L16%，PLT $210×10^9$/L，尿常规（-），粪便常规（-）。脑脊液检查：WBC $100×10^6$/L，葡萄糖 2.6mmol/L，蛋白质 0.45g/L。

问题：1. 请问本病主要护理诊断是什么？

2. 作为护士，如何做好对症护理？

3. 请你完成疾病预防保健宣传资料的制作。

一、概　述

（一）概念

流行性乙型脑炎（epidemic encephalitis B），简称乙脑，是由嗜神经的乙型脑炎病毒引起，经蚊等吸血昆虫传播的一种急性传染病。流行于夏秋季，多见于儿童。临床上有急性发热，出现不同程度的中枢神经系统病变症状，病后常留有后遗症。本病在我国属乙类传染病。

（二）病原学

乙型脑炎病毒简称乙脑病毒，属虫媒病毒乙组的黄病毒科，呈球形，直径40～50nm，核心含单股正链RNA。乙脑病毒为嗜神经病毒。病毒的抗原性较稳定，较少变异，具有较好的免疫原性。人与动物感染乙脑病毒后，可产生补体结合抗体、中和抗体和血凝抑制抗体，这些抗体的检测有助于临床诊断和流行病学调查。乙脑病毒容易被常用消毒剂（碘酊、乙醇、酚类等）杀灭，对温度、乙醚和酸均很敏感。加热100℃ 2min 或56℃ 30min 可灭活病毒。

（三）发病机制

带有乙脑病毒的蚊子在叮咬人后，乙脑病毒进入人体，在单核-巨噬细胞内繁殖，继而进入血液循环，引起病毒血症。感染病毒后是否发病及引起疾病的严重程度一方面取决于感染病毒的数量及毒力，另一方面取决于人体的免疫力。当病毒数量多、毒力强及机体免疫功能低下时，病毒可通过血-脑屏障进入中枢神经系统，造成中枢神经系统广泛损害，引起脑实质病变。反之，当被感染者机体免疫力强时，只形成短暂的病毒血症，病毒很快被清除，不侵入中枢神经系统，临床上表现为隐性感染或轻型病例，并可获得终身免疫力。

二、护理评估

（一）健康史

1. 接触史　当地是否有乙脑流行；患者是否去过乙脑流行区。

2. 疫苗接种史 是否接种过乙脑疫苗。

（二）流行病学资料

1. 传染源 乙脑是人兽共患的自然疫源性疾病。人和动物（家畜、家禽和鸟类等）感染乙脑病毒后可发生病毒血症，都可成为本病传染源。人被乙脑病毒感染后，可出现短暂的病毒血症，但病毒数量少且持续时间短，所以人不是本病的主要传染源。猪是主要传染源。病毒通常在蚊-猪-蚊等动物间循环。

2. 传播途径 乙脑主要通过蚊叮咬传播。库蚊、伊蚊和按蚊中的某些种类都能传播本病，三带喙库蚊为主要传播媒介。蚊感染乙脑病毒后不发病，可携带病毒越冬，并可经卵代代，所以蚊不仅为传播媒介，也是长期储存宿主。

3. 易感人群 人对乙脑病毒普遍易感，以隐性感染最为常见，显性与隐性感染之比为1：（300～2000），感染后可获得较持久的免疫力。乙脑患者大多数为10岁以下儿童，以2～6岁儿童发病率最高，大多数成人因隐性感染而获得免疫力。近年来由于儿童和青少年广泛接种疫苗，成人和老年人的发病率相对增加。

4. 流行特征 本病主要流行于东南亚和西太平洋地区，在热带地区乙脑全年均可发生；温带和亚热带地区乙脑有严格的季节性流行特征，80%～90%的病例集中在7、8、9月份。随着疫苗的广泛接种，我国的乙脑发病率已逐年下降。农村发病率高于城市。

考点： 乙脑的流行病学资料

（三）身心状况

1. 症状与体征 乙脑潜伏期4～21d，一般为10～14d。

（1）初期 发病初期的第1～3d，起病急，一般无明显前驱症状，在1～2d内体温升至39～40℃，伴头痛、恶心和呕吐、嗜睡或精神倦怠。少数患者可出现神志淡漠，易激惹或颈项强直。

（2）极期 病程第4～10d，初期症状逐渐加重。突出表现为脑实质损害症状。

1）高热：体温常高达40℃以上，一般持续7～10d，重型者可达3周。发热越高，病程越长，病情越重。

2）意识障碍：可有程度不等的意识障碍，神志不清最早可见于病程第1～2d，但多在第3～8d，通常持续1周左右，重型者可长达1个月以上。昏迷的程度、持续时间的长短与病情的严重程度、预后呈正相关。

3）惊厥或抽搐：是病情严重的表现，由高热、脑实质炎症及脑水肿所致。可有面部（眼肌、口唇）的小抽搐，随后肢体抽搐、强直性痉挛，重者出现全身强直性抽搐，历时数分钟、数十分钟不等，均伴有意识障碍。频繁抽搐可导致发绀、脑缺氧、脑水肿，甚至呼吸暂停。

4）呼吸衰竭：主要为中枢性呼吸衰竭，多见于重症患者。脑实质病变，尤其是延髓呼吸中枢病变为主要原因。表现为呼吸节律不规则及幅度不均，如呼吸表浅、双吸气、叹息样呼吸、潮式呼吸等，最后呼吸停止。呼吸衰竭是本病最严重的表现和主要的死亡原因。

高热、抽搐及呼吸衰竭称为"乙脑三联征"，是乙脑极期的严重症状，三者相互影响，互为因果。

5）神经系统症状和体征：神经系统症状多在病程10d内出现。①反射异常：常有浅反射消失或减弱，深反射先亢进后消失，可有肢体强直性瘫痪、偏瘫或全瘫，伴肌张力增高。②病理反射阳性。③脑膜刺激征。④膀胱和直肠麻痹，导致大小便失禁或尿潴留。⑤颅内压增高。

（3）恢复期 体温逐渐下降，神经系统症状和体征逐渐好转，一般于2周左右可完全恢复，此阶段的表现可有持续性低热、多汗、失眠、痴呆、失语、流涎、吞咽困难、面瘫、肢体强直等，经积极治疗大多数患者能恢复。但重型患者需1～6个月才能逐渐恢复。

（4）后遗症期 如患病6个月后仍有精神、神经症状者称后遗症。5%～20%的重症患者可有后遗症，主要有失语、痴呆、肢体瘫痪、意识障碍、精神失常及癫痫等，经积极治疗后可有不同程度的恢复。

考点：乙脑三联征

2. 分型 详见表2-2。

表2-2 流行性乙型脑炎临床分型

类型	体温	神志	神经系统表现	呼吸衰竭	病程
轻型	39℃以下	神志清楚	不明显	无	1周左右
普通型	39～40℃	意识障碍	①头痛、呕吐、脑膜刺激征明显；②偶尔有抽搐；③病理反射阳性	无	约2周
重型	40℃以上	昏迷	①反复或持续抽搐；②瞳孔缩小，浅反射消失，深反射先亢进后消失；③病理征阳性；④常有神经系统定位症状和体征；⑤可有后遗症	可有	多在2周以上
极重型	40℃以上	深昏迷	①反复或持续性强烈抽搐；②中枢性呼吸衰竭及脑疝；③有后遗症	有	病死率高，病程短

3. 并发症 以支气管肺炎最常见，其次为肺不张、败血症、尿路感染、压力性损伤、上消化道大出血等。

4. 心理-社会状况 乙脑具有传染性，因起病急、病情重，病情变化快，需隔离治疗，患者会产生紧张、焦虑和恐惧等不良情绪。进入后遗症期后，患者容易产生悲观、自卑心理。应了解患者及家属的心理状态、文化层次、经济状况、家庭支持系统，以及对疾病的认知程度等。

（四）辅助检查

1. 血常规检查 白细胞总数常为（10～20）×10^9/L，个别甚至更高，中性粒细胞比例达80%以上。部分患者血常规始终正常。

2. 脑脊液检查 压力增高，外观无色透明或微浊，白细胞计数多为（50～500）×10^6/L，少数可高达1000×10^6/L以上。早期以中性粒细胞稍多，随后淋巴细胞增多。蛋白质轻度增高，氯化物基本正常，糖正常或偏高。

3. 血清学检查

（1）特异性IgM抗体测定 此抗体在病后3～4d即可出现，脑脊液中最早在病程2d测到，2周达高峰，可作早期诊断指标。

（2）其他抗体的检测 补体结合试验、血凝抑制试验和中和试验均能检测到相应的特异性抗体，主要用于乙脑的流行病学调查。

三、治疗要点

目前无特效的抗病毒药物，应积极采取对症治疗；重点处理好高热、抽搐，控制脑水肿和呼吸衰竭等危重症状，提高治愈率、降低病死率和减少后遗症的发生。

1. 一般治疗 患者应隔离在有防蚊和降温设备的病房，室温控制在30℃以下。注意口腔、皮肤清洁，昏迷患者定时翻身、侧卧、拍背、吸痰以防继发性肺部感染和压力性损伤发生。昏迷、抽搐患者应设床栏以防坠床，并防止舌咬伤。昏迷者可以鼻饲补充营养物质。

2. 对症处理

（1）高热 以物理降温为主、药物降温为辅，同时降低室温，使体温控制在38℃左右，适当应用退热药，防止过量使用退热药物导致大量出汗，引起虚脱。持续高热伴反复抽搐者可用亚冬眠疗法，达到降温、镇静、止痉效应。

（2）惊厥或抽搐 以去除病因为主，辅以镇静、解痉。①脑水肿所致惊厥或抽搐：脱水治疗为主，20%甘露醇静脉滴注；②因高热所致惊厥或抽搐：以降温为主；③脑实质病变所致惊厥或抽搐：可使用镇静剂，如给予水合氯醛鼻饲或保留灌肠。

（3）呼吸衰竭　①可选用鼻导管或面罩给氧。②由脑水肿所致者应用脱水剂治疗。③中枢性呼吸衰竭可用呼吸兴奋剂，首选盐酸洛贝林，若明显缺氧时，可经鼻导管使用高频呼吸器治疗。④因呼吸道分泌物梗阻者，给予吸痰、翻身、叩背排痰，痰液黏稠用α-糜蛋白酶、盐酸氨溴索等雾化吸入，适当用抗生素防治细菌感染。为保持呼吸道通畅，必要时可予气管插管或行气管切开。⑤应用血管扩张剂，可采用山莨菪碱、硫酸阿托品以改善脑微循环、减轻脑水肿、解除脑血管痉挛和兴奋呼吸中枢。

3. 其他治疗　根据病情需要酌情使用肾上腺皮质激素。

4. 恢复期及后遗症的治疗　根据不同情况采用相应的综合治疗措施，如语言、智力、吞咽和肢体的功能训练，以及理疗、针灸、推拿按摩、高压氧、中药等治疗。

四、主要护理诊断/问题

1. 体温过高　与病毒血症与脑部炎症有关。

2. 意识障碍　与脑实质炎症、脑水肿、呼吸道分泌物梗阻有关。

3. 气体交换受损　与呼吸衰竭有关。

4. 有受伤的危险　与乙脑所致惊厥、抽搐有关。

五、护 理 措 施

（一）一般护理

1. 隔离　执行虫媒隔离管理措施。做好防虫、灭蚊措施。

2. 休息　患者应卧床休息，保持室内空气流通、安静、光线柔和，室温控制在30℃以下。患者住院隔离至体温正常，意识障碍者可专人看护，做好生活护理。

3. 饮食　患者高热期给予高热量、高蛋白、清淡易消化、流质饮食，鼓励患者多饮水，成人每日1500～2000ml，儿童每日50～80ml/kg。给予昏迷不能进食者鼻饲饮食补充营养。

（二）病情观察

观察生命体征，尤其注意体温、呼吸变化。观察抽搐、惊厥先兆，注意发作次数、时间、部位、形式等。观察有无脑疝的先兆，重点观察瞳孔大小、形状、两侧是否对称、对光反射等。观察意识障碍是否继续加重，观察有无肺部感染及压力性损伤等并发症。

（三）对症护理

1. 高热

（1）高热护理可头枕冰帽，颈部、腋下、腹股沟、腋窝等处放置冰袋。用34～35℃温水全身擦浴，必要时用冷盐水灌肠。因幼儿神经、循环系统感受及调节能力较差，故冰袋、冰帽不能放置过久。

（2）药物降温可应用解热药，用量不宜过大，以免大汗、虚脱。对于高热并频繁抽搐的患者可采用亚冬眠疗法进行降温、镇静、解痉，连续治疗3～5d。

（3）降低室温。

2. 惊厥或抽搐　早期发现惊厥或抽搐先兆，及时处理。先兆为烦躁、眼球上翻、口角抽动、肢体紧张等。及时通知医生，根据医嘱准确应用药物，设专人护理。防止患者碰伤、摔伤，防舌咬伤。清除口腔、呼吸道分泌物，防止发生窒息。

3. 呼吸衰竭

（1）保持呼吸道通畅，采用吸痰、翻身、拍背等方法排痰。

（2）氧疗是低氧血症患者的重要处理措施，选用鼻导管或面罩给予患者持续吸氧，要注意观察氧疗效果。

（3）发生中枢性呼吸衰竭时，遵医嘱使用呼吸兴奋剂，使用东莨菪碱或山莨菪碱等血管扩张药，改善脑微循环，减轻脑水肿，解除脑血管痉挛和兴奋呼吸中枢。使用呼吸兴奋药物时应保持呼吸道通畅，适当提高氧浓度，静脉注射不宜过快，如出现恶心、呕吐、烦躁、面色潮红、皮肤瘙痒等现象，需减慢滴速。

（4）做好急救药品及物品的准备。

（四）用药护理

遵医嘱用药，注意观察药物疗效及不良反应。

1. 大剂量呼吸兴奋剂可诱发惊厥，严格控制输液速度；东莨菪碱等药物可有口干、腹胀、尿潴留、心动过速等副作用。

2. 严格掌握镇静药物剂量和用药间隔时间，要注意观察患者呼吸和意识状态。

3. 使用20%甘露醇时应在30min内快速静脉滴入，监测患者尿量、心率。

4. 应用亚冬眠疗法，注意观察呼吸情况，保持呼吸道通畅。

（五）心理护理

对于神志清楚的年长患儿，护理人员应给予更多的关心，鼓励患儿配合治疗。对于年幼患儿，可通过抚摸、哄抱等方法，安抚患儿不安情绪。

（六）健康教育

1. 疾病预防指导　加强对家畜的管理，尤其是幼猪管理，做好牲畜饲养场所的环境卫生。在流行季节前对猪进行疫苗接种，能有效控制乙脑在人群中的流行。防蚊、灭蚊是预防本病的主要措施。流行季节采用各种防蚊措施并消灭蚊虫滋生地。

2. 保护易感人群　对重点人群及其家属进行预防接种，接种对象为10岁以下儿童，以及从非疫区进入疫区的成人和儿童。乙脑减毒活疫苗的免疫程序至少可以保护60%～90%的受种者。

3. 疾病知识指导　宣传乙脑的疾病知识和防治知识，在乙脑流行季节如发现有高热、头痛、意识障碍者，应考虑乙脑的可能性，立即送院诊治。

第9节　狂犬病患者的护理

案例 2-9

患者，男，48岁。农民，因恐水、怕风、流涎、流汗、发热1d住院。1d前患者不明原因出现恐水、怕风、流涎、流汗、发热、兴奋、烦躁等症状，至社区医院考虑发热原因待查，予青霉素、喜炎平及补液等治疗，患者症状无好转，至门诊就诊，询问病史，家属诉其2个月前曾被流浪狗咬伤左手中指，当时未予重视及处理，考虑"狂犬病"发作。查体：神志不清、极度烦躁，谵妄，因恐惧呛咳。近1d未进食未进水，大小便均少。

问题：1. 请问本病的主要传染源是什么？
　　　2. 请列出患者目前存在的主要护理问题。
　　　3. 请为患者实施整体护理。

一、概　　述

（一）概念

狂犬病（rabies）是由狂犬病毒引起的一种人兽共患的中枢神经系统急性传染病，为乙类传染病。狂犬病毒通常由病畜通过唾液以咬伤方式传染给人，通过患病动物咬人而传播。临床表现为特有的怕风、恐水、流涎和咽肌痉挛，终至发生呼吸肌麻痹而危及生命。本病在我国属于乙类传染病。

（二）病原学

狂犬病毒（图2-13）属弹状病毒科，为单股复链RNA病毒，外面为核衣壳和含脂蛋白及糖蛋白的包膜。其中糖蛋白与乙酰胆碱受体结合，使狂犬病毒具有嗜神经性，还能刺激机体产生保护性免疫反应。狂犬病毒经56℃ 30～60min或100℃ 2min失去感染力。狂犬病毒在超过pH 8.0环境易被灭活。1∶500稀释的季铵盐类消毒剂、45%～70%乙醇、肥皂水，以及5%～7%碘溶液均可在1min内灭活病毒。

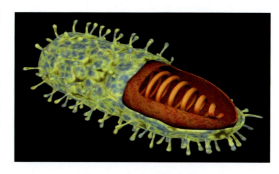

图2-13 狂犬病毒模式图

（三）发病机制

狂犬病毒从皮肤或黏膜破损处侵入机体后沿周围神经和轴突呈向心性扩散至中枢神经系统，主要侵犯脑干和小脑等处的神经细胞。从中枢神经沿周围神经，侵入各器官、组织。由于迷走神经、舌咽神经和舌下神经核受损，吞咽肌及呼吸肌痉挛，从而出现恐水、呼吸困难和吞咽困难等症状。交感神经受累可使唾液腺和汗腺分泌增加。

二、护理评估

（一）健康史

1. 接触史 患者发病前有无被犬或其他有可能带狂犬病毒的动物咬伤或抓伤；咬伤或抓伤后伤口有无处理过。

2. 疫苗接种史 有无按时全程接种狂犬疫苗。

（二）流行病学资料

1. 传染源 带狂犬病毒的动物，包括犬、猫等食肉目动物和翼手目动物（蝙蝠）是本病的主要传染源。病犬是我国狂犬病的主要传染源，约占95%；其次为猫，占5%左右；鼬獾、红狐、貉、狼是我国重要的野生狂犬病宿主和传染源。狂犬病毒在人与人之间的传播极其罕见，已证实的人与人之间的狂犬病毒传播仅发生于通过狂犬病感染者的组织和器官移植传播。

2. 传播途径 主要经直接接触传播，常见的感染方式有被发病的动物咬伤、抓伤、破损的皮肤或黏膜接触发病动物的唾液和分泌物；对狂犬病动物解剖、宰杀、剥皮偶尔也会造成感染。特殊情况下，在实验室操作狂犬病毒含量很高的材料或在狂犬病蝙蝠密度高的洞穴中活动，可由气溶胶经呼吸道感染狂犬病。

3. 人群易感性 人群普遍易感，狂犬病病例呈现"三多"的特征：农村地区病例较多，农民一般占病例总数的65%以上；男性病例数约为女性的2倍；15岁以下儿童和50岁以上人群发病较多。

4. 流行特征 狂犬病在全球广泛分布，除南极洲外，所有大陆均有狂犬病报告。

考点：狂犬病的流行病学资料

（三）身心状况

1. 症状与体征 狂犬病是目前世界上病死率最高的传染病，一旦出现临床症状，病死率几乎为100%。根据临床症状狂犬病分为狂躁型和麻痹型。其自然病程可分为潜伏期、前驱期、兴奋期、麻痹期直至死亡。

（1）狂躁型（由病犬传播的狂犬病一般表现为狂躁型） 是我国最为常见的类型。

1）潜伏期：从暴露到发病前无任何症状的时期，一般为1～3个月，极少数短至2周以内或长至

1年以上。此时期内无任何诊断方法。

2）前驱期：一般为2～4d。通常以不适、厌食、疲劳、头痛和发热等不典型症状开始，50%～80%的患者会在原暴露部位出现特异性神经性疼痛或感觉异常，还可出现恐惧、焦虑、激动、易怒、神经过敏、失眠或抑郁等症状。

3）急性神经症状期（兴奋期）：本期一般持续1～3d。患者出现发热并伴随明显的神经系统体征，包括功能亢进、定向力障碍、幻觉、痉挛发作、行为古怪、颈项强直等。突出表现为极度恐惧、恐水、怕风、发作性咽肌痉挛、呼吸困难、排尿排便困难及多汗流涎等。其中，恐水、怕风是本病的特殊症状。患者虽渴，但不敢饮，即使饮后也无法下咽，常伴声嘶及脱水。亮光、噪声、触动或气流也可能引发痉挛，严重发作时可出现全身疼痛性抽搐。

4）麻痹期：本期持续6～18h。痉挛停止，出现弛缓性瘫痪，尤以肢体弛缓性瘫痪最为多见。患者的呼吸渐趋微弱或不规则，可出现潮式呼吸；脉搏细数、血压下降、反射消失、瞳孔散大。临终前患者多进入昏迷状态，呼吸骤停一般在昏迷后不久即发生。

（2）麻痹型（吸血蝙蝠传播的狂犬病一般表现为麻痹型）　我国较为少见。该型患者无典型兴奋期表现，常先有高热、头痛、呕吐、咬伤处疼痛，然后出现肢体软弱、腹胀、共济失调、肌肉瘫痪、大小便失禁等，呈现横断性脊髓炎或上升性脊髓麻痹等表现。

狂犬病的整个自然病程一般不超过5d，通常因咽肌痉挛而窒息或呼吸循环衰竭死亡。

2. 心理-社会状况　狂犬病病情重，病程进展快，预后差。患者及家属表现为极度恐慌、悲观、绝望等不良心理反应。

（四）辅助检查

1. 病原学检查　直接免疫荧光法是狂犬病诊断的金标准，可以快速、敏感、特异地检测人和动物脑组织中的病毒抗原。或通过检测病毒核酸进行早期诊断，患者的体液标本（唾液、尿液等）和脑组织等均可通过RT-PCR进行病毒核酸检测。

2. 特异性抗体检测　未接种过疫苗的患者，发病早期几乎没有中和抗体产生，到发病晚期（通常临床症状出现后7～8d），患者机体会出现低水平的中和抗体，检测患者血清或脑脊液中的中和抗体，可作为狂犬病诊断的依据之一。

三、治 疗 要 点

目前尚无特效疗法，以对症治疗、综合治疗为主。

1. 单间隔离患者，防止唾液污染，安静卧床休息，避免声、光、风等刺激，兴奋不安、痉挛发作时可用镇静剂。

2. 加强监护治疗，给氧，必要时气管切开，维持水、电解质平衡及纠正酸中毒。

3. 维持患者的心血管和呼吸功能；脑水肿时给予脱水剂。

四、主要护理诊断/问题

1. 皮肤完整性受损　与病犬等动物的咬伤或抓伤有关。

2. 有受伤的危险　与患者极度兴奋、狂躁、挣扎有关。

3. 低效性呼吸型态　与中枢神经系统损害导致呼吸肌痉挛有关。

4. 恐惧　与狂犬病死亡率高有关。

五、护 理 措 施

（一）一般护理

1. 隔离　执行严密接触隔离措施。

2. 休息 将患者置于安静、避光的单人房间内，专人护理。各种检查与护理尽量集中在使用镇静药后进行，动作轻柔。患者绝对卧床休息，狂躁患者应注意安全，严防患者自伤，必要时应予以保护性约束措施。

3. 饮食 患者恐水及吞咽困难，应禁食、禁水，可采用鼻饲高热量流质饮食。必要时静脉输液，维持水、电解质平衡。

（二）病情观察

观察患者有无恐水、怕风、高度兴奋表现，患者的意识状态，有无痉挛发作或弛缓性瘫痪，观察发作部位及持续时间、有无出现幻觉和精神异常等。观察病程进展，观察神志、面色及生命体征，尤其关注呼吸频率、节律的改变。

（三）保持呼吸道通畅

及时清理口腔及呼吸道分泌物，保持呼吸道通畅。给予氧气吸入。遵医嘱给予镇静剂，减轻咽肌痉挛、呼吸肌痉挛。做好气管插管、气管切开准备，做好配合抢救准备。

（四）用药护理

遵医嘱用药，注意观察药物效果及不良反应。

（五）心理护理

护理人员应理解患者及家属的应激自我保护心理状态，耐心安慰患者及家属，为患者及家属提供心理支持，减轻心理痛苦。

（六）健康教育

1. 管理传染源 强化犬的管理是预防狂犬病有效的措施。捕杀野犬，对家犬进行登记，做好预防接种。发现病畜立即击毙，给予焚毁或深埋处理。

2. 伤口处理 及时、有效地处理伤口可显著降低狂犬病的发病率。判定暴露级别后立即进行伤口处理。人被咬伤后，应在2h内处理伤口，用肥皂水或其他弱碱性清洗剂和一定压力的流动清水交替清洗咬伤和抓伤的伤口至少15min；再用大量清水冲洗；如条件允许，建议使用狂犬病暴露专业冲洗设备和专用冲洗剂对伤口内部进行冲洗。冲洗时应避免水流垂直于创面，应让水流方向与创面成一定角度，以提高冲洗效果并减少冲洗导致的组织损伤。若是贯通伤口或伤口较深，可用插管插入伤口，用注射器灌注冲洗；挤出污血冲洗后用70%乙醇擦洗及5%浓碘酊反复涂擦或苯扎溴铵消毒，伤口一般不缝合或包扎，利于排血引流。伤口如能及时彻底清洗消毒，可明显降低发病率。

3. 预防接种

（1）主动免疫 世界卫生组织（WHO）推荐的暴露后免疫接种为采用人用狂犬病疫苗进行肌内注射。5针免疫程序：第0、3、7、14、28d各接种1剂，共接种5剂。"2-1-1"免疫程序：第0d接种2剂（左、右上臂三角肌各接种1剂），第7d和第21d各接种1剂，共接种4剂。

（2）被动免疫 狂犬病被动免疫制剂的作用机制为在伤口局部浸润注射以中和伤口清洗、消毒后残留的病毒，降低伤口局部病毒数量从而降低发病率。目前我国的狂犬病被动免疫制剂有狂犬病患者免疫球蛋白和抗狂犬病血清。

（3）暴露前预防 适用于持续、频繁暴露于狂犬病危险环境下的个体，如接触狂犬病毒的实验室工作人员、可能涉及狂犬病病例管理的医护人员、兽医、动物驯养师，以及经常接触动物的人员等。第0d和第7d分别接种1剂。免疫功能低下者应接种3针，第0d和第7d，以及第21~28d分别接种1剂。

考点：狂犬病暴露处理

第 10 节　艾滋病患者的护理

案例 2-10

　　患者，男，32 岁。因间歇性发热、咳嗽 3 个月来诊，患者 3 个月以来出现间歇性发热、咳嗽，伴乏力、食欲减退，体重持续下降。曾用抗生素治疗，疗效欠佳。自诉有静脉注射毒品史近 8 年。查体发现全身多处淋巴结肿大，口腔内可见白色分泌物，肝肋下 1cm、脾肋下可触及。实验室检查外周血 WBC $4.1×10^9$/L，RBC $4.6×10^{12}$/L，PLT $151.1×10^9$/L，$CD4^+$ T 淋巴细胞计数为 $0.3×10^9$/L，HIV 抗体阳性。诊断为"艾滋病"。

　　问题： 1. 请问本病主要通过哪些途径传播？

　　　　　　2. 作为护士，请对患者做健康指导。

　　　　　　3. 患者的家人如何预防艾滋病？

一、概　述

（一）概念

　　艾滋病又称获得性免疫缺陷综合征（acquired immunodeficiency syndrome，AIDS），是人类免疫缺陷病毒（human immunodeficiency virus，HIV）感染人体所引起的，以 $CD4^+$ T 淋巴细胞减少为特征的进行性免疫功能缺陷，疾病后期可继发各种机会性感染、恶性肿瘤和中枢神经系统病变。本病在我国属乙类传染病。

（二）病原学

　　1. 结构特点　HIV（图 2-14）呈球形或椭圆形，直径 100～120nm，由核心和包膜两部分组成，核心包括两条完全相同的病毒单链 RNA、核衣壳蛋白和病毒复制所必需的酶类。HIV 既有嗜淋巴细胞性又有嗜神经性，主要感染 $CD4^+$ T 淋巴细胞、10%～20% 的大单核细胞和巨噬细胞、5%～10% 的 B 细胞、小神经胶质细胞和骨髓干细胞。

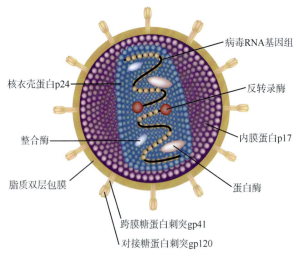

核衣壳蛋白p24

整合酶

脂质双层包膜

病毒RNA基因组

反转录酶

内膜蛋白p17

蛋白酶

跨膜糖蛋白刺突gp41

对接糖蛋白刺突gp120

图 2-14　HIV 结构示意图

　　2. 理化性质　碘酊、过氧乙酸、戊二醛、次氯酸钠、70% 乙醇对 HIV 有良好的灭活作用，但紫外线或 γ 射线不能灭活 HIV。56℃作用 30min 可使 HIV 在体外对人的 T 淋巴细胞失去感染性，但不能完全灭活血清中的 HIV；100℃作用 20min 可将 HIV 完全灭活。

（三）发病机制

HIV 侵犯人体免疫系统，包括 $CD4^+$ T 淋巴细胞、单核-巨噬细胞和树突状细胞等，表现为 $CD4^+$ T 淋巴细胞数量不断减少，最终导致人体细胞免疫功能缺陷，引起各种机会性感染和肿瘤的发生。

考点：艾滋病的发病机制

二、护理评估

（一）健康史

了解患者有无不安全性生活史、静脉注射毒品史、输入未经抗 HIV 抗体检测的血液或血液制品、是否存在职业暴露史等。了解治疗经过，评估患者心理反应及社会支持情况。

（二）流行病学资料

1. 传染源　HIV 感染者和艾滋病患者，其中"窗口期"及处于"无症状期"的 HIV 感染者，容易被忽视，亦是重要的传染源。HIV 主要存在于传染源的血液、精液、阴道分泌物、胸腹水、脑脊液、羊水和乳汁等体液中，均具有传染性。

2. 传播途径

（1）性接触传播　是本病主要传播途径，包括不安全的同性、异性性接触。

（2）经血液和血制品的传播　包括共享针具静脉注射毒品；用被 HIV 污染的工具进行损伤性操作，如手术、穿刺、拔牙、文身等；输入被 HIV 污染的血和血制品等均可受感染。

（3）垂直传播　感染本病的孕妇可以通过胎盘、产程及产后血液分泌物或哺乳等途径传播给婴儿。

（4）其他传播途径　应用病毒携带者的器官移植、人工授精或污染的器械等，医护人员被污染的针头刺伤或破损皮肤受污染有可能被感染。但礼节性亲吻、握手、拥抱、进餐、咳嗽、打喷嚏、蚊虫叮咬以及共享办公用具、卧具和浴池均不会传播。

考点：艾滋病的传播途径

3. 人群易感性　人群普遍易感，高危人群主要有与 HIV 感染者/AIDS 患者有性接触者、男男同性性行为者、多性伴人群、静脉注射毒品者。

4. 流行特征　无季节性，流行与经济状况、人口流动、人文习俗、性病疫情、卫生知识及预防措施等因素有关。

> **链接　我国艾滋病目前流行现状**
>
> 根据中国疾病预防控制信息系统传染病监测数据，截至 2022 年底，全国（不含港、澳、台地区）报告现存活 HIV 感染者/AIDS 患者 122.3 万例，其中 HIV 感染者 68.9 万例，AIDS 患者 53.4 万例。2022 年新报告 HIV 感染者/AIDS 患者 10.7 万例，男女性别比为 3.6 ：1，50 岁及以上病例占 48.1%。新报告病例数下降、报告存活病例逐年增加、报告病例以性途径传播为主、经血液和垂直传播得到有效控制、报告死亡数和死亡比例下降。

（三）身心状况

1. 症状与体征　《中国艾滋病诊疗指南（2021 年版）》将 HIV 感染过程分为以下三期。

（1）急性期

1）发生时间：通常发生感染 HIV 的 6 个月内。

2）临床表现：以发热最为常见，可伴有咽痛、盗汗、恶心、呕吐、腹泻、皮疹、关节疼痛、淋巴结肿大及神经系统症状。大多数患者临床症状轻微，持续 1～3 周后自行缓解。血清检查：可检测到 HIV RNA 和 p24 抗原，提示感染者具有传染性。

（2）无症状期

1）持续时间：持续时间一般为4～8年。其时间长短与感染病毒的数量和型别、感染途径、机体免疫状况的个体差异、营养条件及生活习惯等因素有关。

2）HIV在感染者体内不断复制，免疫系统受损，CD4⁺T淋巴细胞计数逐渐下降临床表现不明显，但感染者HIV抗体阳性。

（3）艾滋病期　感染HIV后的终末阶段。患者CD4⁺T淋巴细胞计数多＜200个/μl。此期主要临床表现为HIV相关症状、体征及各种机会性感染和肿瘤。

1）HIV相关症状：①全身症状：持续1个月以上的发热、乏力、盗汗、腹泻，体重下降。②部分患者表现为神经精神症状：记忆力减退、痴呆、精神淡漠、头痛、癫痫等。③持续性全身淋巴结肿大：除腹股沟以外有两个或两个以上部位的淋巴结肿大。淋巴结直径≥1cm，质韧、无压痛、无粘连，持续时间3个月以上。

2）机会性感染及肿瘤：①呼吸系统：以肺孢子菌肺炎最为常见，亦是本病机会性感染死亡的主要原因。②消化系统：念珠菌、疱疹和巨细胞病毒引起口腔和食管炎症或溃疡最为常见，表现为吞咽疼痛和胸骨后烧灼感。胃肠道黏膜常受到疱疹病毒、隐孢子虫、鸟分枝杆菌和卡波西肉瘤的侵犯，引起腹泻和体重减轻。鸟分枝杆菌、隐孢子虫、巨细胞病毒感染肝脏，出现肝大及肝功能异常。③中枢神经系统：脑弓形虫病、新隐球菌脑膜炎、结核性脑膜炎、巨细胞病毒脑炎等。④口腔：鹅口疮、复发性口腔溃疡、牙龈炎等。⑤皮肤：带状疱疹、尖锐湿疣、传染性软疣等。⑥眼部：常见有巨细胞病毒、弓形虫引起视网膜炎和眼部卡波西肉瘤等。⑦肿瘤：恶性淋巴瘤、卡波西肉瘤（图2-15）等，卡波西肉瘤侵犯下肢皮肤和口腔黏膜可引起紫红色或深蓝色浸润或结节，融合成片，表面溃疡并向四周扩散。

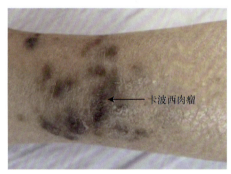
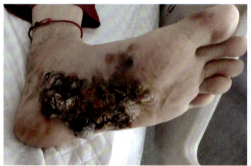
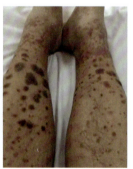

卡波西肉瘤 ←

图2-15　卡波西肉瘤

考点：艾滋病的分期以及临床特点

2. 并发症　见"艾滋病期"临床表现。

3. 心理-社会状况　评估患者有无震惊、否认、焦虑、恐惧、悲伤、自杀或自杀意念等负性心理反应，评估患者获得的家庭和社会支持。

（四）辅助检查

1. 血常规检查　艾滋病期患者白细胞、血红蛋白、红细胞及血小板均有不同程度的减少；尿蛋白常呈阳性。

2. HIV-1/2抗体检测　是HIV感染诊断的金标准。

3. CD4⁺T淋巴细胞检测　HIV感染入体后，出现CD4⁺T淋巴细胞进行性减少，CD4⁺/CD8⁺T淋巴细胞值倒置，细胞免疫功能受损。

4. HIV核酸检测　感染HIV后，病毒在体内快速复制，可定量检测血浆病毒RNA（病毒载量）。病毒载量检测结果低于检测下限，表示本次试验没有检测出病毒载量。病毒载量检测结果高于检测下限，表示本次试验检测出病毒载量，需结合流行病学史、临床症状及HIV抗体初筛结果做出判断。

5. HIV 基因型耐药检测　可为艾滋病治疗方案的制订和调整提供重要参考。

考点：艾滋病的诊断标准

三、治疗要点

1. 抗反转录病毒治疗　抗反转录病毒治疗是艾滋病治疗的关键；可以最大限度地抑制病毒复制，重建免疫功能，减少异常的免疫激活所致病理损害，减少病毒的传播、预防垂直传播，降低HIV感染的发病率和病死率。目前主要采用多种药物联合治疗，称为高效抗反转录病毒治疗（HAART）。

（1）抗病毒治疗（ART）的启动和随访　HIV感染者/AIDS患者无论CD4$^+$T淋巴细胞计数水平的高低均推荐尽早启动ART。临床实践中应根据患者的病情、有无合并感染和肿瘤、基础疾病状况、药物间相互作用、患者依从性、病毒载量、HIV耐药特点（尤其是当地人群中HIV耐药状况）、药物可及性、药物耐药屏障及不良反应尤其是长期的不良反应等情况综合考虑后来制订ART方案。服药依从性是决定ART成功的最关键因素，任何情况下，均要先做好依从性教育再启动ART。在治疗随访过程中，要注意观察药物的长期不良反应并根据情况来调整ART方案或采取相应处理措施。推荐按照个案管理的模式对患者进行规范随访和管理。

（2）常见的抗反转录病毒药物　目前国际上共有六大类30多种药物，分别为核苷类反转录酶抑制剂（nucleoside reverse transcriptase inhibitor，NRTIs）、非核苷类反转录酶抑制剂（NNRTIs）、蛋白酶抑制剂（PIs）、整合酶抑制剂（INSTIs）、融合抑制剂（fusion inhibitor，FIs）及CCR 5抑制剂。国内的抗反转录病毒治疗药物有NRTIs、NNRTIs、PIs、INSTIs以及FIs五大类。

2. 对症处理　抗感染和抗肿瘤治疗可与抗病毒治疗同时进行。包括对HIV相关症状、各种机会性感染、肿瘤处理，以及免疫治疗等。

四、主要护理诊断/问题

1. 有感染的危险　与免疫功能受损有关。

2. 恐惧　与预后不良和缺乏社会支持、孤独等有关。

3. 营养失调：低于机体需求量　与长期不规则发热、消耗过多和腹泻、厌食、恶心、呕吐等有关。

4. 活动无耐力　与长期发热、体质虚弱、消耗增加有关。

5. 潜在并发症：各种机会性感染、肿瘤。

五、护理措施

（一）一般护理

1. 隔离　执行血液 - 体液隔离措施的同时实施保护性隔离措施。

2. 休息　急性感染时和艾滋病期应绝对卧床休息，症状减轻后可逐步起床活动。无症状感染期可从事正常工作、学习，要避免劳累，保证充足的休息和睡眠。

3. 饮食　给予高热量、高蛋白、高维生素、易消化的饮食，创造良好的进食环境，膳食摄入不足应及时给予口服营养补充。呕吐者饭前30min给予止吐药。艾滋病期患者应常规增加口服营养补充，必要时应结合管饲营养和肠外营养治疗。

（二）病情观察

定期监测体温变化，观察腹泻的次数、性质，注意肛周皮肤受损情况。观察患者的生命体征，当出现不明原因的发热或明显的肺部、胃肠道或中枢神经系统症状时，及时告知医生。观察患者有无机会性感染和恶性肿瘤等各种并发症的发生。

（三）对症护理

1. 发热 体温过高者可使用物理降温或遵医嘱药物降温，并监测降温效果。

2. 感染 保持病房空气新鲜，防止上呼吸道感染；注意口腔、皮肤清洁，养成良好的卫生习惯；鼓励患者咳嗽和深呼吸，减少肺部感染。

3. 腹泻 排便后用温水轻柔清洗肛周皮肤，保持肛周皮肤清洁干燥，必要时使用皮肤保护剂。避免摄入乳制品、脂肪、高纤维、生冷和刺激性食物。少量多餐，鼓励摄入新鲜果汁等富含电解质的食物。腹泻频繁者可遵医嘱给予止泻剂。评估腹泻次数，粪便的颜色、性状、量，持续时间，有无便血。正确留取标本，并及时送检。

4. 呼吸困难 协助患者取有利于呼吸的体位，如半坐卧位或高枕卧位，减轻呼吸困难；给予吸氧。安慰患者使其放松，以减少氧消耗。鼓励患者用缩唇方式呼气，以减慢呼吸频率。保持呼吸道通畅，及时清除呼吸道分泌物，协助患者翻身拍背，促进痰液排出。严密观察患者呼吸节律、频率、深度变化。

5. 疼痛 评估疼痛的部位、性质、程度、发作及持续时间，有无伴随症状及诱发因素等。解除疼痛刺激源，尽可能满足患者舒适的需求，遵医嘱使用药物镇痛。

（四）用药护理

密切观察用药不良反应，抗反转录病毒药物常有胃肠道反应、乳酸性酸中毒、糖耐量异常、血脂异常、外周神经感觉异常、肝功能减退、肾功能减退、骨髓抑制、头痛、发热、皮疹等不良反应。发现患者出现不良反应后，及时通知医生，遵医嘱进行处理。

（五）心理护理

护理人员应与患者建立良好的护患关系，注意保护患者隐私，帮助患者增加必要的社会支持，引导患者接受事实，正视疾病。告诉患者遵医嘱能有效控制病情，鼓励患者积极配合治疗。

（六）HIV暴露处理

尽早（不超过72h）服用特定的抗HIV药物，处理原则如下。

1. 用清洁剂和流动水清洗污染的皮肤，清洁可见污物。

2. 被暴露的黏膜，应用大量等渗氯化钠溶液反复进行冲洗。

3. 存在伤口时，应从伤口近心端向远心端轻轻挤压，尽可能挤出损伤处的血液，禁止进行伤口局部挤压，再用清洁剂和流动的清水冲洗伤口。

4. 伤口冲洗后用75%的酒精或0.5%碘伏对伤口局部进行消毒。

5. 预防用药应在暴露后4h内实施，尽早服用，具体用药随访遵医嘱。

6. 处置机构应当分别在暴露24h内及之后的第4、8、12周和第6个月抽血复查抗体。

考点： HIV暴露处理

（七）健康教育

1. 疾病指导 向患者讲解本病的基本知识、传播途径、预防措施及保护他人和自我保护的方式等。鼓励患者恢复正常人的生活，树立战胜疾病的信心。

2. 生活指导

（1）高热量、高蛋白、高维生素、清淡易消化饮食，服用抗病毒药物初期尽量避免食用海鲜类易过敏的食物。

（2）注意休息，避免劳累。

3. 相关知识指导 HIV感染者应尽早启动抗病毒治疗，维持良好的服药依从性。病毒载量长期低于检测下限，则其预后良好。HIV感染母亲所生婴儿应在出生后尽早（6h内）预防性服用抗病毒药物，具体服药方案根据暴露风险而确定。

4. 预防指导 宣传艾滋病防护知识；采取安全的性行为、不吸毒、不共享针具。发生HIV暴露后，应尽可能在最短时间内（2h内）进行预防性用药，最好在24h内，不超过72h，连续服用28d。

医者仁心

与艾同行——桂希恩教授

桂希恩教授，我国著名的传染病与寄生虫病专家，他发现中国第一个"艾滋病村"，是拉响艾滋病警报的第一人；在艾滋病还不被大众接纳的年代，他大力倡导、积极参与艾滋病患者转介和协调工作，帮助千余例其他医院拒绝诊治的患者顺利接受有创检查和手术治疗，并将患者接到家中同吃同住，扩大了反对歧视艾滋病患者的社会影响。为降低我国艾滋病母婴传播率，桂教授与美国专家联手实施的预防艾滋病母婴传播项目，从2005年6月就开始投入专项资金，在湖北、河北、山西三省开展，经采取阻断措施后，母婴传播率从阻断前的36.8%下降到5%以下，在全国处于领先地位。2007年，他率先在100多万孕妇中开展艾滋病、乙型肝炎及梅毒母婴传播的综合防治，该综合防治模式已被政府采纳，在全国广泛开展。

第11节 冠状病毒感染患者的护理

一、严重急性呼吸综合征

案例 2-11

患者，男，28岁。发热3d，原因待查入院。3d前出现发热伴头痛、乏力、肌肉酸痛，时有干咳，痰量少，呼吸加速，有气促。询问病史，6d前曾进行严重急性呼吸综合征相关病毒的研究。体检：T 38.9℃，P98次/分，R29次/分，BP128/88mmHg，神志清楚，面色红，四肢暖，心肺无异常。检查：血常规 Hb 112g/L，WBC 7.3×10⁹/L，N 88%，M 3%，PLT 80×10⁹/L，粪便隐血试验阴性。X线显示：肺野外周的边缘有模糊的实变影，2d后变成絮状、片状、斑片状浸润性阴影。

问题：1. 考虑最有可能的临床诊断是什么？
2. 对该患者应该采取哪些护理措施？

（一）概述

1. 概念 严重急性呼吸综合征（severe acute respiratory syndrome，SARS）是由SARS冠状病毒引起的一种具有明显传染性，可累及多个脏器和系统，以肺炎为主要临床表现的急性呼吸道传染病。主要通过短距离飞沫、接触患者呼吸道分泌物及密切接触传播。以发热、头痛、肌肉酸痛、乏力、干咳少痰、腹泻等为主要临床表现，严重者出现气促或呼吸窘迫。本病在我国属乙类传染病，按甲类传染病进行报告、隔离治疗和管理。

2. 病原学 SARS冠状病毒是一种冠状病毒，属于冠状病毒科，是单股正链RNA病毒，抵抗力和稳定性要强于其他人类冠状病毒。在干燥塑料表面最长可活4d，尿液中至少1d，腹泻患者粪便中至少4d。在4℃培养中存活21d，-80℃保存稳定性佳。56℃ 90min或者75℃ 30min可灭活病毒。SARS冠状病毒对乙醚、氯仿、甲醛和紫外线等敏感。

3. 发病机制与病理改变

（1）发病机制 尚不清楚。发病早期可出现病毒血症。临床上发现，患者发病期间淋巴细胞减少，CD4⁺和CD8⁺细胞明显下降。另外，临床上应用肾上腺皮质激素可以改善肺部炎症反应，减轻临床症状。因此，免疫损伤可能是本病发病的主要原因。

（2）病理改变 肺部的病理改变最为突出，双肺明显肿胀，镜下可见弥漫性肺泡病变，肺水肿及透明膜形成。

（二）护理评估

1. 健康史 评估患者发病前14d内，是否与SARS患者有过接触，或属受传染的群体发病者之一或有明确传染他人的证据。发病前14d内曾到过或居住于报告有SARS患者并出现继发感染疫情的区域。

2. 流行病学资料

（1）传染源 患者是主要传染源。急性期患者体内病毒含量高，且症状明显，打喷嚏、咳嗽等易经呼吸道分泌物排出病毒。少数患者腹泻，排泄物含有病毒。部分重型患者因频繁咳嗽或需要气管插管、呼吸机辅助通气等，呼吸道分泌物多，传染性强。个别患者可造成数十甚至上百人感染，被称为"超级传播者"（super-spreader）。潜伏期患者传染性低或无传染性。康复期患者无传染性，本病未发现慢性患者。

（2）传播途径

1）呼吸道传播：短距离的飞沫传播是本病的主要传播途径。当患者咳嗽、打喷嚏或大声讲话时，飞沫直接被易感者吸入而发生感染。飞沫在空气中停留的时间短，移动的距离约2m，故仅造成近距离传播。气溶胶也可以传播，易感者吸入悬浮在空气中含有SARS冠状病毒的气溶胶而感染。

2）消化道传播：患者粪便中可检出病毒RNA，粪便中的病毒污染污水排放系统和排气系统造成环境污染，可能导致局部流行。

3）直接接触传播：通过直接接触患者的呼吸道分泌物、消化道排泄物或其他体液，或者间接接触被污染的物品，亦可导致感染。实验室工作人员未遵循严格生物安全操作规程进行操作而感染。

（3）人群易感性 人群普遍易感。发病者以青壮年居多，儿童和老人少见。患者家庭成员和医务人员属高危人群。

（4）流行特征 2002～2003年的流行发生于冬末春初，有明显的家庭和医院聚集发病现象。主要流行于人口密集的大都市，农村地区甚少发病。

3. 身心状况

（1）症状与体征 潜伏期2～21d，常见为4～7d。典型病例根据病程通常分为三期。

1）早期：一般为病初的1～7d。起病急，以发热为首发症状，体温一般>38℃，多伴有畏寒、头痛、全身酸痛、乏力等症状；部分患者有干咳、胸闷、腹泻等症状；常无上呼吸道卡他症状。发病3～7d后出现下呼吸道症状，可有咳嗽，多为干咳、少痰，偶有血丝痰；可有胸闷，肺部体征不明显，部分患者可闻及少许湿啰音，或有肺实变体征。

2）进展期：多发生在病程10～14d，发热、乏力等感染中毒症状加重，并出现频繁咳嗽，气促和呼吸困难，活动后气喘、心悸、胸闷，肺实变体征进一步加重，被迫卧床休息。这个时期易发生呼吸道的继发性感染。少数患者（10%～15%）出现ARDS而危及生命。

3）恢复期：病程进入2～3周后，发热渐退，其他症状与体征减轻乃至消失。肺部炎症改变的吸收和恢复较为缓慢，体温正常后仍需要2周左右才能完全吸收恢复正常。

轻型患者临床症状轻，病程短。重型患者病情重，进展快，易出现ARDS。儿童病情较成人轻。孕妇在妊娠早期易导致流产，妊娠晚期孕妇病死率增加。老年患者症状常不典型，如不伴发热或同时合并细菌性肺炎等。有少数患者不以发热为首发症状，尤其是有近期手术史或有基础疾病患者。

（2）心理-社会状况 评估患者有无抑郁、悲观、孤独无助、焦虑等心理反应，对住院隔离治疗的认识及适应情况。患病后对家庭、生活、工作、经济等的影响；社会支持系统的作用。如对患者的心理支持等。

4. 辅助检查

（1）血常规与血液生化检查 病程初期到中期白细胞计数正常或下降，淋巴细胞计数绝对值减少，部分病例血小板减少。丙氨酸转氨酶（ALT）、乳酸脱氢酶（LDH）及其同工酶等均有不同程度升高。

（2）分子生物学检测　以RT-PCR检测患者呼吸道分泌物、血液、粪便等标本中的SARS冠状病毒的RNA。

（3）血清学检查　常用酶联免疫吸附法（ELISA）和免疫荧光法（IFA）检测血清中的SARS冠状病毒抗体。

（4）细胞培养分离病毒　将患者呼吸道分泌物、血液等标本接种到非洲绿猴肾细胞（Vero细胞）中进行培养，分离到病毒后用RT-PCR或免疫荧光法进行鉴定。主要用于流行病学调查。

（5）影像学检查　绝大多数患者在起病早期即有胸部X线检查异常，多呈斑片状或网状改变。起病初期常呈单灶改变，短期内病灶迅速增多，常累及单肺多叶或双肺。部分患者进展迅速，呈大片状阴影。双肺周边区域累及较为常见，而胸腔积液、空泡形成及肺门淋巴结增大等表现则较少见。胸部CT检查可见局灶性实变，毛玻璃样改变最多见。肺部阴影吸收、消散较慢，阴影改变程度范围可与临床症状体征不相平行。

（三）治疗要点

本病目前尚缺乏特异性治疗手段。以综合性对症治疗为主，加强护理，预防并发症发生。

治疗总原则：早发现、早隔离、早治疗。所有患者应集中隔离治疗，疑似与确诊病例分开收治。重型患者在治疗过程中，要注意防治急性呼吸窘迫综合征和多器官功能障碍综合征。

1. 一般治疗　①卧床休息，避免劳累，加强支持治疗，保证能量充分摄入，维持水电解质平衡。②密切监测生命体征，尤其是静息和活动后血氧饱和度变化。

2. 对症治疗

（1）发热超过38.5℃者，可给予物理或药物降温。儿童忌用阿司匹林，因该药有可能引起瑞氏综合征。

（2）咳嗽剧烈者给予镇咳；咳痰者给予祛痰药、雾化吸入或振动排痰等。

（3）有心、肝、肾等器官功能损害，应该予以相应的处理。

（4）加强营养支持，注意水电解质、酸碱平衡。

（5）出现气促或动脉血氧分压<70mmHg或血氧饱和度<93%给予持续鼻导管、面罩及经鼻高流量吸氧。

（6）有以下指征之一即可早期应用糖皮质激素。

1）有严重中毒症状，高热3d不退。

2）48h内肺部阴影进展超过50%。

3）有急性肺损伤或出现ARDS。

（7）继发细菌感染　根据临床情况，可选用喹诺酮类等适当的抗感染药物。

（8）早期抗病毒药物　目前尚无针对SARS冠状病毒的特异性抗病毒药物。早期可使用蛋白酶类抑制剂类药物洛匹那韦及利托那韦等。

3. 重型病例　治疗必须严密动态观察，加强监护，及时给予呼吸支持，合理使用糖皮质激素，加强营养支持和器官功能保护，注意水电解质和酸碱平衡，预防和治疗继发感染，及时处理合并症。

（四）主要护理诊断/问题

1. 体温过高　与冠状病毒感染有关。

2. 气体交换受阻　与病情变化、肺部感染有关。

3. 营养失调：低于机体需要量　与发热、出汗过多、摄入量不足有关。

4. 焦虑　与知识缺乏、担心预后、住院环境陌生有关。

5. 潜在并发症：休克、呼吸衰竭及多器官功能障碍综合征等。

（五）护理措施

1. 一般护理

（1）隔离　执行呼吸道隔离措施。

（2）休息　发热期患者须卧床休息减少活动，减少热量和营养物质消耗。恢复期劳逸结合。

（3）饮食　提供足够水、电解质及维生素。对脱水、摄入过少者给予静脉输液，注意维持水电解质平衡。

2. 病情观察

（1）生命体征　观察患者生命体征变化，监测症状、体温、脉搏、呼吸频率、血氧饱和度。

（2）神经精神状态　注意患者意识状态改变，有无表情淡漠、反应迟钝，神志恍惚、谵妄、昏迷等症状。

（3）症状与体征　患者有无持续高热、畏寒、寒战、气促、胸闷、呼吸困难和低氧血症、血压下降及休克等症状。

（4）并发症　观察有无肺炎、ARDS、休克、呼吸衰竭。

3. 对症护理

（1）体温过高　遵医嘱给予患者物理或药物降温，注意保暖，观察患者有无由体温过高引起的头疼、四肢酸痛等不适，给予相应护理措施。患者发热期间须卧床休息，以减少热量和营养物质的消耗。轻型或普通型患者可以适当活动；重型或危重症患者应绝对卧床休息，恢复期可以通过做呼吸操等进行呼吸功能锻炼。

（2）气体交换受损　严密观察呼吸型态变化和呼吸困难程度，关注动脉血气分析、血常规、胸片等。协助患者取舒适体位，避免用力咳嗽，咳嗽剧烈者可给予镇咳、祛痰药。气促患者给予持续鼻导管、面罩及经鼻高流量吸氧。病情严重者可气管内插管或切开，经插管或切开处给氧，保持呼吸道通畅。重症患者抢救时给予呼吸机辅助通气。

（3）并发症护理

1）观察并发症征象：密切观察患者生命体征和意识状态，重点监测血氧饱和度。

2）呼吸衰竭和多器官功能障碍患者护理：遵医嘱给予患者相应氧疗方式，意识清醒患者应做好沟通，取得配合。无创及有创呼吸机械通气患者遵循相应护理规范。做好人工气道护理与俯卧位通气护理。监测患者各项指标，记录尿量，预防并发症。

4. 心理护理

（1）日常加强与患者沟通，了解患者心理动态变化，鼓励患者战胜疾病的信心，引导患者加深对本病自限性和可治愈的认识。

（2）倾听患者主诉，关心患者病情变化，尊重保护患者隐私，建立和谐信任护患关系。

（3）在住院隔离期间，让患者与亲朋好友多联系，多进行亲情安慰，减少患者住院期间恐惧及孤独感。

5. 健康教育

（1）管理传染源　我国已将SARS列入乙类传染病范畴，按甲类传染病进行隔离治疗和管理。发现或怀疑本病，应在2h内向当地卫生防疫机构疾病预防控制中心报告。将患者及密切接触者送至指定地点接受隔离观察，隔离期为14d。

（2）切断传播途径　流行期间减少大型群众性集会或活动，对患者的物品、住所及逗留过的公共场所进行充分消毒。

（3）保护易感者　医务人员及其他人员进入病区时，应注意做好个人防护。

二、新型冠状病毒感染患者的护理

案例2-12

患者，男，65岁。因发热、咳嗽4d入院，4d前出现发热，体温最高39.3℃，伴咳嗽、咳痰，为白色黏痰，气促、乏力。患者自诉入院前1周曾在外地旅游。查体：神志清，精神尚可，全身皮肤黏膜无黄染，浅表淋巴结未触及，双肺呼吸音稍粗。血常规：WBC $8.7×10^9$/L，N 78%；胸部CT检查：右肺中叶、左肺上叶及下叶散在斑片样磨玻璃密度影；新型冠状病毒抗原检查：阳性。

问题：1. 考虑最可能的临床诊断是什么？
　　　2. 如何治疗和预防该病的发生？
　　　3. 对该患者应该采取哪些护理措施？

（一）概述

1. 概念　新型冠状病毒感染（corona virus disease 2019，COVID-19）是一种由病原体为2019新型冠状病毒引起的急性呼吸道传染病。本病在我国属乙类传染病。

2. 病原学　新型冠状病毒（图2-16）（以下简称新冠病毒，SARS-CoV-2）为β属冠状病毒，有包膜，颗粒呈圆形或椭圆形，直径60～140nm，基因组为单股正链RNA。新冠病毒在人群中流行和传播过程中基因频繁发生突变，当新冠病毒不同的亚型或子代分支同时感染人体时，还会发生重组，产生重组病毒株。

新冠病毒对紫外线、有机溶剂（乙醚、75%乙醇、过氧乙酸和氯仿等）及含氯消毒剂敏感，75%乙醇及含氯消毒剂较常用于临床及实验室新冠病毒的灭活，但氯己定不能有效灭活病毒。

3. 发病机制　新冠病毒感染的主要靶细胞是呼吸道杯状细胞、纤毛上皮细胞、Ⅱ型肺泡上皮细胞、肠上皮

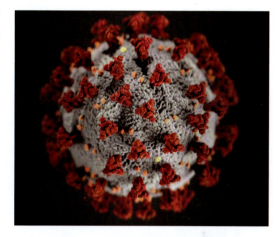

图2-16　新型冠状病毒结构示意图

细胞、血管内皮细胞和嗅觉神经元。此外病毒也有可能感染肾小管上皮细胞、足细胞、单核-巨噬细胞和树突状细胞等。病理学特征提示新冠病毒感染可经历典型的弥漫性肺泡损伤的2个时期：急性期（或称渗出期）和增生期（或称机化期）；肺外器官如心、肝、肾、消化道、脑、脾和淋巴结等部位也出现程度不等的急性组织损伤改变。非免疫器官主要为变性、坏死、炎症细胞浸润，可见血栓形成；免疫器官中淋巴细胞的变化，主要是减少、变性、坏死、凋亡及巨噬细胞增生。

（二）护理评估

1. 健康史

（1）接触史　询问患者在发病前14d内是否有病例报告地区旅居史或居住史、与新冠病毒感染者有无接触史、是否曾接触过有来自病例报告社区的发热或呼吸道症状的患者；14d内周围是否有聚集性发病（小范围如家庭、办公室、学校班级等场所，出现2例及以上发热和/或呼吸道症状的病例）。

（2）疫苗接种史　是否全程接种新型冠状病毒疫苗。

2. 流行病学资料

（1）传染源　主要传染源为新型冠状病毒感染者，在潜伏期即有传染性，发病后3d内传染性最强。

（2）传播途径　①经呼吸道飞沫和密切接触传播是主要的传播途径。②在相对封闭的环境中经气溶胶传播。③接触被病毒污染的物品后也可造成感染。

（3）人群易感性　人群普遍易感。感染后或接种新冠病毒疫苗后可获得一定的免疫力。

（4）流行特征　患者康复后可能再感染。老年人及伴有严重基础疾病患者感染后重症率、病死率高于一般人群，接种疫苗后可降低重症及死亡风险。

3. 身心状况

（1）症状与体征　潜伏期多为2～4d。临床分为轻型、中型、重型、危重型四型。

1）轻型：以上呼吸道感染为主要表现，如咽干、咽痛、咳嗽、发热等。

2）中型：持续高热>3d或（和）咳嗽、气促等，但呼吸频率（RR）<30次/分、静息状态下吸空气时血氧饱和度>93%。影像学可见特征性肺炎表现。

3）重型：成人符合下列任何一条且不能以新冠病毒感染以外其他原因解释。①出现气促，RR≥30次/分；②静息状态下，吸空气时指氧饱和度≤93%；③动脉血氧分压（PaO_2）/吸氧浓度（FiO_2）≤300mmHg（1mmHg=0.133kPa），高海拔（海拔超过1000m）地区应根据以下公式对PaO_2/FiO_2进行校正：$PaO_2/FiO_2×[760/大气压（mmHg）]$；④临床症状进行性加重，肺部影像学显示24～48h内病灶明显进展>50%。

儿童符合下列任何一条：①超高热或持续高热超过3d；②出现气促（<2月龄，RR≥60次/分；2～12月龄，RR≥50次/分；1～5岁，RR≥40次/分；>5岁，RR≥30次/分），除外发热和哭闹的影响；③静息状态下，吸空气时指氧饱和度≤93%；④出现鼻翼扇动、三凹征、喘鸣或喘息；⑤出现意识障碍或惊厥；⑥拒食或喂养困难，有脱水征。

4）危重型：符合以下情况之一者。①出现呼吸衰竭，且需要机械通气；②出现休克；③合并其他器官功能衰竭需ICU监护治疗。

（2）重型/危重型　高危人群：①大于65岁，尤其是未全程接种新冠病毒疫苗者；②有心脑血管疾病（含高血压）、慢性肺部疾病、糖尿病、慢性肝脏、肾脏疾病、肿瘤等基础疾病及维持性透析患者；③免疫功能缺陷（如艾滋病患者、长期使用皮质类固醇或其他免疫抑制药物导致免疫功能减退状态）；④肥胖（体质指数≥30）；⑤晚期妊娠和围生期女性；⑥重度吸烟者。

（3）心理-社会状况　患者常存在紧张焦虑情绪，应当加强心理疏导，必要时辅以药物治疗。

4. 辅助检查

（1）一般检查　发病早期外周血白细胞总数正常或减少，可见淋巴细胞计数减少，部分患者可出现丙氨酸转氨酶、天冬氨酸转氨酶、乳酸脱氢酶、肌酸激酶、肌红蛋白、肌钙蛋白和铁蛋白增高。部分患者C反应蛋白（CRP）升高，红细胞沉降率加快，降钙素原（PCT）正常。重型、危重型病例可见D-二聚体升高，外周血淋巴细胞进行性减少，炎症因子升高。

（2）病原学检查

1）核酸检测：可采用核酸扩增检测方法检测呼吸道标本（鼻咽拭子、咽拭子、痰、气管抽取物）或其他标本中的新冠病毒核酸。荧光定量PCR是目前最常用的新冠病毒核酸检测方法。

2）抗原检测：采用胶体金法和免疫荧光法检测呼吸道标本中的病毒抗原，检测速度快，其敏感性与感染者病毒载量呈正相关，病毒抗原检测阳性支持诊断，但阴性不能排除。

3）病毒培养分离：从呼吸道标本、粪便标本等可分离、培养获得新冠病毒。

4）血清学检测：新冠病毒特异性IgM抗体、IgG抗体阳性，发病1周内阳性率均较低。恢复期IgG抗体水平为急性期4倍或以上升高有回顾性诊断意义。

（3）胸部影像学　合并肺炎者早期呈现多发小斑片影及间质改变，以肺外带明显，进而发展为双肺多发磨玻璃影、浸润影，严重者可出现肺实变，胸腔积液少见。

（三）治疗要点

1. 一般治疗
按呼吸道传染病要求隔离治疗。保证充分能量和营养摄入，注意水、电解质平衡，维持内环境稳定。高热者可进行物理降温、应用解热药物。咳嗽咳痰严重者给予止咳祛痰药物。

2. 对症治疗　对重症高危人群应进行生命体征监测，特别是静息和活动后的指氧饱和度等。同时对基础疾病相关指标进行监测。根据病情给予规范有效氧疗措施，包括鼻导管、面罩给氧和经鼻高流量氧疗。

3. 抗病毒治疗　发病5d以内的轻、中型且伴有进展为重症高风险因素的成年患者，给予奈玛特韦片/利托那韦片组合包装、阿兹夫定片、莫诺拉韦胶囊治疗；单克隆抗体用于治疗轻、中型且伴有进展为重症高风险因素的成人和青少年（12～17岁，体重≥40kg）患者；COVID-19人免疫球蛋白。可在病程早期用于有重症高风险因素、病毒载量较高、病情进展较快的患者；康复者恢复期血浆可在病程早期用于有重症高风险因素、病毒载量较高、病情进展较快的患者。

4. 其他治疗　根据病情进展可适当给予免疫治疗、抗凝治疗和规范的俯卧位治疗。对于重型危重型患者在上述治疗的基础上，积极防治并发症，治疗基础疾病，预防继发感染，及时进行器官功能支持。可根据患者病情、证候及气候等情况，进行辨证论治。

（四）主要护理诊断/问题

1. 体温过高　与病毒感染有关。

2. 气体交换受损　与肺部炎症导致有效呼吸面积减少和气道内分泌物增多有关。

3. 清理呼吸道无效　与乏力、分泌物增加有关。

4. 潜在并发症：急性呼吸窘迫综合征、休克等。

（五）护理措施

1. 一般护理

（1）消毒隔离　按呼吸道传染病要求隔离。予以手卫生、呼吸道卫生和咳嗽礼仪指导。按照要求处理医疗废物，患者转出或离院后进行终末消毒。

（2）饮食与休息　卧床休息，以减少体力消耗，保证充足的睡眠。加强营养支持，给予高蛋白、高热量、高维生素易消化饮食，重症或危重症患者应加强营养风险评估遵医嘱予以肠内或肠外营养支持。

2. 病情观察

（1）密切观察生命体征和意识状态，重点监测血氧饱和度。危重型病例24h持续心电监测，每小时测量患者的心率、呼吸频率、血压、经皮动脉血氧饱和度（SpO_2），每4h测量并记录体温。

（2）观察患者咳嗽、气促、呼吸频率等，如呼吸频率（RR）>30次/分、静息状态下吸空气时指氧饱和度<93%，应警惕病情加重，及时通知医生。

（3）对于儿童要密切监测呼吸频率，观察患儿的精神反应，是否出现嗜睡、惊厥。

（4）对于实施氧疗的患者，密切监测氧疗的效果。

3. 对症护理

（1）发热的护理　严密观察患者体温变化，遵医嘱给予患者物理或药物降温，注意保暖，观察患者有无因体温过高引起的头疼、四肢酸痛等不适，给予相应护理措施。患者发热期间须卧床休息，以减少热量和营养物质的消耗。轻型或普通型患者可以适当活动；重型或危重症患者应卧床休息，恢复期可以通过做呼吸操等进行呼吸功能锻炼。

（2）呼吸支持的护理　保持呼吸道通畅，遵医嘱给予规范氧疗，接受鼻导管或面罩吸氧后，应密切观察，若呼吸窘迫和（或）低氧血症无改善，应使用经鼻高流量氧疗或无创机械通气，遵医嘱调节各项参数，并观察效果，按时予以翻身拍背。病情严重者可气管内插管或切开，呼吸机辅助通气，保持呼吸道通畅。

（3）人工气道护理　妥善固定导管，定时监测气囊压力，加强气道湿化，建议使用密闭式吸痰，必要时气管镜吸痰。积极进行气道廓清治疗，如振动排痰、体位引流等。保持面部及口腔清洁，床头抬高大于30°，防止引起误吸。气管切开处按时换药，保持清洁干燥。

（4）其他护理　按规范做好俯卧位通气，体外膜肺氧合治疗，连续性肾脏替代治疗的护理。

4. 用药护理　抗病毒药物使用前应详细阅读说明书，注意与其他药物的相互作用、不良反应等问题。

5. 心理护理　主动关心，询问患者需求，并尽量提供所需帮助和生活照顾；对有焦虑、恐惧等状况的患者，给予心理安抚与疏导。

6. 健康教育

（1）管理传染源　有呼吸道症状的患者及陪同人员就医应当佩戴医用外科口罩或医用防护口罩。有条件的居住在通风良好的单人房间，分餐饮食，避免外出活动。

（2）切断传播途径　疾病流行期间，避免去人员密集的公共场所。对患者使用过的物品、住所应进行消毒。

（3）保护易感人群　接种新冠病毒疫苗可以减少新冠病毒感染和发病，是降低重症和死亡发生率的有效手段，符合接种条件者均应接种。符合加强免疫条件的接种对象，应及时进行加强免疫接种。

第 12 节　猴痘患者的护理

案例 2-13

患者，男，24 岁。10d 前出现咽痛，右下颌淋巴结肿大，7d 前出现阴茎皮疹，伴瘙痒，初起为红色丘疹，后变为疱疹，疱疹液白色浑浊。3d 前出现发热，最高体温 38.5℃，伴头痛、乏力、肌痛。患者 14d 前有同性性接触史。

问题：1. 考虑最可能的临床诊断是什么？

2. 如何治疗和预防该病的发生？

3. 对该患者应该采取哪些护理措施？

一、概　　述

（一）概念

猴痘是一种由猴痘病毒（monkeypox virus，MPXV）感染所致的人兽共患病毒性疾病，临床主要表现为发热、皮疹、淋巴结肿大。该病主要流行于中非和西非。本病在我国属乙类传染病。

（二）病原学

猴痘病毒归类于痘病毒科正痘病毒属，电镜下猴痘病毒颗粒呈砖形或椭圆形，大小为 200nm×250nm，有包膜，病毒颗粒中有结构蛋白和 DNA 依赖的 RNA 多聚酶，基因组为双链 DNA，大小约 197kb。猴痘病毒分为西非分支和刚果盆地分支两个分支。

猴痘病毒耐干燥和低温，在土壤、痂皮和衣被上可生存数月。对热敏感，加热至 56℃ 30min 或 60℃ 10min 可灭活。紫外线和一般消毒剂均可使之灭活，对次氯酸钠、氯二甲酚、戊二醛、甲醛和多聚甲醛等敏感。

（三）发病机制

病毒从任何途径（口咽、鼻咽或皮内）侵入人体后，猴痘病毒在接种部位复制，然后扩散到局部淋巴结。首次病毒血症导致病毒扩散并播种到其他器官。此阶段为潜伏期，通常持续 7～14d，最长为 21d。症状起病与继发的病毒血症有关，导致 1～2d 的前驱症状，如病变出现前的发热和淋巴结病变。已经感染的患者此时可能具有传染性。病变从口咽部开始，然后出现在皮肤上。病变出现时常可检测出血清抗体。

二、护理评估

（一）健康史

1. 接触史　询问患者在发病前21d内是否有境外猴痘病例报告地区旅居史、与猴痘病例有密切接触、接触过猴痘病毒感染动物的血液、体液或分泌物。

2. 疫苗接种史　是否接种天花疫苗。

（二）流行病学资料

1. 传染源　主要传染源为感染猴痘病毒的啮齿类动物。灵长类动物（包括猴、黑猩猩、人等）感染后也可成为传染源。

2. 传播途径　病毒经损伤的皮肤或黏膜侵入人体。

（1）动物-人传播　人主要通过处理感染的动物或食用未经煮熟的感染动物的肉、接触感染动物病变渗出物或血液等体液或被感染动物咬伤、抓伤而感染。

（2）人-人间传播　主要通过密切接触传播，或与感染者较长时间近距离接触通过呼吸道飞沫传播。密切接触被病毒污染的物品也可感染。此外，病毒还可通过胎盘垂直传播。

3. 人群易感性　人群普遍易感。既往接种过天花疫苗者对猴痘病毒存在一定程度的交叉保护力。

4. 流行特征　猴痘高发于非洲中部和西部的部分热带雨林地区。

> **链 接　猴痘纳入乙类传染病管理**
>
> 国家卫生健康委员会公告，根据《中华人民共和国传染病防治法》相关规定，自2023年9月20日起将猴痘纳入乙类传染病进行管理，采取乙类传染病的预防、控制措施。

（三）身心状况

1. 症状与体征　潜伏期通常为6～13d，可短至5d，亦可长达21d。

（1）初始症状为发热（体温多在38.5℃以上）、头痛、肌痛、乏力和淋巴结肿大，淋巴结肿大是鉴别猴痘与天花的关键特征。

（2）发病后1～3d出现皮疹，皮疹首先出现在面部，逐渐蔓延至四肢及其他部位。皮疹多呈离心性分布，面部和四肢皮疹较躯干多见。也可累及口腔面膜、消化道、生殖器、结膜和角膜等。

（3）2～4周，发疹经历斑疹期、丘疹期、疱疹期和脓疱期。皮疹同步变化，特点是坚硬、球形、直径0.5～1.0cm，可伴有明显痒感和疼痛。在痂皮脱落前均具有传染性，在出疹后一周内传染性强（图2-17）。

（4）结痂在随后的7～14d形成并脱落，所有结痂脱落后，不再具有传染性。结痂脱落后可遗留红斑或色素沉着，甚至瘢痕，瘢痕持续时间可长达数年（图2-18）。

（5）多数病例在症状发作后3～4周自愈。

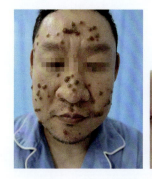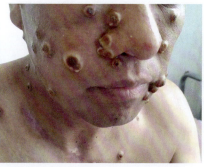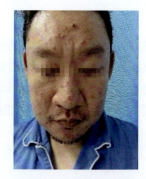

图2-17　猴痘皮肤疱疹　　　　　　　　　　　**图2-18　猴痘疱疹脱落后**

2. 并发症 部分患者可出现并发症，免疫低下者病情较重，病死者多为10岁以下的儿童，主要由并发症所致。

（1）继发细菌感染 较常见，可表现为疖、痈、蜂窝织炎、脓肿、坏死性软组织感染、化脓性淋巴结炎、咽后壁脓肿等，还可并发脓毒血症（血流感染）和脓毒性休克等。

（2）呼吸道并发症 支气管肺炎，甚至引发呼吸窘迫。

（3）消化道并发症 呕吐和（或）腹泻，可导致重度脱水、电解质紊乱及酸碱平衡紊乱。

（4）脑炎 可表现为抽搐、意识障碍，甚至昏迷。

（5）角膜炎或角膜溃疡 眼部感染可导致永久性视力丧失。

3. 心理-社会状况 由于猴痘有多种类型皮疹，患者常存在紧张、焦虑、抑郁等心理问题，应加强心理支持、疏导和相关解释工作，根据病情及时请心理专科医生会诊并参与疾病诊治，必要时给予相应药物辅助治疗。

（四）辅助检查

1. 一般检查 外周血白细胞正常或升高，血小板正常或减少。部分患者可出现转氨酶水平升高、血尿素氮水平降低、低蛋白血症等。

2. 病原学检查 如果怀疑猴痘，医务工作者应按照中国疾病预防控制中心发布的《猴痘防控技术指南》（2022年版）相关要求，采集病变皮疹、疱液、痂皮、口咽或鼻咽分泌物等标本，并将其按照生物样本安全要求运送至具有检测能力的实验室进行病原学检查。

（1）核酸检测 采用核酸扩增检测方法在皮疹、疱液、痂皮、口咽或鼻咽分泌物等标本中可检测出猴痘病毒核酸。

（2）病毒培养 采集上述标本进行病毒培养可分离到猴痘病毒。病毒培养应当在三级及以上生物安全实验室开展。

三、治疗要点

目前，对于猴痘感染尚无临床证实的特效治疗。主要是一般治疗、对症治疗、并发症治疗。

1. 一般治疗 适当休息，给予足够的营养及水分，维持水、电解质平衡。保持皮肤、口腔、眼及鼻部清洁，避免抓挠皮损部位，防止皮肤感染，接触皮疹前后应用肥皂水或含有乙醇的洗手液洗手。如伴有口腔黏膜病变可使用淡盐水或生理盐水每天漱口，保持口腔清洁。伴有生殖器或直肠肛门病变者，建议使用温水坐浴缓解症状。

2. 对症治疗 体温高者，物理降温为主，体温＞38.5℃，可应用退热药物治疗。疼痛时可予镇痛药物。

3. 并发症治疗 继发皮肤细菌感染时给予有效抗菌药物治疗，根据病原菌培养分离鉴定和药敏试验结果加以调整。不建议预防性应用抗菌药物。出现角膜病变时，可应用滴眼液，辅以维生素 A 等治疗。出现脑炎时给予镇静、脱水降颅内压、保护气道等治疗。

四、主要护理诊断/问题

1. 体温过高 与猴痘病毒感染有关。

2. 皮肤完整性受损 与猴痘病毒所致皮疹有关。

3. 急性疼痛 与猴痘病毒感染有关。

4. 潜在并发症： 皮肤继发细菌感染、支气管肺炎、脑炎等。

五、护理措施

（一）一般护理

1. 隔离 执行经接触传播和经飞沫传播的隔离措施。疑似病例和确诊病例应安置在隔离病房，疑似病例单间隔离。患者使用的衣物、床单被罩等纺织物品，无肉眼可见污染物时，可用有效氯500mg/L的含氯消毒剂或1000mg/L的季铵盐类消毒剂浸泡30min后，按照常规清洗；有血液、体液分泌物、排泄物等污染物时，建议均按照医疗废物集中处理。

2. 休息与饮食 保证充足的休息；给予高蛋白、高热量、高维生素饮食，避免辛辣刺激性食物。

（二）病情观察

1. 初始症状监测 监测患者体温变化，体温大于38.5℃时，遵医嘱使用降温药物，并监测降温效果，监测患者疼痛的程度，及时给予镇痛药物，并观察镇痛效果。

2. 皮疹观察 观察患者皮疹发生情况，部位、数量、大小、是否有继发感染，以及皮疹周围皮肤情况。

3. 并发症 观察有无角膜病变、脑炎及继发皮肤细菌感染等并发症。

（三）对症护理

1. 发热和疼痛 嘱患者多饮水，严密观察体温变化，遵医嘱进行对症处理。针对发热和轻度疼痛可应用对乙酰氨基酚治疗；如疼痛难以耐受，遵医嘱应用曲马多或阿片类药物。向患者讲解疼痛的原因、治疗方法及注意事项，提高患者对疼痛的认知和自我管理能力。

2. 皮肤护理 保持皮疹部位清洁干燥，避免继发细菌感染。避免抓挠皮肤，防止皮肤破损。接触皮疹前后应用肥皂水或含乙醇的洗手液洗手。保持床褥干燥、清洁，大量出汗时及时更换衣物。

3. 口腔护理 口腔黏膜病变者每日清洗口腔2～3次，每次进食后用温水漱口，以保持口腔清洁、黏膜湿润。口唇或口角干裂者，局部涂以润唇膏。

4. 并发症的护理 继发皮肤细菌感染时给予抗生素治疗，同时做好皮肤消毒护理。出现角膜病变时，遵医嘱应用滴眼液，协助患者生活护理，防止跌倒。出现脑炎时给予镇静、脱水降颅内压、保护气道等治疗。

（四）用药护理

遵医嘱用药，严密观察疗效及不良反应。使用脱水剂时，应快速静脉滴注，同时注意观察患者的呼吸、心率、血压、瞳孔和神志等改变。

（五）心理护理

护理人员应向患者讲解疾病的相关知识，增强其战胜疾病的信心。了解患者的心理状况和需求，针对其心理问题，提供心理疏导和安慰。关注患者情绪变化，及时发现和处理可能出现的心理问题，确保患者的心理健康。

（六）健康教育

1. 对患者的指导 确诊患者应进行医院或居家隔离，并尽可能合理地完全遮盖皮损，直至所有皮损结痂自然脱落，形成新的皮层。提高患者对疾病的认识、提高报告的真实性。如怀疑自身患有猴痘，应及时主动就诊。

2. 疾病预防指导

（1）管理传染源 对确诊患者应进行医疗机构或居家隔离。对于接触该病毒的人员应在21d内监测体温和症状。感染性与症状发作具有一致性，因此，密切接触者在无症状时不需要隔离。入境隔离点应主动对入境人员进行猴痘病毒排查，特别是入境前21d内有猴痘疫情报告国家旅居人员。

（2）切断传播途径 避免与确诊猴痘患者发生密切接触，若意外接触，应用肥皂水或使用含乙醇的洗手液洗手。避免接触可能携带猴痘病毒的动物，如啮齿类、灵长类和有袋类动物等；避免食用或处理野生野味。对患者的分泌物、粪便及血液污染物按照《医疗机构消毒技术规范》进行严格消毒处理。

（3）保护易感人群

1）接种疫苗是预防猴痘最有效的方法之一。接种对象：高风险人群，如医务人员、实验室工作人员、男男同性性行为人群。接种时间：建议在接触猴痘病毒前至少两周接种，接种剂量：通常需要接种两剂，间隔4周。

2）医护人员和陪护人员要做好个人防护，如佩戴一次性乳胶手套、医用防护口罩、一次性隔离衣等。

自 测 题

1. 下列肝炎中不属于病毒性肝炎的是（　　）

　　A. 甲型肝炎　　　　　　B. 乙型肝炎

　　C. 丙型肝炎　　　　　　D. 戊型肝炎

　　E. 酒精性肝炎

2. 病毒性肝炎的临床类型不包括（　　）

　　A. 急性肝炎　　　　　　B. 慢性肝炎

　　C. 重型肝炎　　　　　　D. 自身免疫性肝炎

　　E. 淤胆型肝炎

3. 乙型肝炎和丙型肝炎主要通过下列哪种途径传播（　　）

　　A. 血液传播　　　　　　B. 空气传播

　　C. 消化道传播　　　　　D. 共享餐具

　　E. 握手

4. 干扰素是慢性乙型肝炎常用治疗药物，下列不属于干扰素常见副作用的是（　　）

　　A. 流感样症状　　　　　B. 外周白细胞水平降低

　　C. 血小板水平升高　　　D. 诱发自身免疫性疾病

　　E. 体重下降

5. 关于急性病毒性肝炎的护理措施下列描述错误的是（　　）

　　A. 应卧床休息为主

　　B. 进食宜清淡、易消化、富含维生素

　　C. 为体现家庭关心，嘱患者家属和患者共同进餐

　　D. 注意观察患者生命体征和意识状态

　　E. 注意观察患者黄疸的加深或消退情况

6. 人体感染脊髓灰质炎病毒后，绝大多数为（　　）

　　A. 病毒被清除　　　　　B. 隐性感染

　　C. 显性感染　　　　　　D. 病毒携带状态

　　E. 潜伏性感染

7. 以下哪一点不符合脊髓灰质炎的流行病学特点（　　）

　　A. 人是脊髓灰质炎病毒的唯一天然宿主

　　B. 患者作为传染源的意义不大

　　C. 可通过粪-口途径传播

　　D. 发病季节以冬春季为主

　　E. 人群对脊髓灰质炎病毒普遍易感

8. 要达到预防乃至最终消灭脊髓灰质炎的目的，最重要的措施是（　　）

　　A. 彻底治愈脊髓灰质炎患者，包括后遗症的患者

　　B. 及时、全部隔离脊髓灰质炎患者

　　C. 开展体育锻炼，增强人们体质

　　D. 适龄儿童全部服脊髓灰质炎疫苗

　　E. 与脊髓灰质炎病毒感染者有密切接触者，及时肌内注射足量的丙种球蛋白

9. 脊髓灰质炎最重要的传染源是（　　）

　　A. 急性期发热的患者　　B. 隐性感染者

　　C. 出现瘫痪的患者　　　D. 后遗症患者

　　E. 携带病毒的猪

10. 脊髓灰质炎最主要的传播途径是（　　）

　　A. 粪-口途径　　　　　B. 飞沫传播

　　C. 虫媒传播　　　　　　D. 日常生活接触

　　E. 输血及血制品

11. 目前临床上判定肝细胞损伤最特异、最灵敏、最常用的指标是（　　）

　　A. γ-氨酰转肽酶　　　　B. 天冬氨酸转氨酶

　　C. 碱性磷酸酯酶　　　　D. 丙氨酸转氨酶

　　E. 以上均是

12. 关于凝血酶原活动度下列哪项说法正确（　　）

　　A. 凝血酶原活动度是反映患者黄疸程度的指标

　　B. 其高低与肝脏损害程度成正比，数值越高，提示肝损伤越重

　　C. <70%是诊断重型肝炎（肝衰竭）的重要依据

　　D. 不能通过凝血酶原活动度判断疾病预后情况

　　E. 其高低与肝脏损害程度成反比，数值越低，提示肝损伤越重

13. 以下哪项病原学检测结果是甲型肝炎近期感染的标志（　　）

　　A. 甲型肝炎病毒抗体IgM阳性

　　B. 甲型肝炎病毒抗体IgM阴性

　　C. 甲型肝炎病毒抗体IgG阴性

　　D. 甲型肝炎病毒抗体IgG阳性

　　E. HBsAb阳性

14. 出现下列哪种情况即可被列为流感重症病例（　　）

　　A. 发热、头痛、肌痛和全身不适

B. 食欲减退

C. 鼻塞、流涕、胸骨后不适

D. 持续高热＞3天，伴有剧烈咳嗽、咳脓痰、血痰，或胸痛

E. 咽部不适、干咳

15. 流感最常见的并发症是（　　）

A. 中耳炎　　　　　B. 肺炎

C. 神经系统损伤　　D. 心脏损伤

E. 肌肉损伤

16. 流感的临床表现，不正确的是（　　）

A. 全身症状重

B. 上呼吸道卡他症状较轻或不明显

C. 大部分患者病程呈自限性

D. 最常见并发症是心肌炎

E. 年老、免疫力低下患者易发展成重症病例

17. 流感病毒主要通过以下哪种途径传播（　　）

A. 空气　　　　　　B. 空气、飞沫

C. 虫媒　　　　　　D. 母婴

E. 消化道

18. 流感的主要传染源是（　　）

A. 患者　　　　　　B. 密切接触者

C. 易感者　　　　　D. 隐性感染者

E. 患者和隐性感染者

19. 下列不属于人感染高致病性禽流感的传播方式的是（　　）

A. 接触病禽　　　　B. 接触健康带毒禽

C. 接触被污染的水　D. 接触人禽流感患者

E. 接触被污染的羽毛

20. 麻疹患儿无并发症者具有传染性的时段为（　　）

A. 出疹期

B. 出疹前5d至出疹后10d

C. 出疹前5d至出疹后5d

D. 出疹前10d至出疹后10d

E. 出疹前10d至出疹后5d

21. 麻疹病毒主要是通过以下哪种途径传播（　　）

A. 接触　　　　　　B. 血液

C. 虫媒　　　　　　D. 呼吸道

E. 消化道

22. 典型麻疹的出疹顺序为（　　）

A. 四肢→躯干→面部→颈部

B. 上肢→躯干→下肢→头面部

C. 面部→躯干→四肢

D. 手足→躯干→面部

E. 耳后发迹→面部→躯干→四肢

23. 患儿，女，6岁。高热3d，发疹1d，伴畏光、流泪就诊，入院诊断为麻疹。病程第7d患儿高热39.6℃，咳嗽加剧，鼻翼翕动，轻度发绀，最可能发生的并发症是（　　）

A. 肺炎　　　　　　B. 脑炎

C. 喉炎　　　　　　D. 心肌炎

E. 中耳炎

24. 降低麻疹发病率的关键措施是（　　）

A. 隔离麻疹患者

B. 注意公共场所卫生

C. 早发现、早诊断、早治疗麻疹患者

D. 高发季，减少去公共场所

E. 婴幼儿按时注射麻疹疫苗

25. 水痘患儿出疹时，其皮肤病变仅限于（　　）

A. 表皮　　　　　　B. 真皮

C. 黏膜层　　　　　D. 皮下结缔组织及脂肪组织

E. 肌层

26. 水痘的传染源是（　　）

A. 患者　　　　　　B. 土壤

C. 病原携带者　　　D. 受感染的动物

E. 密切接触传播

27. 抗水痘病毒首选的药物是（　　）

A. 阿糖胞苷　　　　B. 利巴韦林

C. 干扰素　　　　　D. 奥司他韦

E. 阿昔洛韦

28. 患儿，女，8岁。确诊为水痘，皮疹瘙痒难忍，护士健康指导正确的是（　　）

A. 指导其隔衣物挠抓皮疹

B. 涂甲紫

C. 涂抗生素软膏

D. 把水疱刺破

E. 涂抹炉甘石洗剂

29. 患儿，女，3岁。确诊为水痘。在家隔离期间因皮疹痒搔抓致皮肤出现感染，目前不妥的措施是（　　）

A. 尽快抗生素治疗　B. 保持皮肤清洁

C. 应用激素　　　　D. 观察疱疹感染情况

E. 疱疹污染的物品均需消毒处理

30. 流行性腮腺炎的潜伏期平均为（　　）

A. 6d　　　　　　　B. 9d

C. 12d　　　　　　D. 15d

E. 18d

31. 对无并发症的急性腮腺炎患儿，正确的隔离方式是（　　）

A. 保护性隔离　　　B. 接触隔离

C. 血液隔离　　　　D. 消化道隔离

E. 家中隔离

32. 流行性腮腺炎是腮腺炎病毒引起的急性呼吸道传染病。几岁以下的婴幼儿可从母体获得特异性抗体而很少发病（　　）

A. 1岁　　　　　　B. 3个月

C. 2岁　　　　　　　　D. 6个月

E. 1.5岁

33. 患儿，女，5岁。双侧腮腺肿大，表面不红，有触痛，针对该患儿的情况，正确的饮食原则是（　　）

A. 适当补充干果类食物

B. 供给酸味食物促进唾液分泌

C. 多饮水，给予流质食物

D. 允许患儿进食糖果、巧克力以补充能量

E. 增加粗纤维食物

34. 患儿，女，8岁。流行性腮腺炎急性期，护士对其家属的护理指导不正确的是（　　）

A. 卧床休息

B. 避免酸性食物

C. 用复方硼砂含漱液漱口

D. 腮腺局部热敷

E. 隔离患儿至腮腺肿大消退

35. 我国流行的肾综合征出血热主要的传染源是（　　）

A. 猪　　　　　　　　B. 黑线姬鼠和褐家鼠

C. 出血热患者　　　　D. 家禽

E. 以上都不是

36. 肾综合征出血热病程进入少尿期的标志是（　　）

A. 热退病重，血压下降

B. 尿量＜400ml/d

C. 尿量＜50ml/d

D. 尿量＞2000ml/d

E. 热退后病情缓解

37. 肾综合征出血热发热期禁忌使用（　　）

A. 冷敷　　　　　　　B. 地塞米松

C. 甘露醇　　　　　　D. 发汗退热剂

E. 干扰素

38. 肾综合征出血热的确诊依据是（　　）

A. 临床上表现有"三痛"和"三红"

B. 血常规中出现异型淋巴细胞和血小板减少

C. 尿中可见膜状物

D. 临床上有三大主征：发热、出血、肾损害

E. 特异性IgM抗体1：20以上

39. 肾综合征出血热少尿期治疗原则哪项是错误的（　　）

A. 稳定内环境，输液量=尿量及吐泻量+（500～700）ml

B. 无消化道出血时可进行导泻疗法

C. 腹膜或血液透析

D. 促进利尿

E. 宜高糖、高维生素、高蛋白饮食

40. 以昆虫为媒介传播的疾病是（　　）

A. 肺结核　　　　　　B. 流行性腮腺炎

C. 猩红热　　　　　　D. 流行性乙型脑炎

E. 禽流感

41. 患儿，女，7岁。因发热、头痛、呕吐、腹泻2d入院。

患儿精神萎靡，抽搐2次。查体嗜睡，颈强直（+），克尼格征（+），血常规示白细胞14×10⁹/L，脑脊液检查：脑脊液无色透明，白细胞数110×10⁶/L，中性粒细胞82%。该患者最可能的诊断是（　　）

A. 中毒型细菌性痢疾　　B. 化脓性脑膜炎

C. 高热惊厥　　　　　　D. 流行性乙型脑炎

E. 流行性脑脊髓膜炎

42. 狂犬病的主要传播途径是（　　）

A. 咬伤传播　　　　　　B. 粪-口传播

C. 空气飞沫传播　　　　D. 媒介昆虫传播

E. 血液或体液传播

43. 在护理狂犬病患者时不正确的措施是（　　）

A. 护理操作应集中在使用镇静剂后进行

B. 患者住单人房间，避免水、声、光、风的刺激

C. 医务人员接触患者时应戴口罩和橡胶手套

D. 呼吸肌痉挛不能用镇静剂控制时，可气管切开和机械通气

E. 患者咽肌痉挛不能进食时可静脉输液，但不应插胃管，以免增加对咽的刺激

44. 关于艾滋病最主要的传播途径，正确的是（　　）

A. 性接触　　　　　　B. 输液或输血

C. 母婴　　　　　　　D. 昆虫

E. 器官移植

45. 可能传播艾滋病病毒的途径是（　　）

A. 同桌进餐　　　　　B. 输血

C. 共享浴具　　　　　D. 握手

E. 拥抱

46. 患者，男，27岁。因低热、全身不适、头痛、畏食、肌肉关节疼痛，以及淋巴结肿大就诊，实验室检查结果显示血清抗-HIV阳性。护士为其指导日常生活的注意事项中应除外（　　）

A. 排泄物用漂白粉消毒

B. 教给患者用药方面的知识和可能出现的不良反应

C. 性生活应使用安全套

D. 加强心理疏导

E. 外出时应戴口罩

47. 艾滋病患者服用齐多夫定时，应定期检查（　　）

A. 肝功能　　　　　　B. 电解质

C. 血糖　　　　　　　D. 血常规

E. 红细胞沉降率

48. 新冠病毒感染者在潜伏期即有传染性，发病后几天内传染性最强（　　）

A. 5d　　　　　　　　B. 7d

C. 3～7d　　　　　　D. 14d

E. 3d

49. 新冠病毒感染主要影响哪个器官系统（　　）

A. 呼吸系统　　　　　B. 循环系统

C. 消化系统　　　　　　D. 泌尿系统

E. 内分泌系统

50. 对于新冠病毒最有效的预防方式是（　　　）

A. 戴口罩　　　　　　　B. 不去人多的场所

C. 勤洗手　　　　　　　D. 接种疫苗

E. 勤通风

51. 新冠病毒感染的潜伏期是（　　　）

A. 7～14d　　　　　　　B. 7～10d

C. 21d　　　　　　　　　D. 2～4d

E. 14d

52. 猴痘纳入乙类传染病进行管理的时间是（　　　）

A. 2020年5月20日　　B. 2023年5月20日

C. 2022年6月15日　　D. 2023年9月15日

E. 2023年9月20日

53. 猴痘的医学观察期是（　　　）

A. 6d　　　　　　　　　B. 13d

C. 5d　　　　　　　　　D. 7d

E. 21d

54. 猴痘病毒对热敏感，加热至什么程度10～30min可灭活（　　　）

A. 45℃　　　　　　　　B. 50℃

C. 55℃　　　　　　　　D. 56～60℃

E. 30℃

55. 猴痘结痂脱落后可遗留红斑或色素沉着，甚至瘢痕，瘢痕持续时间可长达（　　　）

A. 数年　　　　　　　　B. 1年

C. 3年　　　　　　　　　D. 10年

E. 2年

56. 猴痘患者产生的生活垃圾按照什么处理（　　　）

A. 医疗垃圾　　　　　　B. 生活垃圾

C. 其他垃圾　　　　　　D. 感染性垃圾

E. 有害垃圾

（王成宝　蒋　莉　秦召敏　郑　丹　徐　慧　马　琼　李玉华　王　颖）

第**3**章
细菌性传染病患者的护理

📝 **学习目标**

1. 素质目标　树立人文关怀意识，尊重生命、关爱生命，具有良好的职业道德，积极投身传染病防治工作中。

2. 知识目标　掌握常见细菌性传染病患者的预防、隔离措施；熟悉常见细菌性传染病患者的护理评估、护理诊断、护理措施；了解常见细菌性传染病患者病因及发病机制。

3. 能力目标　具备处理细菌性传染病患者中血源性病原体职业暴露的方法；能够实施常见细菌性传染病患者的护理措施；能开展有关细菌性传染病的健康教育。

第 1 节　伤寒患者的护理

📝 **案例 3-1**

患者，男，40 岁。因持续发热 10d，伴腹泻 4d 入院。患者 10d 前开始出现发热症状，后体温逐渐升高，最高体温 39.6℃，4d 前出现腹泻，4～5 次 / 天，无脓血便，曾在当地社区医院就诊，按"病毒感染"治疗，效果欠佳，来院就诊。自诉 10d 前曾到外地出差后返回本地。查体：T 39.2℃，P 87 次 / 分，R 20 次 / 分，BP 126/70mmHg。神志清，精神不振，急性病面容，胸前可见数颗米粒大小、压之褪色的淡红色皮疹，肝脏右肋下 2cm，脾左肋下 1cm，血常规：WBC 3.7×10^9/L，N 68%，嗜酸性粒细胞消失；粪便常规：白细胞 5～10/ 个；肥达反应：伤寒沙门菌 O 抗体＞1：320，伤寒沙门菌 H 抗体＞1：640。

问题： 1. 患者可能的临床诊断是什么？

2. 如何治疗和预防该疾病的发生？

3. 对该患者应采取哪些护理措施？

一、概　　述

（一）概念

伤寒（typhoid fever）是由伤寒沙门菌经消化道侵入引起的急性肠道传染病，以持续菌血症、单核-巨噬细胞系统受累、回肠远端微小脓肿及溃疡形成为基本病理特征。典型的临床表现包括持续发热、相对缓脉、全身中毒症状、消化道症状、肝脾大、玫瑰疹，常出现白细胞减少等，可出现肠出血、肠穿孔等严重并发症。本病在我国属乙类传染病。

（二）病原学

伤寒沙门菌属于沙门菌中的 D 群，不形成芽孢，革兰氏染色阴性，呈短杆状，有鞭毛，能活动，菌体裂解时可释放强烈的内毒素，是致病的重要因素。本菌具有菌体抗原（O 抗原）、鞭毛抗原（H 抗原）及表面抗原（Vi 抗原），在机体感染后可诱生相应的抗体，但并非保护性抗体。

伤寒沙门菌在自然界中的生命力较强，在水中一般可存活 2～3 周，在粪便中能生存 1～2 个月，在牛奶中不仅能生存，而且可繁殖，能耐低温，在冰冻环境中可生存数月。对光、热、干燥及消毒剂的抵抗力较弱，日光直射数小时即被杀灭，加热至60℃经15min或煮沸后立即死亡，在5%苯酚中5min即被杀死。

（三）发病机制

伤寒沙门菌内毒素是重要的致病因素。伤寒沙门菌随污染的水或食物进入消化道后，一般可被胃酸杀灭，若入侵病菌数量较多或胃酸缺乏时，致病菌可进入小肠，侵入肠黏膜，然后再由胸导管进入血流而引起短暂的菌血症，即原发菌血症期。伤寒沙门菌随血流进入肝、脾、胆囊、肾和骨髓后继续大量繁殖，再次进入血流，引起第二次菌血症并释放强烈的内毒素，患者产生发热、全身不适等临床症状，出现皮肤玫瑰疹和肝、脾大等，此时相当于病程的第1～2周。病程第2～3周，伤寒沙门菌继续随血流散播至全身各脏器与皮肤等处，经胆管进入肠道随粪便排出，部分穿过小肠黏膜再度侵入肠壁淋巴组织，在原已致敏的肠壁淋巴组织中产生严重的炎症反应和单核细胞浸润，引起坏死、脱落而形成溃疡，若波及病变部位血管可引起出血，若侵及肌层与浆膜层则可引起肠穿孔。病程第4周开始，人体产生的免疫力逐渐加强，表现为体液免疫和细胞免疫功能增强，吞噬细胞作用加强等，伤寒沙门菌从血流与脏器中逐渐消失，肠壁溃疡渐趋愈合，疾病最终痊愈。

二、护理评估

（一）健康史

1. 接触史　询问患者发病曾到过或生活在伤寒、副伤寒流行区；有伤寒、副伤寒患者、带菌者密切接触史；有喝生水等不良习惯。

2. 疫苗接种史　是否接种过伤寒、副伤寒甲、乙三联菌苗。

（二）流行病学资料

1. 传染源　患者及带菌者是主要传染源。典型伤寒患者在病程2～4周排菌量最大，每克粪便含菌量可达数十亿个，传染性强。轻型患者由于难以被及时诊断、隔离，向外界环境排菌的可能性大，具有重要的流行病学意义。带菌者可分为如下几类。

（1）潜伏期带菌者，即伤寒患者在潜伏期已经从粪便排菌。

（2）暂时带菌者，即恢复期仍然排菌但在3个月内停止者。

（3）慢性带菌者，即恢复期排菌超过3个月者。有胆石症或慢性胆囊炎等胆道系统疾病的女性或老年患者容易变为慢性带菌者，少数患者可终身排菌，是伤寒不断传播甚至流行的主要传染源。

2. 传播途径　主要通过粪-口途径传播。病菌随患者或带菌者的粪便排出体外，通过水、食物、日常生活接触、苍蝇和蟑螂等媒介而传播，水源污染是本病重要的传播途径，是引起暴发流行的主要原因。散发病例大多与日常生活接触传播有关。

3. 人群易感性　人群普遍易感，病后可获得持久免疫力，很少二次发病。伤寒和副伤寒之间没有交叉免疫。

4. 流行特征　本病主要发生于夏秋季，发病以儿童与青壮年为主，无明显性别差异。

本病潜伏期为10d左右，其长短与感染细菌量以及机体免疫状态有关。食物型暴发流行可短至48h，而水源性暴发流行可长达30d。典型伤寒的自然病程为4～5周。

> **链接　伤寒流行现状**
>
> 我国伤寒/副伤寒持续呈低流行水平，近年的发病率明显下降；发病热点区域主要集中在云南省、贵州省、广西壮族自治区和四川省，并向东部地区扩散，西南地区是防控的重点；<3岁婴幼儿和≥60岁老年人需重点关注。

（三）身心状况

1. 症状与体征 潜伏期长短与伤寒沙门菌的感染量及机体的免疫状态有关，一般为3～60d，平均为8～14d。

（1）典型伤寒临床自然病程可分为四期。

1）初期：病程第1周，也称侵袭期。大多起病缓慢，发热是最早出现的症状。发热前可有畏寒，但少有寒战。随病情逐渐加重，体温呈阶梯形上升，3～7d达39～40℃，还可伴全身不适、头痛、乏力、四肢酸痛、食欲减退、腹部不适、咽痛、咳嗽等症状。

2）极期：病程第2～3周，常出现伤寒特征性表现，肠出血、肠穿孔等并发症多在本期出现。①发热：呈持续高热，以稽留热为主，少数呈弛张热或不规则热，热程较长，持续10～14d。②消化道症状：出现腹部不适、腹胀，多数患者有便秘，少数患者表现为腹泻。右下腹可有轻压痛。③神经系统症状：与疾病的严重程度成正比。患者出现特殊的中毒面容，精神恍惚、表情淡漠、呆滞、反应迟钝。耳鸣、听力减退，重者可有谵妄、昏迷或脑膜刺激征等中毒性脑病表现。④循环系统症状：常有相对缓脉或重脉。相对缓脉是指在发热的患者，其脉搏增快与体温升高的程度不成正比，即

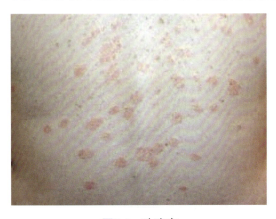

图3-1 玫瑰疹

体温每升高1℃，脉搏每分钟增加10～15次。并发中毒性心肌炎时，相对缓脉不显著。重症患者出现脉搏细速、血压下降、循环衰竭。⑤肝、脾大：多数患者在病程1周末可有肝、脾大，质软有压痛。并发中毒性肝炎时，肝功能异常，部分患者可有黄疸。⑥玫瑰疹：病程第7～14d，部分患者在胸、腹、肩背等部位的皮肤分批出现直径2～4mm淡红色小斑丘疹，称为玫瑰疹（图3-1），压之褪色，多在10个以内，2～4d内消退。

3）缓解期：病程第3～4周，体温逐渐下降，各种症状逐渐减轻，肿大的肝脾开始回缩。本期小肠病理改变仍处于溃疡期，因此仍可能出现各种肠道并发症。

4）恢复期：病程第5周，体温恢复正常，临床症状消失，肝脾恢复正常。约1个月完全康复。体弱、原有慢性疾病或出现并发症者，病程往往较长。

（2）复发和再燃 少数患者热退后1～3周，临床症状再现，血培养再度阳性，称为复发。复发与胆囊或单核-巨噬细胞系统中潜伏的病菌大量繁殖、再度侵入血液循环有关，见于抗菌治疗不彻底、机体抵抗力低下的患者。部分缓解期患者体温下降还未恢复正常时，又重新上升，血培养阳性，持续5～7d后退热，称再燃。可能与菌血症仍未被完全控制有关。

2. 并发症

（1）肠出血 为伤寒最常见的并发症，多见于病程第2～3周。轻重不一，从粪便隐血阳性至大量血便。出血量少时可无症状，大量出血可引起出血性休克。饮食不当、腹泻及用力排便等常为肠出血诱因。

（2）肠穿孔 为最严重的并发症，多见于病程第2～3周。穿孔部位好发于回肠末段。穿孔前常有腹胀、腹泻或肠出血等先兆，穿孔时患者突然右下腹剧痛，伴恶心、呕吐、冷汗、脉搏细速，呼吸急促，体温与血压下降，经1～2h后体温又迅速回升，并出现腹膜刺激征等。X线检查膈下有游离气体。

（3）其他 可见中毒性肝炎、中毒性心肌炎、气管炎、肺炎等，少见溶血性尿毒综合征。

3. 心理-社会状况 由于患者及其家属对伤寒的认知程度偏低，患者对疾病引起的各种不适与变化等常会出现焦虑、恐惧等不良心理反应。

（四）辅助检查

1. 一般检查

（1）血常规检查　白细胞数减少，计数为（3～5）×10⁹/L，中性粒细胞减少，可能与伤寒内毒素抑制骨髓造血有关。嗜酸性粒细胞减少或消失，并随病情好转后逐渐恢复正常，复发时可再度减少或消失。嗜酸性粒细胞数量高低与病情轻重呈正相关，故嗜酸性粒细胞计数对诊断和评估病情均有重要的参考意义。

（2）粪便检查　腹泻患者可见少量白细胞，并发肠出血时粪便隐血试验可为阳性或者出现肉眼血便。

2. 细菌学检查

（1）血培养　是本病最常用的确诊方法。发病第1～2周血培养阳性率最高，之后阳性率逐渐下降。

（2）骨髓培养　阳性率高于血培养，阳性持续时间长，对已用抗生素治疗、血培养阴性的患者尤为适用。

（3）粪便培养　在发病第3～4周阳性率最高，对早期诊断价值不高，常用于判断带菌情况。

3. 血清学检查　肥达反应（Widal reaction）又称肥达试验、伤寒血清凝集试验。该试验应用伤寒沙门菌O抗原和H抗原，通过凝集反应检测患者血清中相应抗体的凝集效价，对伤寒有辅助诊断价值。通常发病后7～10d抗体出现，第3～4周阳性率达90%。一般O抗体效价1∶80以上，H抗体效价1∶160以上，或急性期和恢复期双份血清效价升高4倍以上，有辅助诊断价值。

三、治疗要点

1. 一般治疗　体温正常后2周或症状消失后5d和10d各做粪便培养，连续2次阴性（2次间隔为2～3d）方可解除隔离。接触者应医学观察2周。

2. 病原治疗　是伤寒治疗的关键，在没有药敏试验结果前，首选喹诺酮类药物，如环丙沙星、氧氟沙星、左氧氟沙星等，疗程14d；第三代头孢菌素类药物有较强的抗伤寒沙门菌作用，在胆汁中浓度高，不良反应少，是孕妇、儿童的首选药，但与喹诺酮类药物相比退热时间较长，常用药物有头孢噻肟、头孢哌酮、头孢他啶、头孢曲松等，疗程14d。

3. 并发症治疗

（1）肠出血　绝对卧床休息，禁食，应用止血药物，根据出血情况酌情输血、补液，严密观察血压、脉搏、神志及便血情况。经积极治疗仍出血不止者，应考虑手术治疗。

（2）肠穿孔　禁食、胃肠减压、手术治疗，同时加用有效、足量的抗生素，控制腹膜炎。

四、主要护理诊断/问题

1. 体温过高　与伤寒沙门菌感染、释放大量内源性致热原有关。

2. 营养失调：低于机体需要量　与发热、食欲减退、消化功能低下有关。

3. 潜在并发症：肠出血、肠穿孔。

五、护 理 措 施

（一）一般护理

1. 隔离　执行消化道隔离措施。

2. 休息　发热期间患者绝对卧床休息至热退后1周，以减少热量和营养物质的消耗，同时减少肠蠕动，避免肠道并发症的发生。恢复期无并发症者可逐渐增加活动量。

3. 饮食 极期给予营养丰富、清淡的流质饮食，少量多次饮水，少量多餐，避免过饱。有肠出血时应禁食，静脉补充营养。缓解期可给予易消化的高热量、高蛋白、高维生素、少渣或无渣的流质或半流质饮食，避免进食刺激性和产气食物，并观察进食后胃肠道反应。恢复期患者食欲好转，可逐渐恢复至正常饮食，忌暴饮暴食或进食生冷、硬、不易消化的食物。

（二）病情观察

密切观察生命体征，注意观察面色及意识状态的变化；密切观察大便情况如颜色、性状，注意粪便隐血，以及腹胀、便秘、腹泻等情况；注意观察玫瑰疹出现的部位、数量等情况；注意观察有无突发右下腹剧痛、腹肌紧张、腹部压痛及反跳痛；此外，还要注意有无肝脾大及肝功能异常情况等。

（三）对症护理

（1）发热 高热患者可适当应用物理降温，如头部冰敷、温水或乙醇擦浴等，不宜用强烈发汗退热药，以免虚脱。

（2）腹胀 腹胀时停止摄入牛奶及糖类食物，并注意补充钾盐。可用松节油热敷腹部、肛管排气或生理盐水低压灌肠，禁用新斯的明，以免引起剧烈肠蠕动，诱发肠出血或肠穿孔。

（3）便秘 应保证至少间排便1次，如有便秘则可用开塞露或温生理盐水低压灌肠，忌用泻药。告知患者排便时切忌过度用力，防止因剧烈肠蠕动或腹腔内压力过大诱发肠出血或肠穿孔。

（4）腹泻 可用收敛药，忌用阿片类药物。

（5）肠出血和肠穿孔的护理 肠出血的患者要绝对卧床休息，保持安静，必要时给镇静剂；密切观察患者的面色、脉搏、血压变化及每次排便的量和颜色，大出血者酌情多次输新鲜血，注意水、电解质平衡。肠穿孔患者在密切监测生命体征的同时，积极准备手术治疗。

（四）用药护理

遵医嘱用药，注意观察抗菌药物的疗效及副作用。喹诺酮类药物是目前治疗伤寒的首选药物，注意用药后胃肠道反应，孕妇、儿童、哺乳期妇女慎用。

（五）心理护理

护理人员应客观评估患者及家属对伤寒的认知程度、心理状态，帮助患者及其家属熟悉本病的有关知识，消除患者的不良心理反应。指导患者家属在情感上关心支持患者，进而减轻患者的心理压力。

（六）健康教育

1. 对患者的指导 指导患者保证充足的休息和睡眠，在恢复期切忌暴饮暴食。出院后，继续休息1～2周，遵医嘱用药，定期复查，若有发热等不适，应及时就诊。

2. 疾病预防指导

（1）管理传染源 及早隔离、治疗患者。隔离期应至临床症状消失、体温恢复正常后2周为止。亦可进行粪便培养检查，5～10d一次，连续2次均为阴性者可解除隔离。饮食、保育、供水等行业从业人员应定期检查，及早发现带菌者。对慢性带菌者严格执行监督管理。

（2）切断传播途径 是预防本病的关键性措施。患者的大小便、便器、食具、衣物等均须消毒处理。做好卫生宣教，严格粪便、水源和饮食卫生管理，消灭苍蝇。养成良好的卫生习惯，饭前便后洗手，不吃不洁食物，不饮用生水、生奶等。改善给水卫生，严格执行水的卫生监督是控制伤寒流行的重要环节。

（3）保护易感人群 对易感人群可进行伤寒、副伤寒甲、乙三联菌苗预防接种，皮下注射3次，间隔7～10d，各0.5ml、1.0ml、1.0ml；免疫期为1年。每年可加强1次，1ml皮下注射。伤寒Ty21a活疫苗，第1、3、5和7d各口服1个胶囊。以上疫苗仅有部分免疫作用，已经进行免疫预防的个体仍然需要注意饮食卫生。

第2节 细菌性痢疾患者的护理

案例3-2

患者，男，19岁。因"发热、腹泻1d入院"。1d前患者因进食不洁食物后发热，体温高达39℃，伴头痛、乏力、食欲不振等症状，随之出现腹泻，初始为黄稀便，后转成黏液脓血便，有阵发性腹痛，伴里急后重感。查体：T 39.1℃，P 110次/分，R 22次/分，BP 110/75mmHg；血常规：Hb 120g/L，WBC $20×10^9$/L；粪便常规：脓血便，白细胞满视野，红细胞8～10个/HP。

问题： 1. 患者最可能的临床诊断是什么？

2. 如何对患者进行饮食指导？

一、概　　述

（一）概念

细菌性痢疾（bacillary dysentery）简称菌痢，是由志贺菌（痢疾杆菌）引起的急性肠道传染病。本病主要病理变化是直肠、乙状结肠的炎症与溃疡。临床主要表现为高热、畏寒、腹痛、腹泻、里急后重及黏液脓血便等，可伴有全身毒血症，严重时可出现中毒性脑病和（或）感染性休克。本病在我国属乙类传染病。

（二）病原学

志贺菌（图3-2）属于肠杆菌科，为革兰氏阴性杆菌，无鞭毛、荚膜和芽孢，但有菌毛。兼性厌氧，但最适宜在需氧环境中生长。志贺菌按其抗原结构和生化反应的不同，可分为4个血清群（分别为痢疾志贺菌、福氏志贺菌、鲍氏志贺菌、宋内志贺菌，又依次称为A、B、C、D群），共47个血清型或亚型（其中A群15个、B群13个、C群18个、D群1个）。我国以福氏志贺菌、宋内志贺菌多见。

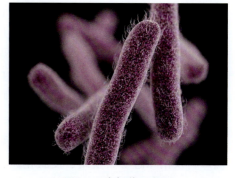

图3-2 志贺菌示意图

（三）发病机制

各群志贺菌均产生内毒素，这可能是引起患者发热、毒血症及休克的主要因素。痢疾志贺菌还可产生外毒素，又称志贺毒素（Shiga toxin），具有肠毒素、细胞毒素及神经毒素作用，可引起相应的临床表现。志贺菌存在于患者与带菌者的粪便中，抵抗力弱，加热60℃ 10min可杀灭，对酸及一般消毒剂均敏感，在粪便中数小时内死亡，但在瓜果、蔬菜及污染物上可生存10～20d。

二、护理评估

（一）健康史

1.接触史 询问患者发病前1～4d是否有不洁饮食史或与患者接触史。

2.疫苗接种史 是否口服过多价痢疾减毒活菌苗。

（二）流行病学资料

1.传染源 急、慢性患者及带菌者是本病传染源。

2.传播途径 主要经粪-口途径传播。苍蝇可作为传播媒介污染食物而传播。还可通过生活接触传播，即接触患者或带菌者生活用具而感染。

3. 人群易感性 人群普遍易感，以儿童和青壮年多见。病后免疫力短暂而不稳定，不同型、群之间无交叉免疫，容易出现重复感染。

4. 流行特征 本病有明显季节性，以夏秋季多发，儿童发病率最高，多见于卫生条件差的地区。

> **链 接 细菌性痢疾的流行现状**
>
> 　　全球每年志贺菌导致的发病人数估计为 1.65 亿，约 16 万病例死亡。尽管近 30 年来细菌性痢疾病死率显著下降，但是发病率一直居高不下，在贫穷落后的国家和地区仍存在严重的疾病负担。儿童频繁发生感染性腹泻容易导致发育迟缓和营养不良，影响认知能力的发展，同时增加了肺炎和麻疹等其他传染病等感染死亡的可能性。抗生素的滥用以及人口国际流动使耐药/多耐药菌群在全球传播，开发有效的痢疾疫苗成为公共卫生研究的重点。

（三）身心状况

1. 症状和体征 潜伏期为 1～7d，多为 1～2d。根据病程长短和病情轻重可分为下列各型。

（1）急性细菌性痢疾

1）轻型（非典型）：全身中毒症状、腹痛、里急后重均不明显。无明显发热，腹泻一般每天10次以下，为糊状或水样便，混有少量黏液但无脓血。3～7d后痊愈。

2）普通型（典型）：急性起病，畏寒发热，体温可达39℃以上，可有乏力、食欲减退、恶心、呕吐、腹痛、腹泻和里急后重等症状。排便次数每天可达数十次，初为稀水样，后转为黏液脓血便，粪质少。左下腹压痛明显，肠鸣音亢进。病程1～2周，少数转为慢性。

3）重型：多见于老年、体弱、营养不良患者。有严重全身中毒症状及胃肠道症状，起病急、高热、恶心、呕吐，剧烈腹痛及左下腹压痛，里急后重明显，脓血便，便次频繁，每天可达30次以上，甚至失禁。病情进展快，明显失水，易发生休克。

4）中毒型：此型多见于2～7岁体质较好的儿童。起病急骤，突发畏寒、高热，体温迅速升至40～41℃。全身中毒症状明显，可有嗜睡、昏迷及抽搐，迅速发生循环衰竭和呼吸衰竭。本病胃肠道症状多不明显，且多在出现惊厥后6～12h才发生。根据临床表现可分为休克型、脑型和混合型。①休克型：较常见，主要表现为周围循环衰竭，早期精神萎靡、面色苍白、四肢湿冷、脉搏细速，继而出现口唇及指（趾）甲发绀、皮肤花斑、血压下降、心率加快、心音低钝、意识模糊、少尿或无尿，晚期伴心力衰竭、休克肺、弥散性血管内凝血等。②脑型：中枢神经系统症状为其主要临床表现，突然出现惊厥、抽搐，伴有烦躁、嗜睡、昏迷等不同程度意识障碍。患儿面色灰白，瞳孔大小不等或忽大忽小，对光反射迟钝或消失。呼吸深浅不匀，双吸气、叹气样呼吸或呼吸暂停等，常因呼吸衰竭而死亡。③混合型：为以上两型的混合表现，最为凶险，病死率极高。

（2）慢性细菌性痢疾 患者反复发作或迁延不愈达2个月以上，即为慢性菌痢。分为以下三型。

1）慢性迁延型：最常见。患者有急性细菌性痢疾史，长期迁延不愈，患者反复出现轻重不等的腹痛、腹泻、腹胀等痢疾症状。粪便不成形，常带黏液、偶带脓血，或便秘与腹泻交替出现。长期腹泻可导致营养不良、贫血、乏力等。本型患者长期间歇排菌，为重要的传染源。

2）急性发作型：患者有急性细菌性痢疾史，急性期后症状已不明显，因受凉、进食生冷食物或劳累等诱因致急性发作。表现似急性细菌性痢疾，见腹痛、腹泻、里急后重和脓血便，但发热等毒血症状不明显。

3）慢性隐匿型：1年内有急性细菌性痢疾史，临床无明显症状，粪便培养有痢疾杆菌。乙状结肠镜检见肠黏膜有病变或粪便培养发现痢疾杆菌。

2. 并发症 少见，可并发菌血症、溶血性尿毒综合征等。

3. 心理-社会状况　评估患者和家属对细菌性痢疾的认识程度、心理状态，对住院及康复治疗的认识。慢性细菌性痢疾因病程迁延，患者易出现烦躁、焦虑等不良情绪。

（四）辅助检查

1. 血常规　急性期白细胞总数和中性粒细胞轻至中度升高，多在（10～20）×10⁹/L，慢性期可有贫血。

2. 粪便检查

（1）粪便常规　黏液脓血便，量少无粪质。镜检有白细胞（≥15个/HP）、大量脓细胞或少量红细胞，如发现巨噬细胞更有助于诊断。

（2）粪便培养　用抗菌药物前取新鲜粪便的黏液脓血部分或新鲜肛拭子及时送检，阳性者做菌群鉴定和药敏试验。

3. 乙状结肠镜或纤维结肠镜检查　有助于慢性细菌性痢疾患者的诊断。

三、治疗要点

1. 一般治疗　执行消化道隔离措施，隔离至粪便培养连续两次阴性。

2. 病原治疗　根据当地流行菌株耐药情况选用抗生素，急性细菌性痢疾疗程不少于3～5d。由于耐药菌株增加，慢性细菌性痢疾应根据药敏试验结果选用敏感抗生素，最好应用两种以上，疗程适当延长，必要时可给予多个疗程治疗。

（1）喹诺酮类　抗菌谱广，耐药菌株相对较少，不良反应小，首选环丙沙星，其他有诺氟沙星、氧氟沙星、左氧氟沙星等。

（2）其他　WHO推荐的二线用药匹美西林和头孢曲松可应用于任何年龄组，阿奇霉素可用于成人治疗。

（3）保留灌肠疗法　对于肠道黏膜病变经久不愈者，同时采用保留灌肠疗法。常用0.5%庆大霉素或阿米卡星溶液、0.3%小檗碱（黄连素）或5%大蒜液、1%新霉素液，每天灌肠1次，10～14d为一疗程。

3. 对症治疗及并发症治疗

（1）控制高热和惊厥　高热者采用物理降温，也可冷盐水灌肠，将体温降至38.5℃以下。高热伴频繁惊厥者可给予亚冬眠疗法。

（2）抗休克　①扩充血容量：早期快速静脉滴注低分子右旋糖酐或输注平衡盐溶液，尽快改善微循环。②纠正酸中毒：5%碳酸氢钠静脉滴注。③血管活性药物：山莨菪碱、阿托品静脉注射。④强心治疗：心功能不全时用去乙酰毛花苷注射液稀释后缓慢静脉注射。⑤肾上腺皮质激素：氢化可的松静脉滴注。

（3）防止脑水肿和呼吸衰竭　呼吸衰竭时，应保持呼吸道通畅、吸氧、给予呼吸兴奋剂，必要时行气管切开及人工呼吸机辅助通气。有脑水肿时，用20%甘露醇快速静脉滴注，同时给予肾上腺皮质激素可减轻脑水肿。

（4）腹痛　剧烈腹痛者可给予解痉药如颠茄合剂、阿托品。

四、主要护理诊断/问题

1. 体温过高　与志贺菌感染有关。

2. 腹泻　与志贺菌引起肠道黏膜病变导致肠蠕动增强有关。

3. 腹痛　与细胞毒素作用于肠壁引起肠蠕动增强、肠痉挛有关。

4. 有体液不足的危险　与志贺菌内毒素引起微循环障碍有关。

5. 焦虑 与病情加重或转为慢性迁延不愈有关。

五、护理措施

（一）一般护理

1. 隔离 执行消化道隔离措施。

2. 休息 急性期卧床休息，中毒型细菌性痢疾应严格卧床休息，专人监护，安置患者于平卧位或休克体位，注意保暖。

3. 饮食 给予易消化、高蛋白、高维生素、清淡流质或半流质饮食，忌生冷、多渣、油腻及刺激性食物，少食多餐，多饮淡盐水。严重腹泻伴呕吐者暂禁食，静脉补充所需营养，待病情缓解后调整饮食。

（二）病情观察

严密监测生命体征，注意观察神志、面色；警惕抽搐先兆、抽搐发作；观察瞳孔大小、形状、双侧是否对称、对光反射反应；记录24h出入量。

（三）对症护理

1. 采集粪便培养标本 在使用抗生素前采集新鲜粪便标本；采集粪便的脓血部分；立即送检，提高阳性率；必要时用取便器、肛门拭子或冷盐水灌肠采集标本。

2. 腹泻护理

（1）观察记录 记录排便次数，粪便性状、量及伴随症状；观察腹痛性质及里急后重程度；注意有无水和电解质紊乱。

（2）遵医嘱用药 合理应用抗生素，酌情补充水、电解质，一般不给予止泻剂，便于毒素排出。

（3）加强肛周皮肤护理 便后及时清洗，必要时用凡士林或鱼肝油膏涂肛门周围。婴儿勤换尿布，防止臀部皮肤发红或肛周炎。

（4）给予低脂、低纤维流质饮食 多饮水，不能进食者静脉补充营养。

3. 腹痛护理 腹部用热水袋热敷，缓解肠痉挛。必要时遵医嘱用药解痉镇痛，常用药物有阿托品和颠茄合剂，一般不给予镇痛药。

4. 中毒性菌痢的抢救配合

（1）休克型 ①立即取休克体位。②建立静脉通路，快速扩充血容量、纠正酸中毒等抗休克治疗。扩充血容量时，应根据血压、尿量随时调整输液速度，输液过程中，观察患者有无呼吸困难，咳泡沫痰及肺底湿啰音，防止肺水肿及左心衰竭的发生。③吸氧，持续监测血氧饱和度。一般采用鼻导管吸氧，氧流量为2～4L/min，必要时4～6 L/min。④保持呼吸道通畅。⑤测量生命体征，特别注意血压。⑥遵医嘱用镇静剂、肾上腺皮质激素。⑦遵医嘱应用抗生素。⑧物理降温。⑨观察病情，注意神志，尿量，腹泻次数、量、性质等情况，做好记录。

（2）脑型 应抬高床头15°～30°，快速静脉滴注20%甘露醇，注意监测呼吸，观察瞳孔变化。

（四）用药护理

抗菌治疗时注意有无胃肠道反应、超敏反应等；急性细菌性痢疾以口服抗生素为主，中毒型急性细菌性痢疾以静脉滴注抗生素为主；注意用药的次数和量要准确。

（五）心理护理

急性细菌性痢疾患者（尤其重型）起病急，病情重，慢性细菌性痢疾患者长期迁延不愈，易导致患者出现紧张、焦虑和恐惧心理。鼓励患者主动配合治疗和护理，消除他们对细菌性痢疾的恐惧，积极配合治疗。

（六）健康教育

1. 对患者的指导 进行有关本病的知识教育，指导患者养成良好的卫生习惯，教会患者肛周皮肤护理方法、留取粪便标本方法。嘱患者出院后仍应避免过度劳累、受凉、暴饮暴食，以防细菌性痢疾再次发作。遵医嘱规范服药，要在急性期彻底治愈，以防转成慢性。慢性细菌性痢疾患者和带菌者要定期进行复查，防止病情反复。

2. 疾病预防指导

（1）管理传染源 患者隔离治疗至临床症状或粪便培养连续两次（间隔24h）阴性。接触者医学观察1周。对集体单位及托幼机构的工作人员应定期检查粪便，做细菌培养。

（2）切断传播途径 做好环境卫生，加强厕所及粪便管理，消灭苍蝇滋生地，发动群众灭蝇；加强饮食卫生及水源管理，尤其对餐馆做好卫生监督检查工作；加强卫生教育；饮用开水，不饮生水，不吃变质和腐烂食物，存放在冰箱的熟食和生食不能过久；不吃被苍蝇污染的食物；避免暴饮暴食，以免胃肠道抵抗力降低。

（3）保护易感人群 目前尚无获准生产的可有效预防志贺菌感染的疫苗，口服多价痢疾减毒活菌苗，可刺激肠黏膜产生特异性分泌型抗体IgA，免疫力可维持6～12个月。活菌苗对同型志贺菌感染保护率约为80%，而对其他型志贺菌感染无保护作用。

第3节 霍乱患者的护理

案例 3-3

患者，男，21岁。1d前中午进食海鲜后不久，开始感觉腹部不适，然后频繁腹泻10余次，起初为黄色稀水样便，后来变成白色水样便，接着出现剧烈呕吐，随着呕吐、腹泻次数增多，患者全身无力，由家属将其送到了医院。

问题：1. 考虑最可能的临床诊断是什么？

2. 通过检验确诊霍乱后，如何治疗和预防该病的发生？

3. 对该患者应该采取哪些护理措施？

一、概　述

（一）概念

霍乱是由霍乱弧菌引起的一种烈性肠道传染病，属于甲类传染病，发病急，传播快。临床表现轻重不一，典型临床特点为剧烈腹泻、呕吐，以及由此引起的脱水、肌肉痉挛，严重者可导致循环衰竭和急性肾衰竭。本病在我国属甲类传染病。

（二）病原学

霍乱弧菌（图3-3）呈弧形或逗点状，革兰氏染色阴性，无荚膜，不形成芽孢，菌体末端有一根鞭毛，霍乱弧菌有耐热的菌体（O）抗原和不耐热的鞭毛（H）抗原。霍乱弧菌在自然环境中存活时间较长，对干燥、热、酸及一般消毒剂均敏感。干燥2h或加热55℃ 10min或煮

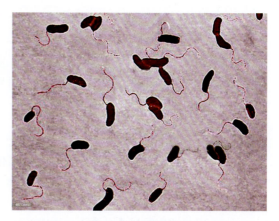

图3-3 霍乱弧菌（鞭毛染色，1000×）

沸即可将其杀死。

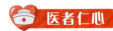

医者仁心

中国霍乱防控第一人——高守一

高守一是我国微生物学及传染病防治专家，霍乱防治的奠基人和开拓者，被誉为"中国霍乱防治第一人"。他提出了霍乱分型，在我国霍乱流行病学防治的研究方面取得了许多重要突破，并为学科建设和人才培养作出了重大贡献。他把所有的精力都放在国家的公共卫生防疫事业上，每当霍乱疫情暴发，他总是出现在第一现场，为全国地方单位培养了一大批科技人才和防疫工作骨干。为人低调，淡泊名利，他的一生都奉献给了中国的防疫事业，在中国霍乱防治史上留下了浓墨重彩的一笔。

（三）发病机制与病理改变

霍乱弧菌进入人体后，未被胃酸杀死的霍乱弧菌可进入小肠，黏附于小肠黏膜上皮细胞表面迅速繁殖，且不断产生霍乱肠毒素。霍乱弧菌并不是直接侵犯肠壁，而是通过霍乱肠毒素的作用引起肠液的过度分泌，同时还作用于肠道杯状细胞，使大量黏液微粒出现于粪便中，形成米泔水样粪便（图3-4）。由于肠液大量丢失，产生严重脱水、电解质紊乱、酸中毒及周围循环衰竭。

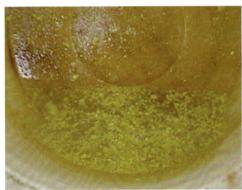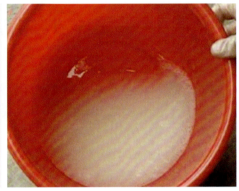

图3-4 米泔水样粪便

本病病理特点主要是严重脱水引起的一系列改变，脏器实质性损害不严重。可见皮肤、黏膜苍白、干瘪、无弹性，皮下组织和肌肉脱水，心、肝、脾等实质性脏器因脱水而缩小。

二、护 理 评 估

（一）健康史

1. 接触史　询问患者是否有不洁饮食，发病前是否有与患者接触史，当地是否有霍乱流行，发病前5d内是否到过霍乱流行区，是否在流行季节发病。

2. 接种疫苗史　是否接种过疫苗。

链 接　霍乱口服疫苗作用

霍乱口服疫苗可使肠道产生特异性抗体 IgG、IgM、IgA，能阻止霍乱弧菌黏附于肠壁而免于发病。霍乱口服疫苗包括：①口服全菌体疫苗加基因重组霍乱毒素 B 亚单位疫苗（WC/rBS），需接种两剂，可提供50%～60%保护作用。②口服全菌体疫苗加外源性霍乱毒素 B 亚单位疫苗（WC/BS），这种疫苗可同时预防埃尔托（ELTor）型和古典型霍乱。上述两种可产生明显的群体保护作用。

（二）流行病学资料

1. 传染源 患者和带菌者是霍乱的主要传染源，其中隐性感染者和轻型患者不易检出，易被忽视，是重要的传染源。

2. 传播途径 霍乱弧菌主要经水、食物、苍蝇及日常生活接触而传播，其中水源传播是最重要的途径。日常生活接触及苍蝇、蟑螂也能起到传播作用。

3. 人群易感性 人群普遍易感，隐性感染居多，病后可获得一定免疫力，但持续时间短，可再次感染。

4. 流行特征 霍乱在热带地区全年均可暴发，在我国仍以夏秋季为流行季节，高峰在7~9月。

（三）身心状况

1. 症状与体征 潜伏期一般为1~2d，短者数小时，长者可达5d。多数起病急，症状轻重不一；少数患者有短暂的头晕、疲倦、腹胀和轻微腹泻等前驱表现，隐性感染较多。典型病程分为三期。

（1）泻吐期 为首发症状，其特点为无痛性剧烈腹泻，不伴里急后重。起初为黄色稀水样便，后转为米泔水样，肠道出血者可呈血水样便。每日排便数次至十余次。呕吐一般发生在腹泻后，多为喷射性，不伴恶心，呕吐物初为胃内容物，后为水样，严重者呈米泔水样，此期持续数小时至2d。

（2）脱水期 由于持续而频繁的腹泻和呕吐，患者可出现脱水和电解质紊乱，严重者出现循环衰竭。此期一般为数小时至3d。

1）脱水程度：①轻度：皮肤黏膜稍干燥，皮肤弹性略差，眼窝稍凹陷，失水1000ml左右。②中度：皮肤弹性差，眼窝明显凹陷，声音轻度嘶哑，血压下降及尿量减少，丧失水分3000~3500ml。③重度：皮肤干皱，无弹性，声音嘶哑，眼窝深陷，指纹皱瘪，腹呈舟状，神志淡漠或不清，失水往往在4000ml以上。

2）肌肉痉挛：呕吐、腹泻使钠盐大量丢失，导致腓肠肌及腹直肌痉挛，表现为痉挛部位的疼痛和肌肉呈强直状态。

3）低血钾：频繁泻吐使钾盐大量丢失，低钾可引起肌张力降低，腱反射消失，甚至心律失常。

4）酸中毒：碳酸氢根离子大量丢失，产生代谢性酸中毒，表现为呼吸增快，严重者出现库斯莫尔呼吸，意识障碍。

5）循环衰竭：失水严重者可引起低血容量性休克，表现为四肢发冷，脉搏细速甚至不能触及，血压下降测不出。因脑供血不足，脑缺血、缺氧则出现意识障碍，开始为烦躁不安，继而呆滞、嗜睡甚至昏迷。

（3）恢复期 脱水纠正后，多数患者症状消失，逐渐恢复正常。少数患者出现反应性发热，可能是血液循环改善后肠毒素吸收增加所致，一般持续1~3d后自行消退。此期病程平均3~7d。

考点：霍乱的症状体征

2. 临床类型 霍乱病情轻重不一，可分为轻、中、重三型。

（1）轻型无腹痛、腹泻，可伴有呕吐，常无发热和里急后重表现，少数患者可出现低热（多见于儿童），腹部隐痛或饱胀感，个别患者有阵发性绞痛。

（2）中、重型可出现泻吐次数频繁或剧烈，迅速出现脱水，严重者出现循环衰竭和休克。除此之外，尚有一种罕见的暴发型或称中毒型，又称"干性霍乱"，以休克为首发症状，而腹泻和呕吐症状不明显，病情急剧发展，多死于循环衰竭。

3. 并发症

（1）急性肾衰竭 剧烈泻吐导致脱水，严重脱水可出现循环衰竭，如补液不及时，进一步发展则引起急性肾衰竭。表现为尿量减少，甚至无尿、氮质血症，可因为尿毒症而死亡。

（2）急性肺水肿 代谢性酸中毒可导致肺循环高压，又可因大量补充不含碱的盐水而加重，并发急性肺水肿。表现为胸闷、呼吸困难、发绀、颈静脉怒张等。

4. 心理-社会状况　霍乱是甲类传染病，传染性极强，严重危害人民健康，影响生活、生产等各方面。本病实施严格隔离，不能与家人密切接触，患者常会感到孤独、自卑。再加上霍乱起病急，病情发展迅速，剧烈呕吐、腹泻，易出现严重的脱水及循环衰竭，出现紧张、焦虑及恐慌心理。

（四）辅助检查

1. 一般检查

（1）血常规　严重失水导致血液浓缩，红细胞及血红蛋白升高，白细胞数可达（10～30）×10^9/L，分类计数中性粒细胞及单核细胞增多。

（2）尿常规　可见少量蛋白，镜检有少量红细胞、白细胞及管型。

（3）粪便常规　可见少量白细胞、红细胞及黏液。

（4）血生化检查　由于脱水导致碳酸氢根离子下降，尿素氮、肌酐升高，血清钾离子、钠离子、氯离子异常。

2. 病原菌检查

（1）涂片染色　粪便涂片做革兰氏染色镜检，可见革兰氏阴性弧菌，呈"鱼群"样排列。

（2）动力试验和制动试验　将新鲜粪便滴于玻片上，做悬滴或暗视野镜检，可见弧菌的穿梭样运动，加入特异性抗血清，细菌停止活动，即为阳性。该检查可作为霍乱流行期快速诊断的方法。

（3）增菌培养　使用抗菌药物之前，留取所有怀疑霍乱患者的粪便，除做显微镜检外，还要进行增菌后分离培养，尽快送实验室做培养。

（4）霍乱毒素基因PCR　霍乱弧菌包含多种毒力相关因子，其中霍乱毒素是霍乱弧菌主要的致病因子，因此通过PCR方法识别霍乱弧菌毒素基因来诊断霍乱，该方法的特异性和敏感性均较高。

3. 血清学检测　机体感染霍乱弧菌后可产生两种抗体，即抗细菌抗体和抗肠毒素抗体，这些抗体产生较迟，因此，在流行病学上主要用于追溯性诊断，以及粪便培养阴性的可疑患者的诊断，恢复期特异性抗体滴度较疾病早期升高4倍以上有诊断意义。

三、治疗要点

（一）补液治疗

补充液体和电解质是治疗本病的关键环节，包括口服补液和静脉补液。轻度脱水患者以口服补液为主，中、重度脱水患者以静脉补液为主。

1. 口服补液　WHO推荐的口服补液盐（ORS）配方：每1000ml水中含葡萄糖20g、氯化钠3.5g、碳酸氢钠2.5g、氯化钾1.5g。ORS用量在最初6h，成人每小时给750ml，不足20kg的儿童每小时给250ml，后期用量约为腹泻量的1.5倍。

2. 静脉补液

（1）补液原则　早期、快速、足量、先盐后糖、先快后慢、纠酸补钙、见尿补钾，但对老年人、婴幼儿及心肺功能不全的患者补液不可过快，及时观察治疗效果。

（2）补液种类　通常选择与患者丢失电解质浓度相似的541溶液，配方包括1000ml溶液含氯化钠5g、碳酸氢钠4g、氯化钾1g，另加50%葡萄糖20ml。

（3）补液量及速度　补液量应根据失水程度而定。最初1～2h宜快速输入，中度者输液速度为每分钟5～10ml，重度者先按每分钟40～80ml的速度快速输入，以后按每分钟20～30ml的速度输入，直到休克纠正后逐渐减慢输液速度。

（二）抗菌治疗

抗菌药物能杀死霍乱弧菌，减轻腹泻、缩短病程，是霍乱液体疗法的重要辅助措施。临床常用环丙沙星、诺氟沙星等抗生素。

（三）对症治疗

在补液过程中要注意纠正酸中毒、低钾血症。重度患者经补足液体后，如果血压仍较低，可加用血管活性药物，如多巴胺、间羟胺，直到血压恢复正常。有急性肺水肿及心力衰竭者暂停输液，并给予强心剂、利尿剂、镇静剂等药物治疗。如果出现高血容量、高血钾、严重酸中毒，可采用透析治疗。

四、主要护理诊断/问题

1. 腹泻 与霍乱肠毒素作用有关。

2. 体液不足 与频繁、剧烈的呕吐导致大量水分丢失有关。

3. 疼痛 与泻吐使钠盐大量丢失导致腓肠肌、腹直肌痉挛有关。

4. 潜在并发症：电解质紊乱、休克、急性肾衰竭。

五、护理措施

（一）一般护理

1. 隔离 执行严密隔离措施。

2. 休息 急性期应卧床休息，以减少体力消耗，严重者应绝对卧床休息。

3. 饮食 泻、吐剧烈者暂禁食，病情控制后可给予温热低脂流质饮食，如果汁、米汤等，少量多餐。不宜进食牛奶、豆浆等加重肠胀气的食物。

4. 消毒 按照甲类传染病管理要求进行隔离消毒，患者泻吐物及用品必须严格消毒后方能带出室外，病房每日用紫外线消毒1～2次，地面可用次氯酸钠溶液消毒，患者出院或死亡应进行终末消毒。

（二）病情观察

密切观察患者神志、生命体征及尿量的变化；观察泻吐物次数、量、颜色、性状，并详细记录；观察脱水情况，如皮肤的弹性、眼窝凹陷、血压等。观察有无低血钾、低血钠、代谢性酸中毒等水电解质酸碱平衡紊乱。

（三）对症护理

1. 腹泻护理 卧床休息，减少肠蠕动及能量消耗。密切观察腹泻情况，记录大便次数、性状及量，及时送检大便及进行细菌培养。准确记录24h出入量，以免发生水、电解质平衡紊乱。排便频繁时，便后清洗干净，并在肛周涂凡士林，以防溃烂，每日用1：5000的高锰酸钾溶液坐浴，以保持肛周皮肤清洁及避免感染。

2. 体液不足 迅速补充液体和电解质是治疗霍乱的关键。做好输液计划，尽快建立静脉通路，保证输液通畅，必要时采用两条静脉通路，以免延误治疗。输液种类、先后次序及速度应严格按医嘱进行、分秒必争，使患者迅速得到救治。

（四）用药护理

1. 合理静脉输液 立即建立多条静脉通路，选择较粗大的静脉进行补液，注意保持静脉通路畅通，确保及时、准确地进行补液及抗感染治疗。根据医嘱及病情做好补液计划，合理安排补液，做好交接。

2. 使用抗生素护理 注意观察有无过敏、有无胃肠道症状等不良反应，观察用药效果。

（五）心理护理

本病起病急，病情发展快，剧烈吐泻引起严重脱水，实施隔离措施可引起紧张和恐惧。护士应向患者及家属解释疾病的有关知识，介绍严密隔离治疗的重要性，消除思想顾虑。了解患者的顾虑、困难，尽量满足其合理需要，帮助患者树立战胜疾病的信心。

（六）健康教育

1. 对患者指导　向患者宣教霍乱的基本知识，如流行过程、发病机制、临床表现、预防措施等，特别是早期发现和预防措施。指导患者及其家属观察病情，遵医嘱用药，学会观察药物疗效和不良反应。教育群众养成餐前、便后洗手等良好的卫生习惯，注意水和食物的卫生消毒。

2. 疾病预防指导

（1）管理传染源　按甲类传染病隔离患者，及时上报疫情。对霍乱患者应隔离治疗，直至症状消失后6d，且隔日做粪便培养1次，连续2次阴性才能解除隔离。对于慢性带菌者粪便培养连续7天阴性，胆汁培养每周1次、连续2次阴性可解除隔离。

（2）切断传播途径　定期对水体、饮水、水产品及外环境做好监测工作。改善环境卫生，加强饮水消毒和食品管理。

（3）保护易感者　目前，霍乱疫苗主要用于保护地方性流行区的高危人群，对减少急性病例、控制流行规模有一定作用。

第4节　布鲁氏菌病患者的护理

案例 3-4

患者，男，54岁。农民，家中养羊20余只。主因"腰痛伴间断发热半年余"平车推入病房。入院后T36.8℃，P70次/分，R19次/分，BP 130/75mmHg。患者于半年前无明显诱因出现腰痛，给予卧床、中药外敷、腰椎拔罐等治疗，症状未能缓解，且患病过程中伴间断发热，每次持续数小时，最高达39.3℃，可自行降至正常，无畏寒、寒战、关节疼痛、皮疹等症状，常后半夜出汗。久居出生地，自诉无疫区、疫情、疫水接触史。无旅游史，未确诊过传染病。入院第1d完善各项检查。检查结果回报试管凝集试验 1：200（++），余未见明显异常。遵医嘱给予抗感染治疗，上报传染病卡。患者担忧后遗症影响以后的劳动，情绪低落。

问题： 1. 请根据病史信息，做病情分析。并写出判断依据。
　　　　2. 患者主要的护理问题有哪些？护理措施有哪些？

一、概　　述

（一）概念

布鲁氏菌病（brucellosis）是由布鲁氏菌引起的人畜共患的传染病。临床表现复杂，波及全身，以长期反复发热、多汗、关节痛、肝脾及淋巴结肿大为主要特征。本病一般预后良好，经正规、足够疗程治疗可完全康复，但易复发、慢性化、后遗症等。本病在我国属乙类传染病。

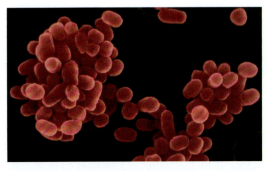

图3-5　布鲁氏菌示意图

（二）病原学

布鲁氏菌（图3-5）是一组球杆状革兰氏阴性菌，无鞭毛，不活动，不形成芽孢或荚膜。根据感染宿主的不同种属，布鲁氏菌属可分为7个生物种，牛种、猪种、羊种、犬种、绵羊附睾种、沙林鼠种和海洋种。临床上以羊、牛、猪、犬4个种对人类致病，其中以羊种致病力最强，对人、畜危害最大。细菌死亡或裂解时释放的内毒素即脂多糖，是重要的致病物质。

布鲁氏菌在自然环境中生存能力强，在患病动物的分泌物、体液、排泄物及死畜的脏器中，还有皮毛上可能生存4个月左右。耐低温，但对高温、紫外线和常用消毒剂敏感，加热60℃或在阳光下暴晒10～20min或使用含氯消毒制剂可杀灭此菌。

（三）发病机制与病理改变

1. 发病机制 本病发病机制较为复杂，目前认为细菌、毒素及超敏反应均不同程度参与机体的发病过程。布鲁氏菌感染人体后，首先侵及淋巴系统，被吞噬细胞吞噬，随淋巴液到达淋巴结，在细胞内生长繁殖、形成局部原发病灶。

2. 病理改变 布鲁氏菌病病理变化为渗出、变性、坏死、增生、肉芽肿形成。组织病理损伤广泛，常累及肝、脾、骨髓、淋巴结、骨关节系统、神经内分泌系统及生殖系统，临床表现多样化，容易反复成为慢性感染。

二、护理评估

（一）健康史

1. 接触史 是否与疑似有布鲁氏菌病的家畜、畜产品有密切接触史，生食牛、羊乳及肉制品，是否生活工作在布鲁氏菌病疫区。

2. 疫苗接种史 是否接种过布鲁氏菌疫苗。

（二）流行病学资料

1. 传染源 被感染的羊、牛、猪、犬是主要传染源，目前已知有60多种家畜家禽及野生动物是布鲁氏菌的宿主。

2. 传播途径（图3-6） 布鲁氏菌病可经多种途径传播。人的感染途径与职业、饮食、生活习惯有关。含有布鲁氏菌的各种污染物及食物均可成为传播媒介，主要有病畜流产物，病畜的乳、肉、内脏，被布鲁氏菌污染的皮毛、水、土壤、尘埃等。

（1）直接或间接接触 直接接触病畜或其排泄物、分泌物、娩出物；在饲养、挤奶、剪毛、屠宰，以及加工皮、毛、肉等过程中未注意防护，也可经受损皮肤或眼结膜而感染。

（2）消化道 食用含菌的生奶、水和食物而感染。

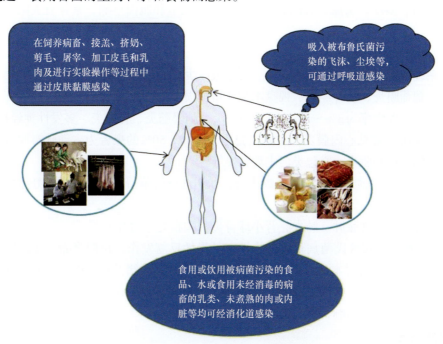

图3-6 布鲁氏菌病的传播途径

（3）呼吸道　病菌污染环境后形成气溶胶，吸入感染。

（4）其他　如垂直传播、性传播、蜱叮咬等方式也可传播本病。

3. 人群易感性　普遍易感，以青壮年居多，男多于女。病后可获一定的免疫力。因不同种布鲁氏菌之间存在交叉免疫，再次感染很少。疫区居民可因隐性感染而获得免疫。

4. 流行特征　一年四季均可发病，但以家畜繁殖季节为多。该病发病高峰在春、夏季。该病与职业有密切关系，凡与病畜、染菌畜产品接触多者，如兽医、畜牧者、皮毛工及相关实验人员等为本病高发人群。

（三）身心状况

1. 症状与体征　潜伏期一般为1～3周，平均2周，少数可长达数月或1年以上。临床上分为急性感染、亚急性感染、慢性感染。急性感染指病程在3个月以内；亚急性感染指病程在3～6个月；慢性感染指病程在6个月以上。

（1）急性和亚急性感染

1）发热：典型病例呈波状热，已不多见。目前以不规则热型多见，发热前多有畏寒、寒战，高热时无明显不适，体温下降时，自觉症状加重，这种现象为布鲁氏菌病所特有。

2）多汗：为本病的突出症状之一，急性期病例出汗尤重，夜间或凌晨退热时大汗淋漓，不发热时亦多汗，大汗后易乏力、虚脱。

3）疼痛：全身肌肉和多发性、游走性关节疼痛。一些病例还可见脊柱（腰椎为主）、骨关节受累，表现为疼痛、畸形和功能障碍等。

4）肝脾及淋巴结肿大：约半数患者可有肝、脾大，淋巴结肿大常见于颈部、下颌、腋窝和腹股沟等处，有时腹腔或胸腔淋巴结也可受累。

5）神经系统症状：患者常出现神经痛，以坐骨神经痛、腰骶神经痛多见，少数患者可并发脑膜脑炎和脊髓炎，表现为剧烈头痛和脑膜刺激征。

6）其他：男性患者可伴有睾丸炎，女性患者可伴有卵巢炎等。急性期患者可出现各种形态的皮疹。

（2）慢性感染　多由急性期发展而来，也可无急性病史。症状多不明显，主要表现为长期低热或体温正常，伴乏力、多汗、头痛，有固定或反复发作的关节和肌肉疼痛，常伴有失眠、注意力不集中等精神症状。

2. 常见并发症

（1）血液系统　可见贫血、白细胞减少、血小板减少。

（2）眼睛　葡萄膜炎、视神经炎、视盘水肿及角膜损害均有报告。

（3）神经系统　发生率为3%～5%。可见脑膜炎、脑膜脑炎、脊髓炎、多发性神经根神经病等。

（4）心血管系统　常见心内膜炎，主要侵犯主动脉瓣。50%的患者为主动脉瓣原有疾病者，病死率较高。此外，偶可见心肌炎、心包炎、主动脉炎等。

（5）妊娠终止　妇女感染后妊娠，多数认为，如不进行抗菌治疗，则会引起妊娠的自然终止，流产、早产、死产均有发生。

（6）其他　肝脓肿、脾脓肿、肺炎、肾小球肾炎、胸膜炎等均有报道。

3. 心理-社会状况　布鲁氏菌病具有传染性，易慢性反复发作，长期疼痛、疲乏导致患者丧失信心，情绪焦躁。患者和家属对本病认识不足，容易引起心理、情绪及行为上的一些变化。因此需要评估患者情绪变化，有无焦虑、抑郁、悲观、恐惧等心理，对治疗的认识及适应情况，以及患病后对家庭、生活、工作、经济等的影响，家庭社会支持系统的作用。

（四）辅助检查

1. 血常规　白细胞计数正常或偏低。淋巴细胞或单核细胞相对或绝对增多，可出现少数异型淋巴细胞。红细胞沉降率在急性期加快，慢性期正常或偏高，持续增高提示有活动性。

2. 病原学检查　取血液、骨髓、组织、脑脊液等做细菌培养，急性期培养阳性率高。

3. 免疫学检查

（1）虎红平板（RBPT）或平板凝集试验（PAT）　结果为阳性，用于初筛。

（2）试管凝集试验（SAT）　滴度为1∶100^{++}以上，或病程一年以上滴度1∶50^{++}及以上。

（3）补体结合试验（CFT）　滴度为1∶10^{++}及以上。

（4）抗人免疫球蛋白试验　滴度为1∶400^{++}及以上。

（5）酶联免疫吸附试验　＞12U/ml为阳性，可分别定量检测特异性IgG、IgM和IgA型抗体水平，敏感性和特异性均较好。

（6）其他检查　并发骨关节损害者可行X线、CT、MRI影像学检查。

三、治疗要点

治疗原则为抗菌治疗，采用规律、适量、全程用药，必要时延长治疗，以减少复发，防止耐药菌株的产生，提高疗效。

1. 一般治疗　注意休息，补充营养，给予高热量、多维生素、易消化饮食，维持水及电解质平衡。必要时给予对症支持治疗。

2. 药物治疗

（1）急性期治疗　应以抗菌治疗为主。为了防止耐药和复发，一般常需多疗程、联合用药。成人普通布鲁氏菌病常用的治疗方案如下。

1）一线用药方案：多西环素联合利福平或链霉素。

2）二线用药方案：因不能使用一线用药方案或效果不佳，可酌情选用多西环素联合复方磺胺甲噁唑，利福平联合氟喹诺酮类。

3）氧氟沙星联合利福平：氧氟沙星，在体外对布鲁氏菌有很好的作用。但如单独应用于人类布鲁氏菌病治疗则复发率极高。

（2）慢性期治疗　慢性期和复发病例建议根据药敏结果选择抗菌药物，无药物结果根据症状缓解程度适当延长2～3个疗程。

（3）并发症治疗

1）合并睾丸炎病例抗菌治疗同上，可短期加用小剂量糖皮质激素。

2）合并脑膜炎病例在上述抗菌治疗基础上加用第三代头孢菌素类药物，并给予脱水等对症治疗。

3）合并心内膜炎、血管炎、脊椎炎、其他器官或组织脓肿病例，在上述抗菌药物应用同时加用第三代头孢菌素类药物；必要时给予外科治疗。

（4）特殊人群治疗　①儿童：可使用利福平联合复方磺胺甲噁唑治疗。8岁以上儿童治疗药物选择同成年人。②孕妇：可使用利福平联合复方磺胺甲噁唑治疗。妊娠12周内选用第三代头孢菌素类联合复方磺胺甲噁唑治疗。

四、主要护理诊断/问题

1. 体温过高　与布鲁氏菌引起毒血症有关。

2. 疼痛　与布鲁氏菌病累及骨关节、肌肉和神经有关。

3. 躯体移动障碍　与疾病慢性期骨骼、关节、肌肉受损有关。

4. 有体液不足的危险　与出汗过多有关。

5. 焦虑　与持续发热、反复疼痛、知识缺乏、担心预后、住院环境陌生有关。

五、护理措施

（一）一般护理

1. 隔离 因布鲁氏菌病患者不是传染源，所以不需隔离。

2. 休息 急性期疼痛明显者应卧床休息，注意保暖，协助患者保持关节功能位。间歇期可进行日常活动，但不宜过多。

3. 饮食 给予清淡易消化的高热量、高蛋白、丰富维生素饮食；保证足够的水分，每日1500～3000ml。

（二）病情观察

观察患者生命体征变化，发热时，每2～4h测体温1次，判断热型，为诊断提供依据。观察患者有无畏寒、寒战、多汗、乏力、食欲缺乏，了解肌肉、关节疼痛程度、部位及伴随症状。

（三）对症护理

1. 高热 鼓励患者少量、多次饮水，保证体液摄入量。高热不退，必要时物理或药物降温。出汗后及时更换衣物，保持皮肤清洁。

2. 疼痛 骨关节、肌肉、神经痛。

（1）做好疼痛的观察与评估，可采用疼痛评估量表等方法。

（2）急性期疼痛明显时应卧床休息，减少活动，注意保暖。协助患者取舒适体位，保持关节功能位。

（3）关节肿胀严重时，嘱患者缓慢行动，避免肌肉及关节损伤。

（4）神经痛明显者，遵医嘱使用镇痛药或采用0.25%～0.5%普鲁卡因20～40ml局部封闭。

（5）睾丸胀痛者，可用5%～10%硫酸镁湿敷，每天2～3次。

（6）并发关节腔积液者，配合医生行关节腔穿刺，抽出积液。

（四）用药护理

观察抗菌药物疗效及不良反应。利福平为半合成广谱抗菌药，可引起肝损害，分泌物、排泄物变橘黄色，严重肝功能不全、胆道堵塞、妊娠3个月以内患者禁用，小于5岁儿童慎用；多西环素可致骨发育不良、胃肠道反应、肝损害、过敏反应等；四环素常引起恶心、呕吐、腹部不适、腹痛等，应饭后服用；链霉素可致唇周或指端麻木感、耳鸣、听力减退、平衡失调等，一旦出现上述现象，及时停药后复查。

（五）心理护理

护理人员应与患者建立良好的沟通关系，耐心讲解疾病注意事项等，使患者积极配合治疗及护理，减轻或消除患者焦虑、紧张情绪。急性期加强巡视，耐心倾听，向患者解释治疗方法和预后情况，帮助患者树立战胜疾病的信心。

（六）健康教育

1. 预防知识教育 对牧场、乳厂和屠宰场的牲畜定期进行卫生检查，发现病畜及时隔离治疗，必要时宰杀。加强畜牧产品的卫生监管，禁食病畜肉及乳品；病畜流产物及死畜必须深埋；皮毛消毒后需放置3个月以上方可运出疫区；病畜住过的牧场需经3个月自然净化后才能重新使用。对有可能感染的人员或牲畜进行预防接种，以减毒活菌苗做皮下注射或气溶胶吸入，保护期1年。

2. 相关知识教育 教育患者要养成良好的卫生与饮食习惯，勤洗手，不饮生水，不吃未熟食物等，避免过于密切接触牲畜。加强疾病知识宣教工作，帮助患者和家属认识此病，说明急性期彻底治疗的重要性，以免疾病复发和慢性化发展。

第5节 鼠疫患者的护理

案例 3-5

患者，男，40岁。因"突发寒战高热，最高体温39.8℃"入院。患者居住在草原环境，家住土房。今年居住环境中鼠类数量较往年明显增多，患者曾自行灭鼠。入院后体格检查：患者神志清楚，头痛剧烈，T 39.9℃，P 116次/分，R 32次/分，BP 100/60mmHg。前胸部皮肤有少量出血点，右侧腹股沟淋巴结及其周围组织有明显触痛并触及硬块，心脏听诊示心音规则无杂音。实验室检查：WBC 40×10⁹/L，L 70%；X线检查示肺部无异常表现。

问题： 1. 该患者最可能的临床诊断是什么？
2. 如何治疗和预防该病的发生？
3. 对该患者应该采取哪些护理措施？

一、概　　述

（一）概念

鼠疫（plague）是由鼠疫耶尔森菌引起的一种烈性自然疫源性传染病，是危害人类最严重的传染病之一，我国将其列为甲类传染病。鼠疫主要以带菌的鼠蚤为媒介，经人的皮肤传入引起腺鼠疫，经呼吸道传入发生肺鼠疫，各型鼠疫均可发展为败血症。患者主要临床表现为寒战、高热、淋巴结肿痛，以及出血倾向等。本病传染性极强，病死率高。本病在我国属于甲类传染病。

（二）病原学

鼠疫耶尔森菌（图3-7），亦称鼠疫杆菌，革兰氏染色阴性。外观呈短而粗、中段膨大、两端钝圆的小杆菌，有荚膜，无鞭毛，无芽孢，不活动。鼠疫耶尔森菌能产生内毒素、外毒素和一些有致病性的抗原成分，对敏感的动物和人具有猛烈的侵袭力和快速的传染性。

鼠疫耶尔森菌对外界抵抗力较弱，对干燥、热、光和常用化学消毒剂等均敏感，加热55℃后15min或100℃后1min，阳光照射4～5h等均可杀灭。在潮湿、低温及有机物内存活时间则较久，在痰和脓液中可存活10～20d，蚤粪中可存活1个月，尸体中可存活数周至数月。

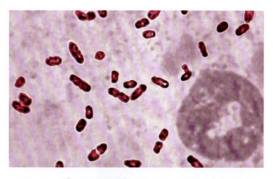

图3-7　鼠疫耶尔森菌（革兰氏染色，1000×）

（三）发病机制

病菌经皮肤侵入后，在局部被中性粒细胞和单核-巨噬细胞吞噬，迅速经淋巴管至局部淋巴结繁殖，引起剧烈的出血性、坏死性炎症反应，导致原发性淋巴结炎，即腺鼠疫。病菌经血液循环进入肺组织，可引起继发性肺鼠疫。病菌直接经呼吸道传入体内，可引起原发性肺鼠疫。如未及时治疗，各型鼠疫均可发展为败血症。腺鼠疫以淋巴结的出血性炎症和凝固性坏死为主。肺鼠疫以肺部充血、水肿、出血为主。败血症型鼠疫则全身各组织、器官均有充血、水肿及坏死。

二、护理评估

（一）健康史

1.接触史　询问患者是否到过鼠疫流行区域，是否与可疑鼠疫动物或患者有接触史。
2.疫苗接种史　是否接种过鼠疫菌苗。

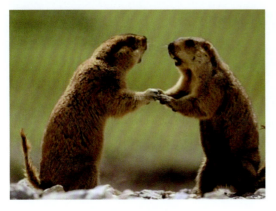

图 3-8　旱獭

（二）流行病学资料

1. 传染源　主要是鼠类和其他啮齿动物，以黄鼠属和旱獭属（图 3-8）最为主要。各型患者均可成为传染源，肺鼠疫患者是最重要的传染源。败血症型鼠疫早期的血液有传染性。腺鼠疫患者仅在脓肿破溃后或被蚤叮咬时才成为传染源。

2. 传播途径（图 3-9）

（1）经跳蚤叮咬传播　跳蚤吸入含有病菌的鼠血后，鼠疫耶尔森菌在其胃内大量繁殖，形成菌栓堵塞消化道，当跳蚤再次叮咬鼠或人时，吸入的血液受阻反流，病菌随之侵入，造成鼠或人的感染。这种啮齿动物—蚤—人的传播方式是主要传播途径。多形成腺鼠疫，为动物型传播。

（2）接触传播　剥食病兽的皮、肉或直接接触患者的痰液、脓血分泌物，均可经破损皮肤或黏膜感染。

（3）呼吸道飞沫传播　肺鼠疫患者痰中的鼠疫耶尔森菌可借助飞沫构成人与人之间的传播，造成人间鼠疫大流行。

（4）消化道传播　通过进食被鼠疫污染的食品或生食染疫动物经消化道感染，引起肠鼠疫。

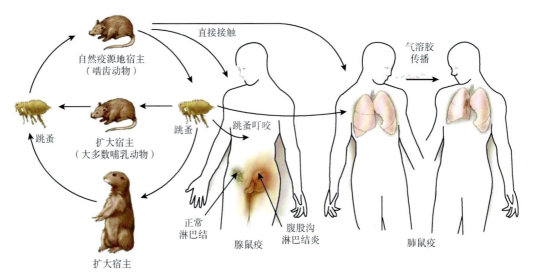

图 3-9　鼠疫的传播途径

3. 人群易感性　人群普遍易感。患病后可获持久免疫力。

4. 流行特征　人间鼠疫感染以非洲、亚洲、美洲发病最多。我国发病最多的是云南和青藏高原地区。人间鼠疫流行，多由野鼠—家鼠—人传染引起，以 6～9 月鼠类活动和鼠蚤繁殖活动最旺盛的季节为多，肺鼠疫多在 10 月以后流行。

> **链接　鼠疫的流行史和现状**
>
> 　　鼠疫在世界历史上曾有三次大流行，造成约 2 亿人死亡。随着人类居住环境和卫生条件的改善、抗生素的发明和使用，鼠疫的发病率逐渐控制在较低水平。但是作为一种自然疫原性疾病，鼠疫在世界历史上曾有三次大流行，造成约 2 亿人死亡。随着人类居住环境和卫生条件的改善、抗生素的发明和使用，鼠疫的发病率逐渐控制在较低水平。但是作为一种自然疫原性疾病，除大洋洲、

南极洲以外，鼠疫自然疫源地广泛地分布于各个大洲。21世纪以来鼠疫发病率有增加趋势，2000年WHO将鼠疫定义为重新抬头的传染病。2017年马达加斯加暴发人间鼠疫的流行，造成约2400人感染。我国鼠疫自然疫源地面积辽阔，近年来人间鼠疫病例时有发生。2019年内蒙古锡林郭勒盟2例肺鼠疫病例、内蒙古乌兰察布市1名腺鼠疫病例，以及多国相继发现的鼠疫多耐药株都警示我们鼠疫防控任务依然十分艰巨。

（三）身心状况

1. 症状与体征　潜伏期：一般为1～6d，多为2～3d，个别可达8～9d。

鼠疫的临床表现因不同的临床类型而不同。临床类型主要有腺鼠疫、肺鼠疫、败血症型鼠疫等。所有类型的鼠疫均可表现为高热，体温骤升至39～41℃，剧烈头痛，有时出现中枢性呕吐、呼吸急促、心动过速、血压下降。重症患者早期即可出现血压下降、意识不清、谵妄等。

（1）腺鼠疫　最常见，以急性淋巴结炎为特征。最常累及腹股沟淋巴结，其次是腋下和颈部淋巴结，多为单侧。

（2）肺鼠疫　有原发性和继发性两种类型。原发性肺鼠疫起病急，寒战、高热等毒血症症状重，伴有胸痛、呼吸急促、发绀、咳黏液痰或血性泡沫痰；肺部体征与症状常不相称；未经及时救治者多在1～3d内因心力衰竭、出血、休克而死亡。继发性肺鼠疫多继发于腺鼠疫或败血症型鼠疫，与原发性鼠疫表现类似。主要表现为病情突然加剧，出现咳嗽、胸痛、呼吸困难、咯鲜红色泡沫血痰，继而出现肺鼠疫的症状。

（3）败血症鼠疫　为最凶险的一型，病死率极高。若不及时抢救常于发病后1～3d内死亡。主要表现为寒战高热、谵妄或昏迷、呼吸急促、脉搏细弱、血压下降、皮肤黏膜广泛出血及内脏出血等感染性休克和弥散性血管内凝血表现。出现皮肤发绀以及皮肤广泛出血坏死，死后患者皮肤呈紫黑色，故有"黑死病"之称。

（4）其他类型鼠疫　包括肠鼠疫、脑膜炎型鼠疫、眼鼠疫和皮肤鼠疫等，均较为少见。

2. 心理-社会状况　评估患者和家属对鼠疫知识的了解程度、对预后的认识、对所出现的症状的应对能力。评估患者对住院隔离的认识，是否产生恐惧和悲观情绪。患病后是否对个人及他人造成影响。

（四）辅助检查

1. 血常规　白细胞总数及中性粒细胞计数显著增高，红细胞与血红蛋白减少，血小板可减少。

2. 细菌培养　是确诊的重要依据。取淋巴结穿刺液、咽部分泌物、脓液、血液、痰液等标本送检，可培养出鼠疫耶尔森菌。对细菌培养阳性的菌落，可挑取部分做涂片染色检查，并行噬菌体裂解实验。

3. 血清学　采用ELISA法测定F1抗体或F1抗原，用荧光标记的特异性抗血清检测可疑标本，亦可达到快速诊断的目的。

三、治疗要点

1. 一般治疗　凡确诊或疑似鼠疫患者，执行严密隔离，就地治疗，不宜转送。病区内必须做到无鼠无蚤，定期进行消毒。

2. 病原治疗　应早期、足量、联合应用敏感的抗生素治疗，这是降低病死率的关键。常联合其他类型抗生素治疗，如多西环素、喹诺酮等，根据病型不同、疫源地不同而异，以达到更好的预后。

3. 对症治疗

（1）高热者给予物理降温措施，体温＞38.5℃或全身酸痛明显给予解热镇痛药物。

（2）烦躁不安或疼痛难忍者用镇静镇痛药物。

（3）腺鼠疫患者肿大的淋巴结应避免挤压，已化脓时可切开引流；酌情使用泼尼松缓解毒血症症状；皮肤溃疡时可局部注射链霉素或外敷 0.5%～1% 链霉素软膏、5% 磺胺软膏。

（4）保护重要脏器功能。有心力衰竭和休克者，及时强心和抗休克治疗。

（5）纠正弥散性血管内凝血，给予血小板、新鲜冰冻血浆和纤维蛋白原等进行替代治疗，同时给予肝素抗凝。

四、主要护理诊断/问题

1.体温过高 与鼠疫耶尔森菌感染有关。

2.疼痛 与鼠疫耶尔森菌感染导致全身中毒症状、出血坏死性淋巴结炎症有关。

3.气体交换受损 与肺部感染有关。

4.恐惧 与病情进展迅速、严密隔离、疾病引起死亡的威胁有关。

5.潜在并发症：感染性休克、弥散性血管内凝血。

五、护理措施

（一）一般护理

1.隔离 鼠疫患者和疑似病例应分别立即按甲类传染病进行严格的消毒、隔离，严禁与外人接触。患者的分泌物、排泄物须消毒处理。污染的物品应严格消毒或彻底焚毁。做好灭鼠、灭蚤工作，做到病区及病房无鼠、无蚤。

2.休息 急性期绝对卧床休息，待症状好转后可适当活动。

3.饮食 给予营养丰富、清淡易消化的流质或半流质饮食，注意补充足够的液体。

（二）病情观察

严密监测生命体征和意识的变化；注意有无休克表现；观察有无呼吸困难、胸痛、发绀等表现；观察淋巴结病变及其变化情况；观察皮肤黏膜有无出血坏死等。

（三）对症护理

1.发热 监测体温变化，给予降温措施，注意水分的补充。

2.呼吸困难 保持呼吸道通畅，及时清理呼吸道分泌物，必要时行气管切开，并给予吸氧，采取坐位或半坐位改善呼吸困难。

3.淋巴结炎 局部淋巴结炎导致剧烈疼痛，致使患者采取被迫体位，可以协助患者用枕头或毛毯支撑疼痛部位，以减轻肌肉张力缓解疼痛。早期淋巴结肿痛可用抗菌药物外敷，周围组织内注入链霉素。切忌挤压肿大的淋巴结。淋巴结化脓时应切开引流，及时清创，做好创口护理。

4.抗休克护理 患者取仰卧中凹位，吸氧，保暖；建立多条静脉通路，遵医嘱进行扩充血容量、补液、纠正酸中毒等治疗。关注患者生命体征及尿量变化。

（四）用药护理

观察药物的不良反应。应用链霉素时应注意观察患者有无耳鸣、听力下降等听神经损害表现。庆大霉素可引起肾损害，应监测肾功能。

（五）心理护理

鼠疫起病急，进展快，病死率高，再加上实施严密隔离，患者会有焦虑不安、紧张、恐惧的心理，缺乏安全感，从而不配合治疗。医护人员应给患者创造良好的环境，多与患者交流，并向患者介绍疾病的有关知识，消除紧张恐惧感，积极配合隔离治疗。

（六）健康教育

1.对患者的指导 告知患者鼠疫为烈性传染病，必须采取严密隔离措施，以免疫情蔓延。讲述各种消毒、隔离措施的要求及重要性等。

2. 疾病预防指导

（1）管理传染源　灭鼠、灭蚤，加强疫情报告，严密隔离患者。患者的分泌物与排泄物应彻底消毒或焚烧。鼠疫患者尸体应用含氯消毒剂浸泡后装尸袋严密包扎后焚化。

（2）切断传播途径

1）消灭跳蚤：患者身体及衣物都应喷洒安全有效的杀虫剂灭蚤，灭蚤必须彻底，对猫、狗，家畜等也要喷药。

2）加强交通及国境检疫：对来自疫源地的外国船只、车辆、飞机等均应进行严格的国境卫生检疫，实施灭鼠、灭蚤消毒，对乘客进行隔离留检。

（3）保护易感者

1）个人防护：进入疫区的防疫人员应穿防护服，戴口罩、帽子、防护眼镜、胶皮手套及穿长筒靴。预防性用药可选用四环素、多西环素、磺胺、环丙沙星等，必要时，可进行预防性治疗，疗程均为7d。

2）疫区实行"三报三不"制度："三报"为①发现病（死）旱獭和其他病（死）动物要报告；②发现鼠疫患者或疑似鼠疫患者应立即报告；③发现原因不明的突然死亡患者应立即报告。"三不"：①不接触、不剥皮、不煮食病（死）旱獭和其他病（死）动物；②不在旱獭洞周围坐卧休息，以防跳蚤叮咬；③不到鼠疫患者或疑似鼠疫患者家中探视或护理。

3）预防接种：目前世界上普遍认为现有的几种免疫制剂，无论是鼠疫活菌苗、死菌或提纯菌苗，预防人间鼠疫的免疫效果均不理想，主要是接种后免疫强度不高，免疫效期短，不能完全保证免疫人群不发病。我国目前用无毒活菌苗，采用皮下注射或皮肤划痕法。皮肤划痕法的反应较轻，易被接受，但划痕深浅及进入人体菌苗的量不易掌握。

> **医者仁心**
>
> ### 以史为镜　光照未来
>
> 中国病媒生物防制专家汪诚信这一生主要工作就是和老鼠战斗——消灭老鼠、防治鼠疫。直到今天，他的微信名还是"老猫"。他从毕业开始就选择"到祖国最需要的地方，为人民服务"。为了消灭老鼠，他的足迹遍布祖国各地。回想当年灭鼠的经历，他感慨颇多："现场工作主要靠两条腿，每天至少要走25km，一两个月一双解放鞋就穿没了。狼是经常碰见的。"作为一名共产党员，他坚守初心、勇于担当，一心赤诚，为万家无鼠；抱诚守真，为祖国无疫。

第6节　百日咳患者的护理

> **案例3-6**
>
> 患儿，女，2岁。因痉挛性咳嗽10d就诊。患儿于10d前不明原因出现低热、咳嗽、流涕，咳嗽为单声干咳，热退后咳嗽加剧，呈痉挛性咳嗽，咳时面红唇绀，咳嗽末期常有鸡鸣样回吼声，且常在进食、哭闹时出现。查体：T 37℃，P 110次/分，R 22次/分。神志清，精神可，全身皮肤无黄染，浅表淋巴结未触及，双肺呼吸音稍粗，腹平软，肝脾未触及，肠鸣音正常。实验室检查：WBC 26×10⁹/L，L 70%，血清学检查：百日咳抗体IgM阳性。
>
> **问题**：1. 最可能的临床诊断是什么？
> 　　　　2. 如何治疗和预防该病的发生？
> 　　　　3. 对该患儿应该采取哪些护理措施？

一、概　述

（一）概念

百日咳（pertussis）是由百日咳鲍特菌引起的急性呼吸道传染病。其临床特征为阵发性痉挛性咳嗽，终止时伴有深长的"鸡鸣"样吸气性吼声。多发生于儿童。未经治疗，咳嗽症状可持续2～3个月，故称"百日咳"。本病在我国属乙类传染病。

（二）病原学

百日咳鲍特菌是一种革兰氏染色阴性的短小杆菌，为一种需氧菌，有荚膜、无鞭毛、无芽孢。初分离的菌落表面光滑，称为光滑型（Ⅰ相），毒力及抗原性均强。该菌对营养需求高，若营养条件不好则变异为过渡型（Ⅱ相、Ⅲ相）或粗糙型（Ⅳ相），细菌形态不一，毒性较弱和抗原性丢失。本菌对外界抵抗力弱，56℃ 30min、一般消毒剂、日光暴晒1h或干燥3～5h均可将其杀死。

（三）发病机制

百日咳鲍特菌侵入易感者呼吸道后，先附着在喉、气管、支气管、细支气管黏膜上皮细胞的纤毛上，繁殖并释放内毒素，导致柱状纤毛上皮细胞变性。增殖的细菌及产生的毒素使上皮细胞纤毛麻痹，上皮细胞的蛋白合成降低，亚细胞器破坏，使呼吸道炎症所产生的黏稠分泌物排除障碍，滞留的分泌物不断刺激呼吸道末梢神经通过咳嗽中枢引起痉挛性咳嗽，直至分泌物排出为止。

由于长期咳嗽刺激咳嗽中枢形成持久的兴奋灶，其他刺激（如检查咽部、饮水及进食）亦可反射性引起咳嗽痉挛性发作，当分泌物排出不净，可导致不同程度的呼吸道阻塞，以至于引起肺不张、肺气肿、支气管扩张及感染；长期剧烈咳嗽还可使肺泡破裂形成纵隔气肿和皮下气肿；痉咳不止，使脑部缺氧、充血、水肿并发百日咳脑病；还可引起面部水肿，眼结膜及颅内出血。

二、护理评估

（一）健康史

1. 接触史　询问患者是否与百日咳患者有接触史，或者去过百日咳流行区域。

2. 疫苗接种史　是否接种过百白破疫苗。

（二）流行病学资料

1. 传染源　百日咳患者、隐性感染者及带菌者为本病的传染源。从潜伏期开始至发病后6周均有传染性，尤以潜伏期末到病后卡他期2～3周内传染性最强。

2. 传播途径　主要由呼吸道飞沫传播，咳嗽、说话、打喷嚏时分泌物散布在空气中形成气溶胶，通过吸入传染，所以家庭内传播较为多见，间接传染的可能性小。

3. 人群易感性　人群对百日咳普遍易感，5岁以下小儿易感性最高。由于母体缺乏足够的保护性抗体传递给胎儿，所以6个月以下婴儿发病率较高，新生儿也可以发病。儿童经菌苗接种若超过12年，体内抗体水平下降，其发病率仍可达50%以上，近年来国外报告为数不少的成人百日咳患者。

4. 流行特征　百日咳无明显季节性。全年均可发病，但较多见于冬春季节。地理分布以温寒带多发。现一般散发，而在托幼等集体机构中可发生流行。

> 🔗 **链　接　百日咳的流行现状**
>
> 自1974年全球逐步将百日咳疫苗纳入扩大免疫规划（EPI），显著降低了百日咳疾病负担。然而从20世纪90年代开始，一些疫苗高覆盖率国家的百日咳发病率在保持多年低水平后呈上升趋势，甚至出现暴发疫情，同时百日咳出现了新的流行病学特点，如青少年和成年人病例显著增加。

（三）身心状况

1. 症状与体征 潜伏期2～23d，平均7～10d。典型临床经过可分为以下三期（表3-1）。

表3-1 典型百日咳的临床表现

分期	持续时间	主要表现
卡他期	通常持续7～10d	卡他症状；低热、乏力；单声干咳（逐渐进展）、3～4d后退热，但咳嗽加剧，尤以夜晚为甚
痉咳期	通常2～6周，可持续2～3个月	连续10余声至20～30声短促痉挛性咳嗽，直至排出大量黏稠痰液；痉咳末期深吸气时发出鸡鸣样吸气声；痉咳经常在夜间发作，情绪波动、进食、检查咽部等均可诱发痉咳；婴幼儿和新生儿声门较小，易引起窒息性发作
恢复期	持续2～3周	逐渐恢复；痉咳发作次数逐渐减少，2～3周消失，数月内若呼吸道继发感染，可再次出现痉咳

（1）卡他期 从起病到阵发性痉咳的出现。此期可有低热、咳嗽、喷嚏、流泪和乏力等症状，类似感冒，持续7～10d。咳嗽开始为单声干咳，3～4d后热退，但咳嗽加剧，尤以夜晚为甚。此期传染性最强，若及时有效地治疗，能够控制病情发展。由于本期缺乏特征性症状，如不询问接触史及做相关检查常易漏诊。

（2）痉咳期 该期2～6周或更长。此期已不发热，但有特征性的阵发性、痉挛性咳嗽，简称痉咳。痉咳发作时连续10～30声短促阵挛性咳嗽，继而深长地吸气。吸气时由于声带仍然处于紧张状态，空气通过狭窄的声带而发出鸡鸣样吸气声，接着连续阵咳，如此反复，直至排出大量黏稠痰液和吐出胃内容物为止。痉咳一般以夜间为多，情绪波动、进食、检查咽部等均可诱发痉咳。痉咳发作前可有喉痒、胸闷等不适。痉咳发作时儿童表情痛苦，面红耳赤，部分患者因胸腔压力增高影响静脉回流，出现颈静脉怒张，痉咳频繁者可出现颜面水肿，毛细血管压力增高破裂可引起球结膜下出血、鼻出血或眼睑下皮下出血，表现为局部瘀斑。痉咳时舌外伸，舌系带与下门齿摩擦引起系带溃疡。无并发症者肺部无阳性体征。

婴幼儿和新生儿由于声门较小，可无痉咳，但因声带痉挛而出现声门完全关闭，加之黏稠分泌物的堵塞可引发窒息，出现深度发绀，亦可因脑部缺氧而发生抽搐，称为窒息性发作。此发作常在夜晚发生，若抢救不及时，常可因窒息而死亡。

成人或年长儿童，百日咳症状轻且不典型，主要表现为干咳、无阵发性痉咳，白细胞和淋巴细胞增加不明显，易被误诊为支气管炎或上呼吸道感染。

（3）恢复期 痉咳次数较少至消失，持续2～3周后咳嗽好转痊愈。若有并发症，病程可长达数周，可再次出现痉咳。

2. 并发症 最常见并发症是支气管肺炎，严重者可并发肺不张、肺气肿及皮下气肿和百日咳脑病，由于诊断水平提高和抗菌药物的应用，近年来这些并发症少见。

3. 心理-社会状况 患儿家属缺乏疾病知识的了解，对治疗缺乏耐心，易产生烦躁等情绪。要客观评估患者及家属对百日咳的认识程度、心理状态，对患儿的关怀程度。

（四）辅助检查

1. 血常规 白细胞总数增高，常达（20～50）×10⁹/L，其中淋巴细胞占60%～80%，多为成熟的小淋巴细胞，甚至出现类白血病反应。淋巴细胞增多为本病特点。

2. 细菌学 目前常用鼻咽拭子培养法。培养越早阳性率越高，卡他期培养阳性率可达90%，发病第3～4周培养阳性率下降，仅50%左右。

3. 血清学 ELISA检测特异性IgM，可作早期诊断。双份血清凝集试验或补体结合试验若抗体效价递增4倍可确诊。

三、治疗要点

1. 一般治疗 按呼吸道传染病隔离，保持室内安静、空气新鲜和适当温度、湿度。半岁以下婴儿常突然发生窒息，应有专人守护。

2. 对症治疗 痰液黏稠可雾化吸入及吸痰护理，发生窒息时及时吸痰、给氧。必要时使用镇静剂，可减少患儿因恐惧、烦躁而引发的痉咳，同时保证睡眠，可水合氯醛灌肠或服用异丙嗪、苯巴比妥等。

3. 抗菌治疗 百日咳鲍特菌对大环内酯类抗生素仍较敏感，治疗的目的是清除鼻咽部病原体，减少传播，通常不能缩短病程。但近年来也有研究指出早期治疗可降低重症患儿的死亡率。阿奇霉素、罗红霉素和克拉霉素等不良反应较少。此外复方磺胺甲噁唑（SMZ-TMP）亦可应用。疗程为2周。我国已有大环内酯类耐药的百日咳鲍特菌的报道。

四、主要护理诊断/问题

1. 清理呼吸道无效 与痰液黏稠不易咳出有关。

2. 营养失调：低于机体需要量 与痉挛引起呕吐或拒食有关。

3. 有窒息的危险 与声门痉挛和呼吸道分泌物阻塞气道有关。

五、护理措施

（一）一般护理

1. 隔离 执行呼吸道隔离措施。

2. 休息 痉咳次数不多，无并发症时，可不必严格限制活动。保持室内的空气清新，室温控制18～22℃、湿度60%，避免烟尘刺激而诱发咳嗽。执行呼吸道隔离措施，通常隔离至有效抗生素治疗后5d，如未使用抗生素治疗，须隔离至发病后21d。

3. 饮食 选择易咀嚼的营养丰富、高维生素、易消化饮食，如面条、米粥、蒸蛋等，少量多餐，在痉咳后进食为宜。如摄入量不足、呕吐次数多者可给予静脉输液，并注意水、电解质平衡。忌油腻辛辣等刺激性食物。

（二）病情观察

严密观察患儿生命体征，重点观察并记录痉咳情况，如次数、发作表现、严重程度、发作诱因；痰液量、性状、颜色；呕吐次数、量、性质；严密观察患儿有无呼吸暂停等并发症表现，一旦发现异常，及时通知医生并组织抢救。

（三）对症护理

1. 痉咳

（1）减少诱发因素，避免寒冷、劳累、情绪激动和吸入烟尘等可诱发痉咳的因素。

（2）稀释痰液，应用祛痰剂、雾化吸入等稀释痰液，便于咳出。

（3）痉咳剧烈者可使用镇静剂，如苯巴比妥钠、地西泮等。

（4）痉咳发作时，协助侧卧、坐起或抱起，轻拍背部，助痰排出，及时擦拭口鼻分泌物。

2. 口腔溃疡 做好口腔护理，避免口腔并发症。有舌系带溃疡时常引起疼痛，注意饮食及饮水不宜过热。

（四）用药护理

遵医嘱使用抗菌药物，观察疗效及不良反应。应用大环内酯类抗菌药物时，密切观察胃肠道反应，如恶心、呕吐、腹痛、腹泻、胃部不适等症状，尤其注意区分痉咳、药物不良反应导致的呕吐；少数患儿可发生肝功能损害，偶见过敏性药疹、耳鸣及暂时性听觉障碍等。大环内酯类药物可抑制茶碱的正常代谢，两者联合应用时需监测茶碱的血药浓度，以防中毒等意外发生。阿奇霉素可能导致心律不齐的风险。

（五）心理护理

患儿痉咳不止、口腔溃疡疼痛引起哭闹，家属易焦虑、紧张。护士应态度和蔼、亲切，主动关心，多做解释工作，鼓励患儿勇敢地面对疾病，帮助其树立战胜疾病的信心。消除患儿及家属的焦虑、紧张情绪。

（六）健康教育

1. 对患者的指导 向患儿及家属讲解痉咳发作的表现、治疗方法及诱发因素，指导患儿合理饮食。

2. 疾病预防指导

（1）管理传染源 本病传染性强，常易引起流行。及早发现患者，及早隔离。确诊的患者应立即隔离至病后40d，对密切接触者应观察至少23d，若有前驱症状应尽早治疗。

（2）切断传播途径 加强公共卫生的管理，室内空气经常通风，搞好个人卫生管理，对痰液及口鼻分泌物进行消毒处理。流行期间加强卫生宣教，避免大型集会或集体活动，婴幼儿尽量不要到公共场所。外出时应戴口罩。

（3）保护易感人群 按程序接种疫苗。

第7节 猩红热患者的护理

案例3-7

患儿，男，7岁。因发热2d，皮疹1d来诊。患儿昨日出现发热，最高体温38.5℃，伴有咽痛，恶寒症状，无恶心、呕吐、头痛。今日患儿出现全身性皮疹，有轻度瘙痒。查体：T 38.6℃，P 116次/分，R 23次/分，BP 110/70mmHg，急性病面容，面色潮红，口周苍白，咽部充血，扁桃体Ⅱ度肿大，自颈部以下至躯干、四肢、皮肤可见弥漫性针尖大小皮疹，指压褪色，颌下淋巴结肿大。

问题：1. 考虑最可能的临床诊断是什么？
2. 如何治疗和预防该病的发生？
3. 对该患者应该采取哪些护理措施？

一、概述

（一）概念

猩红热（scarlet fever）是由乙型A群溶血性链球菌引起的急性传染病。在我国的法定传染病中属于乙类传染病。主要临床表现为发热、咽峡炎、全身弥漫性猩红色皮疹和疹退后明显的脱屑。本病传染性强，易造成流行，病后有持久免疫力。本病在我国属乙类传染病。

（二）病原学

乙型A群溶血性链球菌为链球菌属菌种，革兰氏染色阳性，呈球形或椭圆形，呈链状排列，长短不一，无芽孢，无鞭毛。在含血的培养基中生长，可产生完全（β型）溶血现象。在自然界中广泛分布，是一种常见的病原微生物。

该菌对热及干燥的抵抗力较弱，加热56℃ 30min及一般消毒剂均可将其杀死。但在痰和脓液中可生存数周，耐寒，在冰冻干燥条件下致病力可保存数月或数年。

（三）发病机制

乙型 A 群溶血性链球菌侵入人体后，可引起化脓性、中毒性和超敏反应性 3 种病变。

1. 化脓性病变 病原体通过 M 抗原黏附于咽部黏膜，使局部产生炎症而引起咽峡炎和扁桃体炎。本菌有较强的侵袭力，可由局部直接或经淋巴管侵入邻近组织。

2. 中毒性病变 病原菌所产生的红疹毒素及其他产物，经由咽部丰富的血管进入血液循环后可引起发热头痛等全身中毒症状和皮疹。红疹毒素引起皮肤血管弥漫充血，从而使皮肤普遍潮红并在充血明显处形成典型的猩红热样皮疹。

3. 超敏反应性病变 个别患者于病程第 2～3 周可在心、肾、关节滑膜组织等处出现超敏反应性病变。

二、护理评估

（一）健康史

询问当地是否有本病流行，患者是否与猩红热确诊患者有接触史，既往有无猩红热发病史。

（二）流行病学资料

1. 传染源 患者及带菌者，自发病前 24h 至疾病高峰时传染性最强。乙型 A 群溶血性链球菌感染引起的咽峡炎患者也是重要的传染源之一，其排菌量大，容易被忽略。

2. 传播途径 主要通过飞沫经呼吸道直接传播，通过污染的衣服、玩具等间接传播机会较少。在极少数情况下，由皮肤伤口或产道侵入，引起"外科型"猩红热或"产科型"猩红热。

3. 人群易感性 人群普遍易感。

4. 流行特征 本病常年可发生，以冬春季节发病多见。多见于儿童，以 5～15 岁发病率最高。

（三）身心状况

1. 症状与体征 潜伏期 1～12d，一般 2～5d。

（1）普通型 流行期间大多数属于此型，发热、咽峡炎和皮疹是猩红热的三大特征性表现。

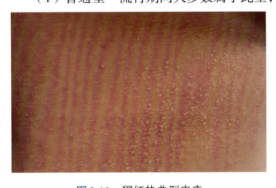

图 3-10　猩红热典型皮疹

1）前驱期：1d 左右，表现为骤起畏寒、持续发热，重者体温可升至 38～40℃，头痛、恶心、呕吐、咽痛、扁桃体红肿，局部有点片状渗出物，并可有米粒大的红色斑疹或出血点，即黏膜内疹，一般先于皮疹出现。年龄小的婴幼儿起病时可发生惊厥和谵妄。

2）出疹期：皮疹为猩红热最重要的症状，一般病程第 1～2d 出现，从耳后、颈底及上胸部开始，24h 内迅速蔓延至全身，一般在 48h 内达到高峰。典型皮疹为弥漫性针尖大小的鲜红色丘疹（图 3-10），触之如粗砂纸样，或人寒冷时的鸡皮样疹，疹间无正常皮肤，压之褪色，有瘙痒感。面颊部潮红无皮疹，而口鼻周围皮肤相对苍白，称为口周苍白圈（图 3-11）。皮肤皱褶处，如腋窝、肘、腹股沟等处，皮疹密集，色深红，其间有针尖大小之出血点，形成深红色帕氏线（图 3-12）。病程初期，舌覆白苔，乳头红肿，突出于白苔之上，以舌尖及边缘处为显著，称为草莓舌（图 3-13）。2～3d 后白苔开始脱落，舌面光滑呈肉红色，乳头仍突起，称杨梅舌（图 3-14）。

3）恢复期：此期体温逐渐降低，中毒症状消失，皮疹消退。病程第 1 周末开始脱皮，脱皮部位顺序与出疹顺序一致，面部脱屑，躯干和手足大片脱皮，呈手套、袜套状（图 3-15）。脱屑程度与皮疹轻重有关，一般 2～4 周脱净，无色素沉着。

考点： 典型猩红热的症状体征

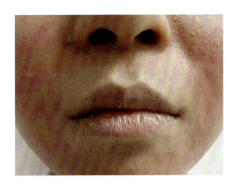

图3-11　口周苍白圈

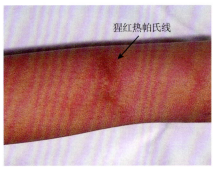

图3-12　帕氏线

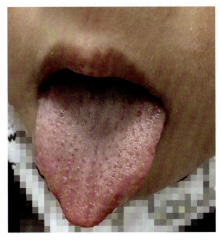

图3-13　草莓舌

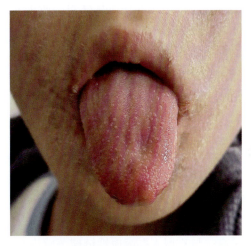

图3-14　杨梅舌

（2）脓毒型　在上述临床表现基础上，咽部红肿，渗出脓液，甚至发生溃疡，细菌扩散到附近组织，形成化脓性中耳炎、鼻窦炎及乳突炎，颈部淋巴结明显肿大。

（3）中毒型　全身中毒症状明显，体温可高至40.5℃以上。头痛、剧烈呕吐、意识障碍等全身毒血症状明显，咽峡仅有轻度充血，与全身症状不相称，但皮疹明显，可为出血性。如合并脓毒症状，甚至发生休克，危险性很高。

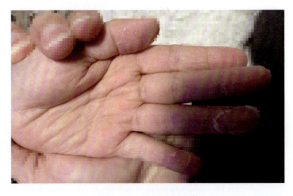

图3-15　手套状脱皮

（4）外科型或产科型　皮疹多在伤口周围，继而波及全身，无咽峡炎，全身症状轻，预后较好。

2. 并发症

（1）化脓性并发症　为细菌直接由咽部向邻近组织和器官侵犯，引起化脓性中耳炎、鼻窦炎、乳突炎、颈淋巴结炎和蜂窝织炎等。经血液传播可引起化脓性关节炎、脑膜炎、骨髓炎等。

（2）中毒性并发症　由毒素引起，多发生于病程第1周，如中毒性心肌炎、中毒性脑病等，预后良好。

（3）超敏反应并发症　多发生于病程2～3周，有急性肾小球肾炎、风湿热、关节炎等。

3. 心理-社会状况　猩红热好发于儿童，其隔离后与家人社会疏远，可产生抑郁、孤独、悲观等心理反应，病情严重者，可出现并发症，甚至危及生命。需评估患者及家属对猩红热的认识程度、心

理状态；家庭成员对患者的关怀程度。

（四）辅助检查

1. 血常规　血白细胞总数增加可达（10～20）×10⁹/L，中性粒细胞占80%以上，严重患者可发现中毒颗粒。出疹后嗜酸性粒细胞增多占5%～10%。

2. 尿常规　一般无明显异常，如并发肾脏超敏反应，可出现尿蛋白、红细胞、白细胞及管型。

3. 病原学　咽拭子、脓液培养，可获溶血性链球菌，细菌培养阳性确诊。

4. 血清学　可用免疫荧光法检查咽拭子涂片进行快速诊断。

三、治疗要点

1. 一般治疗　急性期患儿应卧床休息，较大儿童用温淡盐水含漱。饮食以流质、半流质为宜。环境安静、舒适，室内通风良好。

2. 病原治疗　青霉素是治疗猩红热的首选药物，早期应用可缩短病程、减少并发症。成人80万U/次，每6h一次，肌内注射；儿童20万U/（kg·d），分2～3次静脉滴入，病情严重者可增加剂量。为彻底消除病原菌、减少并发症，疗程7～10d。对青霉素G过敏者可用红霉素、阿奇霉素等。

3. 对症治疗　已化脓病灶，应给予切开引流或手术治疗。若发生中毒性休克，应积极扩充血容量，纠正酸中毒及选用血管活性药物等。

4. 并发症治疗　猩红热在病愈后3周左右，少数患者可出现心脏、肾脏的超敏反应性并发症，如风湿热、肾小球肾炎等，除进行病原治疗外，还应给予相应的内科治疗。

四、主要护理诊断/问题

1. 体温过高　与乙型A群溶血性链球菌感染有关。

2. 皮肤完整性受损　与猩红热所致皮疹有关。

3. 疼痛　与咽、扁桃体炎症有关。

4. 潜在并发症：急性肾小球肾炎、风湿热等。

五、护理措施

（一）一般护理

1. 隔离　执行呼吸道隔离措施。

2. 休息　急性期卧床休息2～3周，室内保持空气清新、通风，室温不可过高，以18～20℃为宜，相对湿度维持在50%～60%，做好一切生活护理。

3. 饮食　急性期给予营养丰富的、少渣易消化的流食或半流质饮食，补充足够的水分和维生素。恢复期应逐渐过渡到高蛋白、高热量的半流质饮食，直至恢复正常饮食。避免油腻、辛辣刺激性食物。若合并急性肾炎，应给予低盐、优质蛋白质、半流质饮食，限制水钠摄入，记录24h出入量。

（二）病情观察

1. 皮疹变化　发疹是出疹期的主要体征，出疹期应注意观察出疹顺序、皮疹颜色、分布及脱皮情况。出疹过程顺利与否是判断病情演变的重要依据。

2. 生命体征　密切观察体温、脉搏、呼吸及神志变化。

3. 咽痛　严密观察咽痛症状，咽部黏膜分泌物情况。

4. 并发症　定期检查尿常规，及时发现肾脏损害；观察有无其他部位化脓性病灶。

（三）对症护理

1. 发热　嘱患者多饮水，严密观察体温变化，遵医嘱进行对症处理。如体温过高，可头部冷敷、温水擦浴降温，必要时遵医嘱给予解热镇痛药。忌用冷水或乙醇擦浴。

2. 皮疹 ①保持床褥干燥、平整、清洁，大量出汗时及时更换衣物，内衣需柔软，勤换衣裤。②剪短指甲，避免抓破皮肤引起感染，瘙痒严重者可用炉甘石洗剂。③每日用温水清洗皮肤，禁用肥皂水刺激皮肤。④脱皮时可涂液状石蜡或凡士林保护皮肤。在恢复期脱皮时，应待皮肤自然脱落，不可强行撕去，可用消毒剪刀剪掉翘起部分，以免出血或继发感染。

3. 咽痛 保持口腔清洁卫生，鼓励患者多饮水或用温盐水漱口。咽痛明显者给予润喉片或雾化吸入。

4. 并发症的护理 发病后3周复查尿常规以排除肾小球肾炎。急性期需卧床休息2~3周，痊愈后仍需观察，以便于早期发现各种超敏反应性并发症。并发风湿病的患者，给予抗风湿治疗。

（四）用药护理

遵医嘱用药，严密观察疗效及不良反应。应用青霉素者，用药前询问有无过敏史，做过敏试验，备好抢救药品。红霉素易引起胃肠道不适，建议饭后服用。

（五）心理护理

本病起病急，持续高热、咽部疼痛、皮肤瘙痒等，患者及家属易出现焦虑、恐惧、悲观等消极情绪。鼓励患者勇敢地面对疾病，帮助其树立战胜疾病的信心。

（六）健康教育

1. 对患者的指导 由于猩红热的传染性强，为控制疾病的流行，应向患者及家属介绍猩红热的相关知识。

2. 疾病预防指导

（1）管理传染源 对患者进行呼吸道隔离至临床症状消失后1周，连续咽拭子培养3次阴性（自治疗日起不少于7d）方可解除隔离。对猩红热密切接触者应医学观察7d。

（2）切断传播途径 是预防本病的关键性措施，流行期间避免去公共场所或人员聚集的地方，出入应戴口罩。患者接触过的食具要煮沸消毒，用具、桌椅等用甲酚皂溶液擦拭消毒。

（3）保护易感人群 猩红热目前尚无主动免疫疫苗，应定期对儿童进行普查。

第8节 流行性脑脊髓膜炎患者的护理

案例3-8

患儿，女，10岁。高热2d，体温达39℃以上，伴剧烈头痛、呕吐、精神萎靡，到医院就医。体格检查发现患儿胸腹及四肢有散在瘀点、瘀斑，脑膜刺激征（+）。实验室检查：WBC $25×10^9$/L，L 90%，脑脊液培养脑膜炎奈瑟菌阳性。诊断为流行性脑脊髓膜炎。

问题：1. 对该患儿的主要护理诊断有哪些？

2. 如何治疗和预防该病的发生？

3. 对该患儿应该采取哪些护理措施？

一、概　述

（一）概念

流行性脑脊髓膜炎（epidemic cerebrospinal meningitis）简称流脑，是由脑膜炎球菌引起的急性化脓性脑膜炎。主要临床表现为突发高热、剧烈头痛、频繁呕吐、皮肤黏膜瘀点瘀斑及脑膜刺激征阳性，脑脊液呈化脓性改变，严重者可有败血症休克和脑实质损害，常可危及生命。本病在我国属乙类传染病。

（二）病原学

脑膜炎球菌又称脑膜炎奈瑟菌，革兰氏染色阴性球菌，菌体呈肾形，成对排列或四个相连。该菌仅存在于人体，可从带菌者及患者的鼻咽部、血液、脑脊液、皮肤瘀点瘀斑中检出。A群可导致全球大流行。本菌对外界抵抗力差，对寒冷、干燥、热、紫外线及一般消毒剂极为敏感，在体外易自溶而死亡。

（三）发病机制与病理改变

脑膜炎球菌自鼻咽部侵入人体后，因机体免疫功能低下或细菌毒力较强时，细菌从鼻咽部进入血液循环，形成暂时菌血症，细菌可通过血-脑屏障侵犯脑脊髓膜，形成化脓性脑膜炎。脑膜炎球菌释放的内毒素是重要致病因素。

病理改变主要是血管内皮损害，血管壁炎症、坏死及血栓形成，血管周围出血，皮肤黏膜和浆膜也可有局灶出血。

二、护理评估

（一）健康史

1. 接触史　是否与流脑患者有接触史；当地是否有流脑流行；是否到过流脑流行地区。

2. 接种疫苗史　是否接种过流脑疫苗。

（二）流行病学资料

1. 传染源　带菌者和患者是传染源，潜伏期末及发病10d内均具有传染性，本病隐性感染率高，带菌者不易被发现，因此作为传染源的意义更重要。

2. 传播途径　病原菌主要经咳嗽、打喷嚏借飞沫经呼吸道直接传播。通过间接接触如日用品、玩具等传播机会少，但密切接触如同睡、怀抱、接吻、喂乳等对2岁以下婴幼儿传播有重要意义。

3. 人群易感性　人群普遍易感。新生儿因从母体获得免疫，很少发病。6个月至2岁婴幼儿发病率最高，以后随年龄增加，发病率逐渐降低，人感染后可产生持久的免疫力，各群之间虽有交叉免疫，但不持久。

4. 流行特征　本病全年均可发病，但有明显季节性，以冬春季节发病较多，3～4月为发病高峰。

（三）身心状况

1. 症状与体征　潜伏期1～7d，一般为2～3d。根据病情和病程可分为下列各型。

（1）普通型　最常见，占发病者的90%。

1）前驱期（上呼吸道感染期）：主要表现为上呼吸道感染症状，如低热、鼻塞、咽痛等。本期持续1～2d。

2）败血症期：突发寒战、高热，体温高达40℃以上，伴头痛、恶心、呕吐、全身不适、精神萎靡等。幼儿常表现为哭闹、拒食、烦躁不安、皮肤感觉过敏，甚至惊厥。约70%的患者皮肤黏膜可见瘀点（图3-16），初呈鲜红色，迅速增多、扩大（图3-17），常见于四肢、软腭、眼结膜及臀（图3-18）等部位。本期持续1～2d。

3）脑膜脑炎期：可与败血症期症状同时出现，表现为烦躁不安、剧烈头痛、喷射性呕吐、脑膜刺激征阳性（颈强直、克尼格征、布鲁津斯基征）等中枢神经系统症状，重者谵妄、抽搐及意识障碍。婴幼儿因颅骨骨缝及囟门未闭，中枢神经系统发育不成熟，脑膜脑炎期临床表现不典型，常表现为烦躁不安、拒乳、呕吐、啼哭、惊厥及囟门隆起等症状，脑膜刺激征不明显。本期持续2～5d。

4）恢复期：经治疗患者体温逐渐降至正常，意识状态逐渐好转，皮肤瘀点、瘀斑吸收或结痂愈合，神经系统检查逐渐恢复正常。本期持续1～3周。

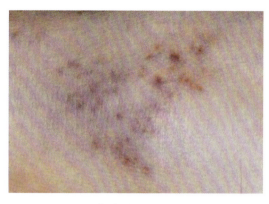

图3-16 皮肤黏膜瘀点、瘀斑

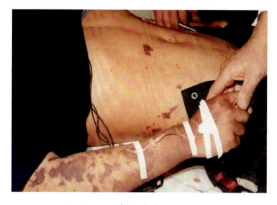

图3-17 皮下出血

（2）暴发型 少数患者起病急骤，病势凶险，若不及时治疗，多于24h内死亡，病死率高，儿童多见。根据临床表现分为三种类型。

1）暴发休克型：起病急，高热寒战，严重者体温不升，伴头痛、呕吐等，短期内皮肤黏膜出现瘀点、瘀斑，且迅速融合成大片。循环衰竭表现为面色苍白、四肢厥冷、皮肤发花、口唇及指端发绀、脉搏细速、呼吸急促、血压下降、尿量减少，甚至昏迷。

2）暴发脑膜脑炎型：主要以脑实质严重损害为特征，颅内高压是本型的重要特征。患者表现为高热、剧烈头痛、频繁呕吐、反复惊厥、迅速进入昏迷。脑膜刺激征阳性，锥体束征阳性，严重者可发生脑疝。

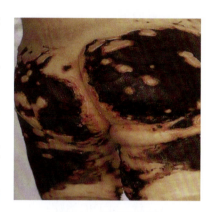

图3-18 紫黑色坏死

3）混合型：兼有上述两型的临床表现，是本病最严重的类型，病死率极高。

（3）轻型 多见于流脑流行后期，病情轻，临床表现为低热、轻微头痛及咽痛等上呼吸道感染症状，可见少量出血点。脑脊液变化不明显，咽拭子培养可有脑膜炎球菌生长。

（4）慢性败血症型 较少见，成人多见。表现为间歇性发冷、发热，每次发热持续12h后缓解，相隔1～4d再次发作。每次发作后常成批出现皮疹，亦可出现瘀点。常伴有关节痛、脾大。血培养脑膜炎球菌阳性。

2. 并发症 常见并发症包括心内膜炎、心包炎、化脓性关节炎、脑积水、中耳炎、肺炎等。

3. 心理-社会情况 流脑起病急，病情重，尤其是暴发型流脑病情凶险，病死率高，患者易产生不同程度的焦虑、紧张及恐惧心理，孤独感明显，部分患者由于后遗症而悲观失望，对生活失去信心。

考点： 流行性脑脊髓膜炎的症状体征

（四）辅助检查

1. 血常规 白细胞总数明显增高，多在（10～20）×10^9/L以上，中性粒细胞在80%以上，有弥散性血管内凝血（DIC）时，血小板明显减少。

2. 脑脊液 脑脊液检查对明确诊断有重要意义。典型的脑膜脑炎期，颅内压增高，脑脊液外观混浊似米汤样，白细胞数明显增高，可超过1.0×10^9/L，以多核细胞增高为主，糖与氯化物明显降低，蛋白含量明显增高。

3. 细菌学 细菌学检查是确诊的重要依据。

（1）涂片检查 取皮肤瘀点处的组织液、离心沉淀后的脑脊液做涂片染色，阳性率高达60%～80%。

（2）细菌培养 应在使用抗菌药物前，取血、脑脊液或瘀斑组织液进行培养。如细菌培养阳性，则须做药敏试验测定。

> 🔗 **链 接 流行性脑脊髓膜炎患者标本送检注意事项**
>
> 脑膜炎球菌产生自溶酶，对外界抵抗力很弱、不耐寒，离开人体极易自溶而死亡。因此，在进行细菌培养时，需要采集各种标本，如血、脑脊液、瘀点或瘀斑组织液等，应该在保温条件下及时送检、进行实验室检查。

4. 血清免疫学 常用对流免疫电泳法、乳胶凝集试验、反向间接血凝试验、放射免疫与酶联免疫吸附试验等方法，检测流脑特异性抗原，主要用于早期诊断，阳性率在90%以上，方法简便、敏感、特异。

三、治疗要点

1. 普通型

（1）青霉素 首选青霉素G，目前对脑膜炎球菌仍高度敏感，因不易透过血-脑屏障，大剂量才能在脑脊液中达到治疗有效浓度，疗程5～7d。

（2）其他抗生素 可酌情使用头孢菌素类、氯霉素、SMZ-TMP等抗菌药物。

（3）对症治疗 高热者可用物理降温或使用退热药物，如有颅内压升高，可给予20%甘露醇进行脱水治疗。

2. 暴发型

（1）暴发休克型 ①尽早应用有效抗菌药物：可联合用药，剂量方法同前。②迅速纠正休克：快速扩充血容量及纠正酸中毒，在此基础上，使用血管活性药物。③肾上腺皮质激素：短期应用，可减轻毒血症状。④DIC治疗：如果皮肤瘀点、瘀斑不断增加，融合成片，怀疑有DIC者宜尽早应用肝素。

（2）暴发脑膜脑炎型

1）尽早应用有效抗菌药物：用法同暴发休克型。

2）减轻脑水肿及防止脑疝：及早发现脑水肿，积极脱水治疗，预防脑疝的发生，可用甘露醇，此外还可使用白蛋白、呋塞米、肾上腺皮质激素等治疗。

3）防治呼吸衰竭：保持呼吸道通畅，及时吸痰、吸氧，必要时进行气管插管，予以呼吸机辅助通气。

四、常见护理诊断/问题

1. 体温过高 与脑膜炎球菌感染导致败血症有关。

2. 组织灌注量改变 与内毒素导致的微循环障碍有关。

3. 皮肤完整性受损 与皮肤血管受损有关。

4. 潜在并发症：休克、脑水肿、脑疝、呼吸衰竭。

五、护理措施

（一）一般护理

1. 隔离 执行呼吸道隔离措施。

2. 休息 急性期卧床休息，病房保持安静、舒适、温暖。颅内压增高者需抬高头部，呕吐者头偏向一侧。

3. 饮食 能进食者给予高热量、高蛋白、高维生素、易消化的流质饮食，鼓励患者少量、多次饮水。不能进食及意识障碍者应遵医嘱静脉输液，注意维持水、电解质平衡。

（二）病情观察

流脑发病急骤，病情变化快，应密切观察并做好记录。观察意识障碍是否加重，是否有抽搐先兆，瞳孔大小是否一致。观察生命体征变化，观察体温、血压及呼吸频率、节律、深度的变化。密切观察瘀点、瘀斑的部位、大小及消长情况。

（三）对症护理

1. 发热护理 密切观察体温变化，如果超过39℃，遵医嘱给予药物降温，降温过程中注意补充水分，避免大汗导致虚脱。高热造成反复惊厥者，遵医嘱给予亚冬眠疗法。

2. 头痛护理 头痛较重者可遵医嘱给予镇痛药或进行脱水处理，并向患者说明头痛原因。

（四）用药护理

1. 抗菌药 在使用青霉素或头孢菌素时，应注意给药剂量、间隔时间、疗程及过敏反应。在服用磺胺类药物时，应注意其对肾脏的损害，需观察尿量、性状及尿常规，鼓励患者多饮水，同时遵医嘱补充碱性药物。氯霉素应饭后服用，注意观察胃肠道反应，定期复查骨髓象，注意有无骨髓造血抑制情况。

2. 抗凝药 应注意用法、剂量、间隔时间。使用肝素时应注意不能与其他药物混合使用，并注意有无自发性出血情况，如皮肤黏膜出血、注射部位渗血、血尿、便血等，发现异常立即通知医生。

3. 脱水剂 在使用脱水剂时，应注意按规定时间输入药物（250ml甘露醇应在20～30min内输注完毕），准确记录出入量，观察有无水、电解质、酸碱平衡紊乱情况，注意药物对血管、肾脏的损害情况，注意观察患者的神志、瞳孔、呼吸、心率、血压等变化。

（五）心理护理

由于本病给患者带来痛苦，严重者可能危及生命，或造成后遗症，加之需隔离治疗，患者、家属均可产生紧张、焦虑及恐惧等不良心理反应。护理人员应多与患者及家属沟通、交流，向患者及其家属介绍疾病的相关知识，介绍隔离制度，给予心理支持，鼓励树立信心，配合医护治疗，尽早康复。

（六）健康教育

1. 疾病知识指导

（1）管理传染源 早期发现患者，就地进行呼吸道隔离，做好疫情报告，以防疫情传播与扩散。患者应隔离至症状消失后3d，一般不少于病后7d。

（2）切断传播途径 做好个人及环境卫生，保持室内通风。流行期间尽量避免集会活动，不带儿童到公共场所，外出戴口罩。

（3）保护易感者 疫苗预防：预防对象主要为15岁以下儿童。

2. 相关知识教育
向患者、家属及社区宣传防治流脑的科普知识，增强广大群众预防流脑的意识。教育公众养成良好的个人卫生习惯，加强锻炼，增强抵抗力，流脑流行期间做好个人防护，改善环境卫生，应尽量避免到公共场所，外出时应戴口罩。

第9节 结核性脑膜炎患者的护理

案例3-9

患者，女，31岁。过去无相关的病史。因发热、头痛3周入院。查体：生命体征平稳，神志不清，无局灶性神经症状。胸部X线：无肺结核表现。脑脊液检查示：WBC $250×10^6$/L，N 83%，蛋白质1.64g/L，葡萄糖0.47mmol/L（对应血糖5.8mmol/L），乳酸8.72mmol/L。脑脊液涂片抗酸染色阳性。诊断：结核性脑膜炎。

问题：1. 如何观察病情？

2. 患者腰穿术后应注意哪些问题？

一、概　述

（一）概念

结核性脑膜炎（tuberculous meningitis，TBM）主要由结核分枝杆菌引起的脑膜非化脓性炎症。可继发于粟粒型肺结核及其他器官的结核病灶。

（二）病原学

分枝杆菌包括结核分枝杆菌复合群、非结核分枝杆菌和麻风分枝杆菌。结核分枝杆菌复合群包括结核分枝杆菌、牛分枝杆菌、非洲分枝杆菌、田鼠分枝杆菌等。其中结核分枝杆菌和牛分枝杆菌是引起人类结核病的主要病原菌。结核分枝杆菌为抗酸杆菌，需氧。结核分枝杆菌对干燥、冷、酸、碱等抵抗力较强。100℃干热灭菌需要4～5h才能达到灭菌效果，低温则无灭菌效果甚至可长期存活。

（三）发病机制

结核性脑膜炎常为全身血行播散型肺结核的一部分。结核分枝杆菌经呼吸道进入肺部，先形成小区域的感染，数周后结核分枝杆菌侵入淋巴系统进入局部淋巴结，血行播散进入脑膜和脑实质进行繁殖。当机体产生免疫反应时，T淋巴细胞致敏，激活巨噬细胞并移至感染灶。巨噬细胞吞没结核分枝杆菌并融合在一起形成多核巨细胞，大多被杀灭，少量仍可留在巨噬细胞内，这种肉芽肿性病灶被不完全的囊壁样组织包绕，可静止存在多年或终生。当免疫功能降低，病灶内的结核分枝杆菌激活而破入蛛网膜下隙，随脑脊液播散，历时数天至数周即可引起结核性脑膜炎。

二、护理评估

（一）健康史

1. 接触史　询问患者有无结核病高风险区旅居史，有无在1年内与活动性结核病患者密切接触史，有无结核病相关病史。

2. 疫苗接种史　是否接种过卡介苗。

（二）身心状况

1. 症状与体征　结核性脑膜炎常以非特异症状起病，包括头痛、发热、畏寒、乏力、精神萎靡、恶心、呕吐、食欲减退、体重下降等，起病急缓不一，以慢性及亚急性起病者居多。脑膜刺激征、颅内压增高征象、癫痫、脑神经受累、肢体运动障碍等局灶性神经系统症状和体征均可出现。脑和脊髓实质结核的神经系统症状取决于病灶的位置，多数患者无神经系统症状和体征。局灶性神经系统症状较少见，可出现运动和小脑功能异常、脑垂体功能低下和脑干综合征等。

2. 心理-社会状况　结核性脑膜炎患者由于缺乏对疾病的认知，担心出现后遗症影响生活和工作，加上疾病的痛苦，常常出现焦虑、悲观等情绪。

（三）辅助检查

1. 脑脊液检查　脑脊液检查通常出现以下变化：①压力增高，外观澄清或呈毛玻璃样；②白细胞计数为（100～500）×10⁶/L，以淋巴细胞占多数，但疾病早期部分患者可以中性粒细胞为主；③蛋白质升高至1～2g/L；④糖＜2.2mmol/L，95%的患者其脑脊液葡萄糖/血糖＜0.5。⑤氯化物下降。脑脊液抗酸染色是诊断结核性脑膜炎快速、简便的方法。

2. 影像学检查　对于怀疑结核性脑膜炎的患者，推荐在治疗开始前或治疗后48h内行头颅MRI增强或CT增强检查，作为诊断疾病、评估手术适应证和监测治疗应答的依据。基底池脑膜强化、脑积水、脑梗死和结核球是中枢神经系统结核病的主要影像学特征，颅底脑膜强化伴或不伴结核球是结核性脑膜炎最常见的征象，其诊断特异性高。MRI增强检查对软脑膜病灶的显示优于CT检查。

3. 免疫学检测

（1）皮肤试验　包括传统的结核菌素皮肤试验（TST）和重组结核分枝杆菌融合蛋白皮肤试验。目前WHO推荐使用的结核菌素为纯化蛋白衍化物（PPD），PPD注射后72h，观察皮肤硬结直径大小。

（2）γ-干扰素释放试验　外周血γ-干扰素释放试验主要用于结核分枝杆菌感染的诊断，因国内普遍接种卡介苗，故γ-干扰素释放试验诊断活动性结核的价值优于结核菌素皮肤试验，但在结核性脑膜炎的诊断中存在一定的假阳性率。

三、治疗要点

结核性脑膜炎的治疗的原则是早期给药、合理选药、联合治疗和系统治疗。只要患者临床症状、体征，辅助检查结果高度提示本病，即便抗酸染色阴性，亦应立即开始试验性抗结核治疗。

1. 抗结核治疗　结核性脑膜炎的抗结核药物治疗，应遵循两个原则：一是早期、联合、规律、适量、全程的结核病化疗原则；二是运用具有杀菌作用与通过良好血-脑屏障药物的原则。

2. 肾上腺糖皮质激素治疗　结核性脑膜炎患者常伴有明显的脑脊液炎症反应。糖皮质激素不仅具有抗炎作用，而且可改善血-脑屏障损伤。对于脑水肿导致的颅内压增高、意识障碍，伴局灶性神经体征、交通性脑积水、蛛网膜下隙阻塞的重症患者，可减轻其中毒症状、抑制炎症反应及减轻脑水肿。

3. 对症支持治疗　控制高热。及时处理颅内压增高，可使用脱水剂（如甘露醇）和利尿剂降低颅内压。维持呼吸循环功能，必要时予以机械通气及血管活性药物。控制惊厥，尤其是癫痫持续状态。

四、主要护理诊断/问题

1. 体温过高　与结核分枝杆菌感染有关。

2. 营养失调：低于机体需要量　与长期低热、慢性消耗有关。

3. 潜在并发症：脑疝等。

五、护理措施

（一）一般护理

1. 休息　早期应绝对卧床休息，注意通风，避免搬动颈部或突然变换体位。护理操作尽量集中进行。

2. 饮食　有颅内压增高患者可以出现频繁呕吐、食欲降低，持续发热和大量脱水剂可以导致水电解质和酸碱平衡紊乱。患者清醒后鼓励多饮水、少量多餐，给予高热量、高蛋白、高维生素的饮食。昏迷患者应用鼻饲喂养，合并胃出血等病情危重者，应增加胃肠外营养。

（二）病情观察

1. 生命体征　密切监测患者体温、脉搏、呼吸和血压的变化。尤其要关注患者呼吸频率和节律、血氧饱和度、气道通畅情况。

2. 颅内压升高及脑疝先兆　注意观察神志、瞳孔大小及对光反射。如发现意识障碍进行性加重，两侧瞳孔大小不等，头痛、呕吐加重，呼吸不规则，提示有颅内压增高和脑疝形成，应报告医生，及时处理。记录24h出入量。

（三）对症护理

1. 发热　采取有效的降温措施。应用物理降温的方法，如冰敷、温水擦浴等。必要时遵医嘱使用药物降温。

2. 惊厥、抽搐　应去除病因及镇静解痉。由高热所致惊厥、抽搐，以降温为主；由脑水肿所致者，给予脱水治疗。由脑实质病变引起的抽搐，可使用镇静剂。常用的镇静剂为地西泮。注意保护患者，防止窒息或意外受伤。

3. 腰穿术后护理 腰穿术后脑脊液压力有所下降，抬高头部时可引起头痛、头晕等症状，因此应去枕平卧6h，不可在床上翻身。如腰穿后有头痛、呕吐等应及时报告医生处理。

（四）用药护理

遵医嘱用药，严密观察疗效及不良反应。肝功能损伤是抗结核药物最常见的不良反应。其他不良反应包括胃肠道反应、肾损伤、过敏反应、周围神经病变和精神症状等。使用脱水剂时应注意水、电解质的平衡。

（五）心理护理

因结核性脑膜炎病程较长，患者精神压力较大。护理人员应关心、安慰患者，帮助患者树立战胜疾病的信心。有后遗症者，应鼓励患者积极进行康复治疗。

（六）健康教育

1. 对患者的指导 向患者介绍服药方法、剂量和不良反应，详细说明坚持规律、全程用药的重要性，以取得患者及家属的主动配合。对留有后遗症的患者，应鼓励其进行康复锻炼。

2. 疾病预防指导

（1）管理传染源 通过早发现、早治疗肺结核患者，减少和避免结核病在人群中的传播。

（2）切断传播途径 结核分枝杆菌主要通过呼吸道传播。开窗通风，保持空气新鲜，可有效降低结核病传播。痰涂片阳性肺结核患者住院治疗时需进行呼吸道隔离。

（3）保护易感人群 接种疫苗可以降低结核性脑膜炎的相关病死率，尤其是在2岁之前。尽管卡介苗不能完全预防结核性脑膜炎，但接种了疫苗的患儿心理状态和预后比未接种的患儿更好。

自 测 题

1. 伤寒的主要并发症为（　　）
   A. 中毒性心肌炎　　　　B. 中毒性脑病
   C. 肠穿孔和肠出血　　　D. 中毒性肝炎
   E. 急性胆囊炎

2. 下列哪项食物不适宜伤寒患者食用（　　）
   A. 米粥　　　　　　　　B. 软面
   C. 青菜汤　　　　　　　D. 牛奶
   E. 新鲜果汁

3. 伤寒玫瑰疹常出现在病程的（　　）
   A. 第1～6d　　　　　　B. 第7～14d
   C. 第15～20d　　　　　D. 第21～28d
   E. 第28d以后

4. 伤寒的传播途径是（　　）
   A. 粪-口传播　　　　　B. 呼吸道传播
   C. 虫媒叮咬传播　　　　D. 血液传播
   E. 皮肤黏膜传播

5. 细菌性痢疾的传染源是（　　）
   A. 受感染的动物
   B. 急、慢性患者及带菌者
   C. 空气
   D. 土壤

E. 污染的食物

6. 细菌性痢疾的主要传播途径是（　　）
   A. 血液传播　　　　　　B. 虫媒传播
   C. 飞沫传播　　　　　　D. 消化道传播
   E. 呼吸道传播

7. 引起细菌性痢疾的常见致病菌是（　　）
   A. 金黄色葡萄球菌　　　B. 肺炎球菌
   C. 草绿色链球菌　　　　D. 大肠埃希菌
   E. 志贺菌

8. 某地洪灾后流行霍乱，预防和控制其流行的主要措施是（　　）
   A. 隔离密切接触者
   B. 水和食品消毒，切断传播途径
   C. 治疗患者
   D. 保护易感人群
   E. 普遍接种疫苗

9. 患者，男，37岁。急性腹泻9h而就诊，次数频，量大，无腹痛，经直接悬滴及制动试验，初步诊断为霍乱。以下各种粪便性状中，符合该患者的是（　　）
   A. 米泔水样便　　　　　B. 巧克力样便
   C. 稀糊状便　　　　　　D. 脓血便

E. 黏液便

10. 布鲁氏菌病的主要传染源是（　　　）
   A. 被感染的人
   B. 被感染的羊、牛、猪及犬
   C. 被感染的食物
   D. 人
   E. 食物

11. 布鲁氏菌病潜伏期一般为（　　　）
   A. 一般为3个月
   B. 一般为1～3周，平均2周，少数可长达数月或1年以上
   C. 一般为6个月
   D. 一般为1～3d
   E. 一般为3～4d

12. 布鲁氏菌病的热型属于哪一类（　　　）
   A. 间歇热　　　　　　B. 弛张热
   C. 稽留热　　　　　　D. 不规则热
   E. 不发热

13. 布鲁氏菌病主要症状为（　　　）
   A. 发热、多汗、乏力、游走性关节、肌肉疼痛、肝脾及淋巴结肿大
   B. 低热、多汗
   C. 嗜睡、关节痛
   D. 头痛、恶心
   E. 呕吐、全身不适

14. 红细胞沉降率在布鲁氏菌病急性期表现为（　　　）
   A. 升高　　　　　　　B. 下降
   C. 不变　　　　　　　D. 先下降后升高
   E. 不变后下降

15. 鼠疫的主要传播媒介是（　　　）
   A. 蜱　　　　　　　　B. 鼠蚤
   C. 蚊　　　　　　　　D. 虱子
   E. 恙螨

16. 鼠疫的传播方式不包括（　　　）
   A. 输血　　　　　　　B. 鼠蚤叮咬
   C. 飞沫传播　　　　　D. 直接接触患者的脓血或痰
   E. 经皮肤破损处感染

17. 为预防鼠疫，不合理的措施是（　　　）
   A. 严格隔离
   B. 灭鼠、灭蚤
   C. 加强个人防护及疫苗接种
   D. 腺鼠疫患者应隔离至肿大淋巴结消散时
   E. 接触者要检疫9d，而对于曾接受疫苗注射者应检疫12d

18. 百日咳患者典型的咳嗽特点是（　　　）
   A. 金属样咳嗽声　　　B. 鸡鸣样咳嗽声
   C. 单声咳嗽　　　　　D. 刺激性干咳

E. 夜间阵发性咳嗽

19. 患儿，男，3岁。因痉挛性咳嗽5d入院，确诊百日咳，对其进行隔离的类型为（　　　）
   A. 消化道隔离　　　　B. 呼吸道隔离
   C. 严密隔离　　　　　D. 血液隔离
   E. 接触隔离

20. 患儿，女，5岁。阵发性、痉挛性咳嗽1周。发热1d入院，诊断为百日咳，护士病情观察时应警惕百日咳最常见的并发症是（　　　）
   A. 脑病　　　　　　　B. 支气管肺炎
   C. 结膜下出血　　　　D. 脐疝
   E. 感染

21. 猩红热的病原体为（　　　）
   A. 草绿色链球菌　　　B. 表皮葡萄球菌
   C. 普氏立克次体　　　D. 金黄色葡萄球菌
   E. 乙型A群溶血性链球菌

22. 猩红热的特有体征有（　　　）
   A. 口周苍白圈
   B. 躯干糠皮样脱屑
   C. 皮疹多在发热2d后出现
   D. 疹间无正常皮肤
   E. 多为持续性高热

23. 治疗猩红热时抗生素首选（　　　）
   A. 头孢曲松　　　　　B. 青霉素
   C. 阿米卡星　　　　　D. 万古霉素
   E. 庆大霉素

24. 患儿，男，9岁。猩红热，处于恢复期，躯干见糠皮样脱屑，手掌足底可见大片状脱皮，此时针对皮肤的护理措施，正确的是（　　　）
   A. 局部涂炉甘石洗剂
   B. 局部涂金霉素软膏
   C. 消毒药水浸洗衣服
   D. 肥皂水清洁皮肤
   E. 等待脱皮慢慢自行脱落

25. 患儿，男，14岁。因"发热，咽痛3d"入院。查体：T 39.5℃，P 118次/分，R22次/分，BP105/76mmHg；全身可见针尖大小的皮疹，全身皮肤鲜红；心肺正常。初步诊断为猩红热。目前该患儿首优护理问题是（　　　）
   A. 潜在并发症：中毒性心肌炎
   B. 恐惧
   C. 体温过高
   D. 皮肤的完整性受损
   E. 疼痛：咽痛

26. 流行性脑脊髓膜炎流行期间最重要的传染源是（　　　）
   A. 患者　　　　　　　B. 慢性感染者
   C. 带菌者　　　　　　D. 带菌动物
   E. 献血员

27. 流行性脑脊髓膜炎的传播途径主要是（   ）
    A. 生活密切接触 B. 蚊虫叮咬
    C. 经呼吸道   D. 经输血血制品
    E. 经消化道

28. 普通型流行性脑脊髓膜炎败血症期最重要的体征是（   ）
    A. 高热
    B. 休克
    C. 皮肤黏膜瘀点、瘀斑
    D. 颅内高压征
    E. 脑膜刺激征

29. 护士小张对一流行性脑脊髓膜炎流行区域的社区进行健康教育，应告知居民流行性脑脊髓膜炎的高发人群是（   ）
    A. 6个月以前的婴儿
    B. 6个月至2岁儿童
    C. 2～15岁儿童
    D. 成人
    E. 老年人

30. 确诊结核性脑膜炎最可靠的依据是（   ）
    A. 脑脊液生化有结核性脑膜炎的典型改变
    B. 脑神经瘫痪+结核病患者接触史
    C. 昏迷+结核菌素试验阳性
    D. 脑脊液中查见结核分枝杆菌
    E. 脑脊液压力明显增高

（简　平　秦召敏　王　颖　蒋　莉　郑　丹）

第1节　钩端螺旋体病患者的护理

案例4-1

　　患者，男，32岁，农民。因发热5d入院。患者5d前出现发热，伴畏寒、全身肌肉酸痛、乏力等症状。自诉10d前曾参加收割水稻劳动。查体：T 38.6℃，P 106次/分，R 24次/分，右侧腹股沟淋巴结肿大，双眼结膜明显充血，双肺未闻及干湿啰音，心率106次/分，腹平软，肝脾未扪及。实验室检查：WBC 11.1×10⁹/L，N 75%，L 25%，PLT 152×10⁹/L。

　　问题： 1. 考虑最可能的临床诊断是什么？

　　　　　　2. 该患者现在主要的护理诊断/问题是什么？

　　　　　　3. 如何对该患者进行健康指导？

一、概　　述

（一）概念

　　钩端螺旋体病（leptospirosis）简称钩体病，是由各种不同型别的致病性钩端螺旋体引起的一种自然疫源性急性传染病。鼠类和猪是主要传染源。临床特点为早期有钩端螺旋体败血症，中期为各脏器损害和功能障碍，后期为各种超敏反应后发症，重症患者有明显的肝、肾、中枢神经系统损害和肺弥漫性出血，危及生命。本病在我国属乙类传染病。

（二）病原学

　　钩端螺旋体（图4-1）呈细长丝状，在暗视野显微镜下可见其沿长轴做扭转运动，有较强的穿透力。革兰氏染色呈阴性，镀银染色呈黑色或褐色。

　　我国存在多种钩端螺旋体血清群及血清型流行，常见的有波摩那群、黄疸出血群、犬群、流感伤寒群、七日群、澳洲群和秋季群等。钩端螺旋体的型别不同，其毒力和致病性也各异。

　　钩端螺旋体抵抗力弱，在干燥环境下数分钟死亡，对常用的各种消毒剂均敏感，极易被稀盐酸、漂白粉、苯酚和肥皂水所灭活。但在pH 7.0～7.5的土壤和水中，可存活1～3个月。

（三）发病机制与病理改变

　　钩端螺旋体经皮肤与黏膜侵入人体后，迅速经淋巴管或直接进入血流繁殖产生毒素，3～7d内形成钩端螺旋体败血症。起病3～14d，钩端螺旋体进入内脏器官及中枢神经系统等，产生不同程度的损害，造成多个器官损伤。起病后数日至数月为恢复期，因免疫病理反应，可出现后发热、眼后发症和神经系统后发症等。

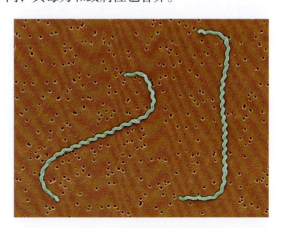

图4-1　钩端螺旋体示意图

钩端螺旋体病的病变基础是全身毛细血管感染中毒性损伤。病理改变的突出特点是器官功能障碍的严重程度与组织形态变化轻微不一致。轻者除中毒反应外，无明显的内脏损伤或损伤较轻，重者可有不同脏器的病理改变。

二、护理评估

（一）健康史

1. 接触史 询问患者是否到过疫区，有无接触病畜、疫水、疫土史。

2. 疫苗接种史 是否接种过钩端螺旋体疫苗。

（二）流行病学资料

1. 传染源 钩端螺旋体的宿主在我国已证实有80多种动物，鼠类和猪是主要传染源。鼠类以黑线姬鼠、黄胸鼠、褐家鼠和黄毛鼠最为重要，是我国南方稻田型钩端螺旋体病的主要传染源。北方则以带钩端螺旋体的猪为主要传染源。

2. 传播途径 直接接触病原体是主要的传播途径。①皮肤黏膜接触被钩端螺旋体污染的水或土壤是主要感染方式。②在饲养或屠宰家畜过程中接触带菌牲畜的排泄物、血液或脏器等而受感染。③口腔和食管黏膜在进食时接触食物中的钩端螺旋体而感染。

3. 人群易感性 人对钩端螺旋体普遍易感，感染后对同型钩端螺旋体产生特异性免疫，部分型间或群间有一定的交叉免疫，但可二次感染。

4. 流行特征

（1）地区分布 几乎遍及世界各地，以热带、亚热带显著。我国除新疆、甘肃、宁夏、青海外，其他地区均有本病的存在和流行。

（2）季节分布 全年均可发病，6～10月发病最多。

（3）年龄、性别及职业分布 青壮年农民发病多，男性高于女性，疫区儿童、渔民、畜牧业及屠宰工人等可见。

（4）流行类型 主要为稻田型、洪水型及雨水型三种类型。

（三）身心状况

1. 症状与体征 潜伏期7～14d，短至2d，长至28d。典型的临床经过可分为3期：早期、中期和后期。病程平均10d。

（1）早期（钩端螺旋体败血症期） 在起病后3d内，为早期钩端螺旋体败血症阶段，系各型钩端螺旋体病所共有，主要为全身感染中毒表现。

1）发热：急起发热，伴畏寒或寒战，体温39℃左右，多呈稽留热，部分患者为弛张热。热程约7d，长者10d。脉搏增快。

2）全身肌痛：全身肌肉酸痛，头痛明显，一般为前额部。

3）乏力：显著，腿软明显，甚至不能站立和行走。

4）眼结膜充血：发病第1d即可出现眼结膜充血，随后迅速加重。

5）腓肠肌压痛：发病第1d即可出现，轻者仅感小腿胀，轻度压痛。重者疼痛剧烈，不能行走，甚至拒按。

6）淋巴结肿大：多在发病第2d出现。主要为双侧腹股沟淋巴结，其次为腋窝淋巴结。质较软，有压痛，局部无红肿和化脓。

7）其他：可有咽部疼痛、充血，扁桃体肿大，软腭出血点，恶心，呕吐，腹泻，肝脾轻度肿大等。

（2）中期（器官损伤期） 起病后3～10d，为症状明显阶段，其表现因临床类型而异。

1）流感伤寒型：无明显器官损害，是早期临床表现的继续，经治疗热退或自然缓解，病程一般5～10d。此型最多见。

2）肺出血型：在早期感染中毒表现的基础上，于病程3～4d开始，病情加重而出现不同程度的肺出血。①肺出血轻型：咳嗽、痰中带血或咯血，无呼吸困难与发绀。肺部无明显体征或听到少许啰音。X线检查可见散在点状、小片状阴影，经及时而适当治疗较易痊愈。②肺弥漫性出血型：为无黄疸型钩端螺旋体病的常见死因，可分为先兆期、出血期、垂危期。肺弥漫性出血病情危重，进展极快，患者神志模糊甚至昏迷，显著发绀，呼吸不规则，双肺满布湿啰音，咯血量迅速增多，终因口鼻涌血导致窒息死亡。临床经过短则仅数小时，长则24h。

3）黄疸出血型：发病数日后早期感染中毒症状加重，出现进行性加重的肝损害、出血和肾损害。①肝损害：患者食欲减退，恶心、呕吐，血清丙氨酸转氨酶升高，肝大、压痛，黄疸于病程10d左右达高峰。②出血：常见鼻出血，皮肤黏膜瘀点、瘀斑，咯血、呕血、尿血、阴道流血，严重者消化道大出血导致休克或死亡。少数患者在黄疸高峰期出现肺弥漫性出血而死亡。③肾损害：尿中常见细胞、蛋白、管型；重者出现肾衰竭，表现为少尿、大量蛋白尿、肉眼血尿、电解质紊乱、氮质血症与尿毒症。肾衰竭是黄疸出血型常见的死亡原因，占死亡病例的60%～70%。

4）肾衰竭型：各型钩端螺旋体病都可有不同程度肾损害的表现，黄疸出血型的肾损害最为突出。单纯肾衰竭型较少见。

5）脑膜脑炎型：起病后2～3d，出现严重头痛，烦躁，颈项强直，克尼格征、布鲁津斯基征阳性等脑膜炎表现，以及嗜睡、谵妄、瘫痪、抽搐等脑炎表现。严重者可发生脑水肿、脑疝及呼吸衰竭。

（3）后期（恢复期或后发症期） 少数患者退热后于恢复期可再次出现症状和体征，称钩端螺旋体后发症。

1）后发热：热退后1～5d，再次出现发热，38℃左右，不需抗生素治疗，经1～3d自行退热。

2）眼后发症：多发生于波摩那群钩端螺旋体感染。退热后1周至1个月出现。以葡萄膜炎、虹膜睫状体炎常见，也有球后视神经炎、玻璃体混浊等。

3）反应性脑膜炎：少数患者在后发热时可出现脑膜炎表现，但脑脊液钩端螺旋体培养阴性。预后良好。

4）闭塞性脑动脉炎：病后半个月至5个月出现，表现为偏瘫、失语、多次反复短暂肢体瘫痪。脑血管造影证实有脑基底部多发性动脉狭窄。

2. 心理-社会状况 钩端螺旋体病患者常常会表现出孤独、多虑、悲观等，对战胜疾病缺乏信心，多数患者会出现紧张、焦虑情绪。家庭成员由于对疾病恐惧和对疾病缺乏应有的知识，故对患者关心不够。

（四）辅助检查

1. 一般检查 血白细胞总数和中性粒细胞数正常或略高，重型者增高，并可有中性粒细胞核左移、贫血、血小板减少等。约2/3的患者尿常规有轻度蛋白尿，镜检可见白细胞、红细胞或管型。

2. 血清学检查

（1）显微凝集试验 简称显凝试验，检测血清中存在的特异性抗体，一般在病后1周出现阳性，逐渐升高，15～20d达高峰，可持续数月到数年。一次凝集效价≥1∶400，或效价增高4倍以上即有诊断意义。

（2）酶联免疫吸附试验（ELISA） 近年来国外已较广泛采用ELISA测定血清或脑脊液中钩端螺旋体IgM抗体，对早期诊断有重要价值。

3. 病原学检查

（1）血培养 发病1周内抽血接种于柯氏培养基，28℃培养1～8周，阳性率20%～70%。由于培养时间长，对急性期患者帮助不大。

（2）分子生物学检查　聚合酶链反应（PCR）检测全血、血清、脑脊液（发病7～10d）或尿液（发病2～3周）中的钩端螺旋体DNA。

三、治疗要点

强调"三早一就地"治疗原则，即早期发现、早期诊断、早期治疗和就地治疗。

1. 病原治疗　杀灭钩端螺旋体是治疗本病的关键和根本措施，因此强调早期应用有效的抗生素。钩端螺旋体对多种抗菌药物敏感，如青霉素、四环素、庆大霉素、链霉素、红霉素、氯霉素、第三代头孢菌素和喹诺酮类等。

（1）青霉素　为治疗钩端螺旋体病首选药物，可直接杀死钩端螺旋体。青霉素应早期使用，有提前退热，缩短病期，防止出血和减轻黄疸的作用。常用剂量为每次40万U，每6～8h肌内注射一次，疗程7d，或至退热后3d。由于青霉素首剂后患者易发生赫氏反应，为了减少赫氏反应，有人主张青霉素从小剂量肌内注射开始，首剂5万U，4h后10万U，逐渐过渡到每次40万U。或者在应用青霉素的同时静脉滴注氢化可的松200mg，以避免赫氏反应发生。

赫氏反应（Herxheimer reaction）是青霉素治疗后加重反应，多发生于首剂青霉素注射后半小时至4h内，由大量钩端螺旋体被青霉素杀灭后释放大量毒素所致。其表现为突然寒战、高热、头痛、全身酸痛、心率和呼吸加快，原有症状加重，部分病例出现体温骤降、四肢厥冷、血压下降、休克。一般持续30min至1h。偶可导致肺弥漫性出血，须高度重视。

（2）其他抗生素　四环素0.5g，每6h一次，疗程5～7d。多西环素100mg，口服，每8h1次，连用5～7d。

2. 对症治疗　绝对卧床休息，减少搬动；维持水电解质平衡；加强对症治疗及护理，严密病情观察。

（1）肺出血的处理

1）镇静：使患者保持安静，及早使用镇静药。

2）使用糖皮质激素：大剂量及早给予氢化可的松缓慢静脉注射，严重者每日用量可达1000～2000mg。亦可用地塞米松10～20mg/d，静脉注射。

3）使用止血药：如6-氨基己酸、垂体后叶素等。

4）强心药的应用：根据心率、心音情况，可给予强心药毛花苷C。应注意慎用升压药和提高血容量的高渗溶液，补液不宜过快过多，以免加重出血。

5）抗感染：合并其他细菌感染时应加用适当抗菌药物。

（2）黄疸出血型　加强护肝、解毒、止血等治疗，可参照病毒性肝炎的治疗。如有肾衰竭，可参照急性肾衰竭治疗。

3. 后期治疗

（1）后发热、反应性脑膜炎　一般采取简单对症治疗，短期即可缓解。

（2）眼后发症　采用1%阿托品或10%去氧肾上腺素滴眼扩瞳，必要时用糖皮质激素治疗。

（3）闭塞性脑动脉炎　争取及早治疗，避免遗留不同程度的后遗症。多采取大剂量青霉素联合糖皮质激素治疗。亦可用血管扩张剂、理疗及针灸等疗法。

四、主要护理诊断/问题

1. 体温过高　与钩端螺旋体败血症有关。

2. 疼痛：肌肉酸痛　与钩端螺旋体毒血症和肌肉损害有关。

3. 潜在并发症：出血、窒息、赫氏反应。

五、护理措施

（一）一般护理

1. 隔离 执行虫媒隔离措施。

2. 休息 早期绝对卧床休息，减少患者消耗。病情重者恢复期亦不宜过早活动，直至临床症状与体征完全消失后可逐渐下床活动，增加活动量。

3. 饮食 给予高热量、高维生素、低脂、适量蛋白、少渣易消化的流质或半流质饮食，以保证充足的营养；每日水分摄入量应保持2500~3000ml，入量不足者可静脉输液；协助做好生活护理。

（二）病情观察

1. 密切观察患者的生命体征，有无呼吸、心率加快，血压下降等表现出现。

2. 观察皮肤、黏膜有无出血点及瘀斑，有无鼻出血、呕血、便血、血尿等。如突然面色苍白、烦躁不安、呼吸急促、心率加快、肺部出现湿啰音及咯血提示肺出血，应及时通知医生。

3. 首剂使用青霉素后，24h内应注意观察有无突发寒战、高热、大汗。

（三）对症护理

1. 发热的护理 以物理降温为主，不宜乙醇擦浴，避免诱发或加重出血，诊断未明确前不宜用退热剂。

2. 咯血的护理 ①患者绝对卧床，遵医嘱给予哌替啶、苯巴比妥钠等镇静药；②吸氧；③备好急救药品和物品如吸引器、气管切开包、简易呼吸器等；④保持呼吸道通畅，如患者出现呼吸困难、烦躁、发绀等呼吸道阻塞征象，应及时清除气道内血块，必要时紧急气管切开。

3. 皮肤黏膜护理 注意皮肤清洁、干燥，避免发生压力性损伤。

（四）用药护理

首剂使用抗菌药物后，必须严密观察患者体温、脉搏及血压变化，用药6h内加强监护。一旦发生赫氏反应，应积极配合医生采取镇静、降温、给氧等抢救措施，遵医嘱静脉滴注或静脉注射氢化可的松。

（五）心理护理

护理人员应对患者讲解钩端螺旋体病的防治知识及药物治疗效果，帮助患者树立战胜疾病的信心，积极主动配合治疗。对患者的疑问和担忧给予适当的解释和安慰，促使其保持稳定的情绪。

（六）健康教育

1. 对患者的指导 对社区居民宣传钩端螺旋体病的防治知识，介绍该病的早期表现，指导居民及早就医，强调"三早一就"的重要性。

告知钩端螺旋体病患者应卧床休息，注意饮食。介绍本病重症表现，指导患者及家属配合观察治疗的方法。患者出院时应告知其本病恢复期特点，避免过度劳累，注意休息；如出现视力下降、肢体瘫痪、语言障碍等后发症表现时应即就诊。

2. 疾病预防指导

（1）管理传染源 疫区灭鼠防鼠，加强对犬、牛、羊、猫等家畜的管理及动物检疫，对牲畜粪、尿进行无害化处理。

（2）切断传播途径 兴修水利，防洪排涝；稻田收割前放干田水，结合施肥及使用农药，杀灭稻田中的钩端螺旋体；牲畜饲养场所、屠宰场等应做好环境卫生和消毒。

（3）保护易感人群 注意个人防护，接触疫水时，涂防护药、穿长筒胶靴、戴橡胶手套，禁止在疫水中捕鱼、游泳等。

（4）药物预防 对进入疫区短期工作的高危人群，可服用多西环素预防，0.2g，每周1次。对高度怀疑已受钩端螺旋体感染但尚无明显症状者，可每日肌内注射青霉素80万～120万U，连续2～3d。

第2节 阿米巴病患者的护理

案例4-2

患者，男，31岁，工人。因腹痛、腹泻半个月来诊，半个月前患者开始出现腹泻，大便4～8次/天，量多，暗红色，有腥臭味，肉眼可见血液及黏液，无发热，右下腹隐痛。自诉曾应用头孢类药物及左氧氟沙星等药物治疗，效果不佳，粪便常规镜检：WBC（++）/HP，RBC满视野。

问题：1. 根据以上病情，患者可能的诊断是什么？

2. 患者存在哪些护理诊断？

3. 针对护理诊断，可采取哪些护理措施？

一、概 述

（一）概念

阿米巴病（amebiasis）是由溶组织内阿米巴侵入人体所引起的疾病，根据临床表现及病变部位不同分为肠阿米巴病及肠外阿米巴病。肠阿米巴病（intestinal amebiasis）是由溶组织内阿米巴感染所引起的肠道疾病，病变多见于近端结肠和盲肠，典型表现为腹痛、腹泻、黏液血便等痢疾样症状，又称为阿米巴痢疾。肠外阿米巴病的主要病变在肝、肺或脑，表现为各脏器的脓肿。本病在我国属乙类传染病。

（二）病原学

溶组织内阿米巴（*Entamoeba histolytica*）生活史有滋养体（trophozoite）和包囊（cyst）两个期。

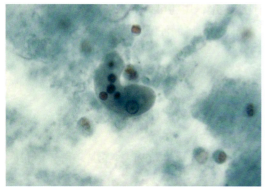

图4-2 溶组织内阿米巴滋养体（铁苏木精染色）

1. 滋养体（图4-2） 按形态可分为小滋养体和大滋养体，小滋养体直径为10～20μm，在体内抵抗力弱，易被胃酸杀死。当机体抵抗力下降时，小滋养体变成大滋养体。大滋养体是溶组织内阿米巴的致病形态，直径为20～60μm，内外质分明，运动时外质伸出，形成伪足，能做定向变形运动侵袭组织，可吞噬组织和红细胞。有时大滋养体亦可自组织内落入肠腔，逐渐变成包囊，随粪便排出体外。

2. 包囊 是溶组织内阿米巴的感染形态，直径为10～20μm，外周包围一层透明的囊壁，内含1～4个核。四核包囊是发育成熟的包囊，具有感染性。成熟包囊感染人体后，在小肠下端受碱性消化液的作用，囊壁变薄，虫体活动，并从囊壁小泡逸出而形成囊后滋养体。在回盲肠部黏膜皱褶或肠腺窝处分裂繁殖，重复其生活过程。

包囊对外界抵抗力较强，能耐受人体胃酸的作用，在潮湿的环境中能存活数周或数月，在粪便中能存活2周以上，在水中能存活5周，但加热至50℃数分钟即可杀死，50%乙醇可杀死包囊。

（三）发病机制与病理改变

1. 发病机制 人摄入被溶组织内阿米巴包囊污染的食物或水后，未被胃液杀死的包囊进入小肠下段，经胰蛋白酶等消化液消化后囊膜变薄，滋养体脱囊逸出，并反复分裂形成多数小滋养体，寄居于结肠腔内。感染者免疫力低下时，小滋养体发育为大滋养体，侵入肠壁组织，吞噬红细胞及组织细胞，损伤肠壁，形成溃疡性病灶。大滋养体亦可分泌具有肠毒素样活性的物质，可引起肠蠕动增快、肠痉挛而出现腹痛、腹泻。

2. 病理改变 病变依次多见于盲肠、升结肠、直肠、乙状结肠、阑尾和回肠末端。病变初期多为细小、潜在的浅表糜烂，继而形成较多孤立而色泽较浅的小脓肿，破溃后形成边缘不整、口小底大的烧瓶样溃疡，基底为结肠基层。

二、护理评估

（一）健康史

评估发病季节，如是否为夏秋季节；当地是否有阿米巴病暴发流行或散发；是否有进食不洁食物史、与慢性腹泻患者密切接触史；患者的饮食、饮水、个人卫生及生活环境，是否采用未经无害化处理的粪尿施肥，有无接触过污染的水源或食物等；既往腹泻病史。

（二）流行病学资料

1. 传染源 主要传染源为粪便中持续排出包囊的人群，以无症状排包囊者最为重要，其次是慢性和恢复期患者。

2. 传播途径 经口感染是主要传播途径。人主要通过摄入被溶组织内阿米巴包囊污染的食物或水而感染。水源污染可引起地方性流行。苍蝇和蟑螂等可携带包囊，起到机械性传播作用。

3. 人群易感性 人群普遍易感。营养不良、免疫力低下及接受免疫抑制剂治疗者，发病机会较多，病情较重。感染后血液中出现较高滴度的特异性抗体，但不具有保护性作用，故重复感染较常见。

4. 流行特征 本病分布遍及全球，多见于热带、亚热带及温带地区。感染率的高低与当地的经济水平、卫生状况及生活习惯有关。近年来我国仅个别地区见散发病例。

（三）身心状况

1. 症状与体征 潜伏期一般3周左右，亦可短至数日或长达数年。

（1）无症状型（包囊携带者） 最常见。临床常不出现症状，多次粪便检查时发现溶组织内阿米巴包囊。感染者免疫力低下时此型可转变为急性阿米巴痢疾。

（2）急性阿米巴痢疾

1）轻型：临床症状较轻，表现为轻度腹痛、腹泻、食欲减退。

2）普通型：起病多缓慢，以腹痛、腹泻开始。大便每日多在3～10次，量中等，粪质较多，带血和黏液，血与坏死组织混合均匀呈暗红色果酱样，具有腐败腥臭味，伴有食欲减退、疲乏、腹胀或轻中度腹痛，盲肠与升结肠部位轻度压痛。患者全身中毒症状轻，无发热或仅有低热，常无里急后重感。以上症状可持续数日或数周后自行缓解，未经治疗或治疗不彻底者易复发或转为慢性。

3）重型：此型极少见。起病急、中毒症状重、恶寒、高热，常先出现较长时间的剧烈腹痛、腹胀，随后排出黏液血性或血水样粪便，每日10余次，伴里急后重，粪便量多，含大量活动性阿米巴滋养体为其特征。常伴呕吐、失水甚至休克，较易出现肠出血、肠穿孔或腹膜炎等并发症。

（3）慢性阿米巴痢疾 急性阿米巴痢疾患者临床表现若持续存在达2个月以上，则转为慢性。患者常表现为食欲缺乏、贫血、乏力、腹胀、腹泻、肠鸣音亢进、右下腹压痛等。腹泻反复发作，或与便秘交替出现。症状可持续存在或有间歇，间歇期长短不一，间歇期内可无任何症状。

2. 并发症

（1）肠道并发症 主要包括肠出血、肠穿孔、阑尾炎、结肠病变（包括阿米巴瘤、肉芽肿及纤维性狭窄）、直肠瘘管等。

（2）肠外并发症　主要因阿米巴滋养体从肠道经血液或淋巴液到达肠外器官，形成相应各脏器脓肿或溃疡，如阿米巴肝脓肿、阿米巴肺脓肿、阿米巴脑脓肿、阿米巴性腹膜炎等。还可侵犯泌尿生殖系统，引起阿米巴尿道炎、阴道炎等。

3. 心理-社会状况　阿米巴病具有传染性，需肠道隔离治疗，且腹泻容易造成环境污染，患者和家属往往对本病认识不足，容易引发患者自卑、家属歧视等心理变化。因此需要了解患者对疾病的性质、进展、防治及预后知识的了解程度，评估患者有无抑郁、悲观、孤独、无助等心理反应，对住院隔离治疗的认识及适应情况。询问患者的工作和生活情况、经济状况、家属对患者的关心支持程度，有无焦虑、恐惧等心理障碍。

（四）辅助检查

1. 血常规　重型与普通型阿米巴痢疾伴细菌感染时，血白细胞总数和中性粒细胞比例增高，轻型、慢性阿米巴痢疾血白细胞总数和分类均正常。少数患者嗜酸性粒细胞比例增多。

2. 粪便检查　典型的粪便呈暗红色果酱状，腥臭、粪质多，含血液及黏液。在粪便中可检到滋养体和包囊。粪便做生理盐水涂片镜检可见大量聚团状红细胞、少量白细胞和夏科-莱登结晶。若能发现伸展伪足活动、吞噬红细胞的阿米巴滋养体，则具有确诊意义。成形的粪便可先直接涂片查找包囊，也可经过碘液或铁苏木精染色后观察包囊结构。

3. 免疫学检查

（1）检测特异性抗体　血清学中特异性IgG抗体阳性有助于本病诊断。特异性IgM抗体在血液中存在1～3个月，阳性提示为近期或现症感染。

（2）检测特异性抗原　患者粪便中溶组织内阿米巴滋养体抗原，其敏感性高、特异性强，检测结果阳性可作为本病明确诊断的依据。

4. 分子生物学检查　DNA探针杂交技术、聚合酶链反应可应用于检测或鉴定患者粪便、脓液或血液中溶组织内阿米巴滋养体的DNA，也是特异和敏感的诊断方法。

5. 结肠镜检查　必要时行结肠镜检查，可见肠壁大小不等散在性溃疡，中心区有渗出，边缘整齐，周边围有一圈红晕，溃疡间黏膜正常，取溃疡边缘部分涂片及活检可查到滋养体。

三、治 疗 要 点

1. 病原治疗

（1）硝基咪唑类　是目前治疗肠内、外各型阿米巴病的首选药物。该类药物偶有一过性白细胞减少和头昏、眩晕、共济失调等神经系统障碍。妊娠（尤其最初3个月）、哺乳期，以及有血液病病史和神经系统疾病者禁用。常用药物有甲硝唑、替硝唑、奥硝唑等。甲硝唑用法：成人口服每次0.4g，每天3次，连服10d为1疗程。儿童每日35mg/kg，分3次服，疗程10d。

（2）二氯尼特　是目前最有效的杀包囊药物，口服每次0.5g，每日3次，疗程10d。

（3）抗菌药物　主要通过作用于肠道共生菌而影响阿米巴生长，尤其在合并细菌感染时效果好。可选用巴龙霉素或喹诺酮类抗菌药物。

2. 并发症治疗　当患者发生肠出血、肠穿孔等并发症时，应及时做相应处理，如补液、止血、输血、手术等，并在应用抗阿米巴药物的基础上加用抗菌药物治疗。

四、主要护理诊断/问题

1. 腹泻　与阿米巴原虫所致肠道病变有关。

2. 疼痛：腹痛　与溶组织内阿米巴滋养体侵袭肠黏膜有关。

3. 潜在并发症：肠出血、肠穿孔。

五、护理措施

（一）一般护理

1. 隔离 执行消化道隔离措施。

2. 休息 急性期应卧床休息。

3. 饮食 给予流质或半流质少渣、易消化饮食，如米汤、牛奶、蛋类、米粉、果汁等；避免粗纤维、辛辣刺激性食物，不喝生水，不吃生蔬菜；急性发作控制后宜给予高蛋白、高热量、维生素丰富的饮食。

（二）病情观察

1. 观察粪便的性状、次数、量及是否有便血。

2. 暴发型患者应观察生命体征及水、电解质紊乱表现。

3. 观察并发症，如肠出血、肠穿孔、肝脓肿等表现，发现异常及时报告医生。

（三）对症护理

1. 腹痛 遵医嘱给予颠茄合剂或肌内注射阿托品等解痉剂，以缓解疼痛不适。

2. 腹泻 保持肛周皮肤黏膜清洁，便后用温水清洁肛周皮肤，每天温水或1:5000高锰酸钾溶液坐浴，局部涂以植物油或凡士林油膏保护皮肤；注意保持床单清洁干燥。

（四）用药护理

护理人员应告知患者所用药物名称、用法、疗程及不良反应等。其不良反应以胃肠道反应为主，表现为恶心、腹痛、腹泻、皮炎等，应注意观察。

（五）心理护理

护理人员应了解患者的心理状况及动态变化；鼓励患者表达自己的感受并提出相关问题，对问题予以解释，解除患者思想顾虑，树立战胜疾病的信心。

（六）健康教育

1. 对患者的指导 向患者讲解本病的传播途径、临床表现、药物用法、疗程及不良反应。腹泻时的休息、饮食指导及留取粪便标本的注意事项。告知患者出院后每月复查粪便1次，连续留检3次，根据结果决定是否需重复治疗。

2. 疾病预防指导

（1）管理传染源 对慢性腹泻患者应及时检查，如为阿米巴痢疾患者或无症状排包囊者必须进行彻底治疗并予以消化道隔离。如为餐饮业人员应暂调离工作岗位，于消除排包囊状态后恢复原来工作。

（2）切断传播途径 做好卫生宣教工作，注意个人饮食卫生。大力消灭苍蝇和蟑螂，加强粪便管理，防止食物被污染，饮水应煮沸，不吃生菜，饭前便后洗手。

（3）保护易感人群 合理营养，锻炼身体，增强体质。提高人群免疫力，保持良好的卫生习惯。

第3节 疟疾患者的护理

📝 **案例4-3**

患儿，男，28岁。因"寒战、高热、大汗"2d入院。患者长期在非洲务工，近日从非洲返家探亲。2d前无明显诱因出现寒战、发热，体温可高达40℃，高热持续2h后热退出汗。查体：T39.5℃，P105次/分，R20次/分，面色潮红，精神萎靡。无皮疹、结膜无充血、浅表淋巴结不大、心肺及腹部查体无异常。实验室检查：血液涂片查疟原虫（＋）。

　　问题：1. 考虑最可能的临床诊断是什么？

　　　　　 2. 可提出哪些护理问题？

　　　　　 3. 对该患者应该采取哪些护理措施？

一、概 述

（一）概念

疟疾（malaria）是疟原虫感染所致的寄生虫病。疟疾主要通过雌性按蚊叮咬传播。典型的临床表现为周期性的寒战、发热、大汗等症状，可伴脾大和贫血等体征。恶性疟疾发热不规则，病死率较高，间日疟和卵形疟常有复发。2021年6月30日世界卫生组织宣布中国通过消除疟疾认证。然而，我国面临的输入性疟疾威胁将长期存在，输入性疟疾的防治已经成为我国保持疟疾消除状态的工作重点。本病在我国属乙类传染病。

（二）病原学

疟疾的病原体是疟原虫。可感染人体的疟原虫有4种，分别为间日疟原虫、恶性疟原虫、三日疟原虫和卵形疟原虫。分别引起间日疟、恶性疟、三日疟和卵形疟。

1. 疟原虫在人体内的发育　疟原虫在人体内的发育分为在肝细胞内的红外期和红细胞内的红内期两个阶段（图4-3）。

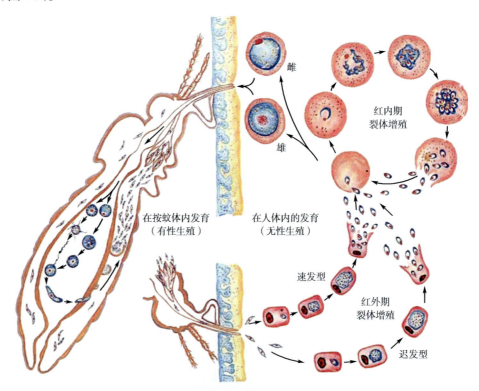

图4-3　疟原虫生活史

　　（1）肝细胞内的红外期　当携带疟原虫子孢子的雌性按蚊叮咬人体时，子孢子随按蚊的唾液进入人体血液。子孢子随血流侵入肝细胞，在肝细胞内开始肝内期裂体增殖，最终发育成裂殖子。当肝内期疟原虫裂殖体发育成熟后疟原虫裂殖体破裂，裂殖子释放进入血液，入侵红细胞并开始疟原虫的红内期裂体增殖。

疟原虫各期形态不一（图4-4），间日疟与卵形疟原虫的子孢子进入肝细胞后，除部分速发型子孢子按上述裂体增殖过程发育成裂殖子并进入血液，另有部分子孢子没有立即开始肝内裂体增殖而进入休眠状态，被称为休眠子或迟发型子孢子，经一段时间（1个月至1年）后被激活并继续发育为成熟裂殖体。间日疟原虫和卵形疟原虫的休眠子或迟发型子孢子与间日疟和卵形疟的复发有关。恶性疟原虫和三日疟原虫无休眠子或迟发型子孢子，因此恶性疟和三日疟不会复发。

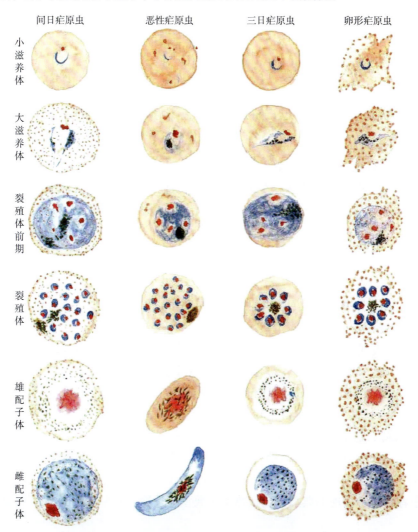

图4-4 四种疟原虫各期形态（薄血膜，吉姆萨染色）

（2）红细胞内的红内期 侵入红细胞的疟原虫裂殖子继续进行红内期裂体增殖。当红内期疟原虫裂殖体成熟并破裂时，由于大量疟原虫裂殖子、疟原虫在红细胞内发育过程中产生或分泌的物质、红细胞碎片和血红蛋白等释放进入血液，引起临床发作。所释放出的裂殖子则继续侵入其他红细胞并重复红内期增殖过程，使临床症状呈现周期性发作。经过3～6代的裂体增殖后，部分疟原虫转而发育为配子体，具有传染性。

2. 疟原虫在按蚊体内的发育 当患者及无症状带虫者被雌性按蚊叮咬吸血时，配子体随之进入按蚊胃内进行配子发育。雌雄配子结合形成合子，合子逐渐发育为动合子，动合子穿过胃壁形成卵囊。卵囊成熟破裂后，子孢子进入按蚊涎腺，待其叮咬人体吸血时，子孢子即被输入被叮咬者的体内，开始下一轮的感染。

（三）发病机制

疟原虫在红细胞内发育时一般无症状。疟原虫侵入血液循环后，除疟原虫本身对机体的损伤外，机体对抗疟原虫的免疫反应，以及产生的多种细胞因子对机体也产生损害，导致一系列临床症状和体征的出现。疟原虫寄生在红细胞并大量破坏红细胞，使患者迅速出现贫血。为清除疟原虫、代谢排泄物和红细胞碎片，单核-巨噬细胞系统细胞增生活跃，故患者常出现脾大和脾功能亢进。恶性疟原虫主要寄生在脑的毛细血管内的红细胞中，可引起严重的水肿和脑细胞损伤，可伴发弥散性血管内凝血。

二、护理评估

（一）健康史

询问患者有无疟疾流行地区居住史、旅行史。有无疟疾发作史、近期有无输血史等。

（二）流行病学资料

1. 传染源　疟疾患者及无症状带虫者是传染源。

2. 传播途径　以按蚊叮咬传播为主，少数可经输血传播，偶有患病孕妇经胎盘感染胎儿。

3. 人群易感性　人群普遍易感。感染后可获得一定程度免疫力，但不持久。

4. 流行特征　疟疾分布于全球北纬60°和南纬45°之间的广泛地域。其中非洲撒哈拉沙漠以南地区疟疾流行最为严重，每年疟疾发病数和死亡数均占全球的90%以上。

（三）身心状况

1. 症状与体征　潜伏期根据感染的疟原虫的类别而不同。

（1）普通型临床表现

1）典型患者临床表现可分为三期。①寒战期：骤起畏寒、寒战、口唇发绀、皮肤苍白或青紫，脉搏快而饱满，可有头痛、肌痛、乏力、恶心、呕吐、上腹部不适等。此期持续10～15min。反复发作数次后，发冷期可逐渐延长，持续30～45min。②高热期：寒战停止，继而高热，常可达39～41℃。患者颜面潮红、头痛、口渴。严重者可谵妄、抽搐及昏迷。发热期一般持续2～6h。③出汗期：高热后突然大汗，体温骤降，患者感觉明显好转，但困倦思睡。此期历时2～3h。

整个典型发作历时6～10h，而间歇期一般无症状。间日疟和卵形疟的发作周期为隔天一次，三日疟隔两天发作一次。恶性疟发热较不规律，发热常达39℃以上，且无明显的间歇发作现象。

2）不典型患者的临床表现不典型，包括热型不典型（发冷-发热-出汗症状不明显），且发作周期不规律。

（2）疟疾凶险发作　常由恶性疟引起。起病急缓不一，热型多不规则，可有稽留热、弛张热、间歇热，每天或隔天发作，但常无明显的缓解间歇。恶性疟的凶险发作可分为下列4型。①脑型：最常见且病死率高，90%为恶性疟原虫感染所致。主要的临床表现为发热、剧烈头痛、呕吐、抽搐，常出现不同程度的意识障碍。查体可见贫血、脑膜刺激征及病理性神经反射。②超高热型：起病急，体温迅速上升至41℃以上并持续不退，患者呼吸急促、烦躁不安、谵妄，严重者可因深度昏迷而导致死亡。③厥冷型：皮肤苍白或轻度发绀、体表湿冷，肛温在38～39℃以上。常有频繁呕吐或水样腹泻，继而血压下降、脉搏细弱，严重者多死于循环衰竭。④胃肠型：除疟疾典型症状外，患者常有腹泻，粪便先为黏液水样便，后可有血便或柏油便，伴下腹痛或全腹痛，无明显腹部压痛。重者死于休克和肾衰竭。

（3）复发与再燃　复发与肝内疟原虫休眠子或迟发型子孢子有关，只见于间日疟和卵形疟。恶性疟及三日疟没有复发。再燃是由血液中残存的疟原虫引起的。患者抗红内期疟原虫药物治疗不彻底，血液内残存的疟原虫可重新繁殖而再次发作。因此，四种疟疾都有发生再燃的可能。

2. 并发症

（1）黑尿热 为疟疾患者突然发生的急性血管内溶血。其发生可能与以下因素有关：①红细胞中葡萄糖-6-磷酸脱氢酶（G-6-PD）或其他红细胞酶缺乏；②抗疟药物的使用，尤其是奎宁和伯氨喹；③疟原虫释放出的毒素；④人体过敏反应。

（2）疟疾相关肾病 由免疫介导引起的肾损害，可表现为肾炎、肾病综合征和急性肾衰竭。可出现水肿、血尿、大量蛋白尿、高血压或高血脂等。

3. 心理-社会状况 应注意评估不同类型疟疾、疾病不同阶段患者的心理状况。疟疾初次发作时，患者可因起病急骤和反复发作而感到紧张、焦虑，甚至是恐惧等。

（四）辅助检查

1. 血常规 血白细胞计数及中性粒细胞在急性发作时可增加，发作后降至正常。多次发作后，白细胞计数减少，单核细胞增多。有不同程度的血红蛋白下降和血小板减少。

2. 病原学检查

（1）外周血涂片显微镜检测 采用外周血涂制厚、薄血涂片，使用吉姆萨或瑞氏染色后，显微镜油镜检测疟原虫。目前，血涂片疟原虫显微镜检测是WHO推荐疟疾诊断的"金标准"，不仅能确定疟疾感染和判别疟原虫株，还能识别疟原虫期和原虫密度，协助重症疟疾救治。

（2）快速疟原虫抗原检测 疟原虫抗原快速诊断试纸条具有检测简便、快速的特点。不同快速诊断试纸条的敏感性和特异性有很大差异。

（3）疟原虫基因检测 以PCR检测技术为主的核酸诊断方法，具有特异性、敏感性高的特点。

三、治疗要点

疟疾治疗包括病因治疗、对症治疗和必要的支持疗法。

1. 抗疟原虫药物 是治疗疟疾最主要的措施。抗疟原虫药物主要分为杀灭红内期疟原虫和杀灭红外期疟原虫两大类。

（1）杀灭红内期疟原虫药物 因红内期疟原虫与疟疾的临床发作有关，此类药物又称为控制临床发作药物。

1）青蒿素类药物：能杀灭各种疟原虫的红内期无性体，并可阻碍恶性疟原虫配子体的发育，广泛用于抗氯喹恶性疟的治疗。目前主要包括青蒿琥酯与蒿甲醚注射剂和以青蒿素为基础的复方口服药物两大类。

2）磷酸氯喹：成人治疗总剂量为磷酸氯喹（基质）1.2g，分3d服用。主要不良反应包括头痛、恶心、呕吐、视物模糊等（停药后可恢复），大剂量使用可对视神经造成不可逆损害。由于大部分疟疾流行区的恶性疟原虫对氯喹已出现抗性，因此已不推荐用于恶性疟治疗。

3）磷酸哌喹：成人治疗总剂量为磷酸哌喹（基质）1.2g，分3d服用。主要的不良反应包括头昏、头痛、恶心、呕吐等（停药后可恢复），该药有肝内蓄积作用，可致血清丙氨酸转氨酶短期升高，不建议1个月内重复使用，肝病患者及孕妇慎用。与氯喹有交叉抗药性。

4）磷酸咯萘啶：该药可口服、肌内注射和静脉滴注，吸收迅速。不良反应一般较轻，与氯喹无交叉抗药性，可用于抗氯喹恶性疟的治疗。

（2）杀灭红外期疟原虫的药物 此类药物又被称为抗复发药物。目前，在国家药监局注册唯一能杀灭红外期疟原虫的药物为磷酸伯氨喹。该药口服吸收迅速而完全。伯氨喹最严重的不良反应是可致G-6-PD缺陷者出现严重急性血管内溶血。在G-6-PD缺乏人群中使用时应在医护人员的监护下进行，孕妇禁用。

2. 对症治疗 高热是疟疾最常见的临床症状，可采用物理降温，必要时使用药物降温。对乙酰氨基酚等解热镇痛药可加快退热速度，对超高热患者可酌情应用肾上腺皮质激素。有脑水肿者可用脱水剂，如呋塞米、甘露醇等脱水降颅内压。抽搐患者可用镇静剂，肌内注射或静脉注射地西泮。频繁抽搐者可采用氯丙嗪联合异丙嗪肌内注射，必要时也可应用亚冬眠疗法。有贫血的患者，儿童血细胞比容＜15%，成人＜20%时可输全血或浓缩红细胞。

四、主要护理诊断/问题

1. 体温过高　与疟原虫感染、大量致热原释放入血有关。

2. 体液不足　与发热、大量出汗及入量不足有关。

3. 活动耐力下降　与疟疾发作后出现感染中毒症状和贫血有关。

4. 潜在并发症：黑尿热、肾衰竭和呼吸衰竭等。

五、护理措施

（一）一般护理

1. 隔离　采取虫媒隔离措施，病房应防蚊灭蚊。

2. 休息　发作期应卧床休息，减少活动。

3. 饮食　对高热患者应给予营养丰富、高维生素、易消化的流质及半流质清淡食物。待病情好转后可逐渐过渡到正常饮食。应注意供给足够的水分。脱水、摄入过少者给予静脉输液，注意维持水、电解质平衡。

（二）病情观察

1. 生命体征　密切观察体温、脉搏、呼吸、血压、面色、神志等变化，了解发热程度、热型及持续时间，注意有无超高热、脉搏细弱、血压下降等。

2. 精神状态　应观察患者意识状态的改变，了解有无剧烈头痛、呕吐、烦躁不安、谵妄、嗜睡、昏睡和昏迷等。了解是否有抽搐，如有抽搐，应了解抽搐的程度、抽搐发作的频率及抽搐的持续时间等。

3. 并发症　观察有无黑尿热等并发症。

（三）对症护理

1. 发热　患者发冷时注意保暖，可加盖被子、使用热水袋等。可采取物理降温，必要时遵医嘱使用药物降温。出汗后应及时更换衣服和床单，避免受凉。

2. 意识障碍　保持呼吸道通畅，充分给氧，做好抢救准备，备好气管插管、气管切开等物品。因脑实质炎症出现抽搐者，可遵医嘱予以地西泮等镇静药物，使用时应注意药物对呼吸的抑制作用。注意加床挡保护，防止患者坠床。

3. 黑尿热　立即停用奎宁、伯氨喹等可诱发溶血的药物。卧床休息，减少不必要的搬动。吸氧，保证液体入量3000～4000ml/d。

（四）用药护理

遵医嘱安全、有效、合理、规范使用抗疟药物，注意观察药物疗效及不良反应。

（五）心理护理

护理人员应关注患者的心理问题，并给予相应的心理指导和支持。应耐心讲解疟疾的特点及治疗方法，减少患者负性情绪。

（六）健康教育

1. 对患者的指导　为控制疾病的流行，应向患者及家属介绍疟疾的相关知识，使其有充分的心理

准备，并积极配合隔离、消毒、治疗和护理

2. 疾病预防指导

（1）管理传染源 健全疫情报告制度，及时发现并根治患者和带虫者。

（2）切断传播途径 防蚊灭蚊是预防疟疾的重要途径。采取有效的防蚊措施，包括使用蚊帐、纱门、纱窗、穿长袖长裤和使用防蚊驱避剂等个人防蚊措施。加强居住环境的治理，减少蚊虫孳生。

（3）保护易感人群 化学药物预防是目前较常应用的措施，有助于减少高疟区的健康人群及外来人群的感染。

医者仁心

"青蒿素" 之母——屠呦呦

中国科学家屠呦呦带领团队攻坚克难1972年发现治疟"神药"青蒿素，青蒿素发现群英谱中以屠呦呦的贡献最大，故她被赞誉为"青蒿素之母"。2015年10月5日，屠呦呦以发现青蒿素的重大原创性成果荣膺当年诺贝尔生理学或医学奖，迄今她仍是唯一荣获过诺贝尔奖的中国籍科学家。以双氢青蒿素、青蒿琥酯等衍生物为基础的联合用药疗法（ACT）是国际抗疟第一用药，挽救了全球特别是发展中国家数百万人的生命，产生了巨大的经济社会效益，为中医药科技创新和人类健康事业作出了重要贡献。

第4节 日本血吸虫病患者的护理

案例4-4

患者，男，37岁。自幼生长在南方。因间断性腹泻、脓血便半年来诊。体检：体形消瘦，腹部膨隆，未触及肝脏，脾脏增大明显，下缘在季肋下5cm。移动性浊音（+），实验室检查：WBC $13.2 \times 10^9/L$，嗜酸性粒细胞35%。粪便检查发现血吸虫卵。

问题： 1. 考虑最可能的临床诊断是什么？

2. 如何治疗和预防该病的发生？

3. 对该患者应该采取哪些护理措施？

一、概　　述

（一）概念

日本血吸虫病（schistosomiasis japonica）是由日本血吸虫寄生于门静脉系统所引起的蠕虫类寄生虫传染病。急性期主要表现为发热、肝大与压痛、腹痛、腹泻、便血等，血中嗜酸性粒细胞显著增多；慢性期以肝脾大、慢性腹泻为主要表现；晚期表现为巨脾、腹水等，主要与肝门静脉周围纤维化有关。本病在我国的法定传染病中属于乙类传染病。

（二）病原学

寄生人体的血吸虫主要有6种，即日本血吸虫、埃及血吸虫、曼氏血吸虫、间插血吸虫、湄公血吸虫和马来血吸虫。其中以日本血吸虫、埃及血吸虫和曼氏血吸虫引起的血吸虫病流行范围最广，危害最大。我国流行的主要是日本血吸虫病。

日本血吸虫为雌雄异体，合抱寄生于门静脉系统中，主要在肠系膜下静脉中。雌虫在肠黏膜下层末梢静脉内产卵，大部分虫卵沉积于肠黏膜和肝组织内，少部分进入肠腔随粪便排出。随粪便排出的虫卵入水后，孵化出毛蚴，毛蚴在钉螺体内经母胞蚴、子胞蚴二代发育繁殖，经7～8周即有尾蚴自钉螺体释放出，当人、畜接触疫水时，尾蚴迅速穿过皮肤或黏膜侵入体内，此时尾蚴脱去尾部变成童虫，随血液循环经心脏、肺脏，最终抵达肝门静脉内，发育后雌雄合抱，移至肠系膜静脉或直肠静脉内产卵。童虫在肝脏内发育为成虫需30d左右的时间。

（三）发病机制

日本血吸虫发育的不同阶段，尾蚴、童虫、成虫（图4-5）和虫卵均可对宿主产生不同的损害和引起复杂的病理免疫反应。虫卵是致病最主要的阶段，当虫卵内毛蚴成熟后，其分泌的酶、蛋白质及糖等物质称可溶性虫卵抗原（soluble egg antigen，SEA），可诱发肉芽肿反应，其与随后发生的纤维化是血吸虫病的最基本病变。

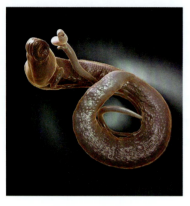

图4-5 血吸虫成虫

1. 尾蚴所致损害 血吸虫尾蚴穿过皮肤可引起皮炎，局部出现丘疹和瘙痒，引起毛细血管扩张充血，伴有出血、水肿，周围有中性粒细胞和单核细胞浸润。

2. 童虫所致损害 童虫在宿主体内移行时，可导致所经过的器官出现血管炎，毛细血管栓塞、破裂，产生局部细胞浸润和点状出血，肺部最明显。

3. 成虫所致损害 一般无明显致病作用，少数可引起轻微的机械性损害，如静脉内膜炎等。但是其分泌物、代谢产物、排泄物及虫体表皮更新脱落的表膜等，在机体内可形成免疫复合物，对宿主产生损害。

4. 虫卵所致损害 日本血吸虫病早期病变主要由虫卵引起。虫卵主要是沉积在宿主的肝及结肠肠壁等组织，所引起的肉芽肿和纤维化是血吸虫病的主要病理改变。

5. 循环抗原及免疫复合物 日本血吸虫寄生在宿主静脉内，童虫、成虫和虫卵的代谢产物、分泌物和排泄物，以及虫体表皮更新的脱落物排入到血液中，并随血液循环至各组织，成为循环抗原。血吸虫感染宿主血内可检出循环抗原。

二、护理评估

（一）健康史

询问患者近期有无血吸虫流行区出游史；有无疫水接触史；周边有无相似患者出现。

（二）流行病学资料

1. 传染源 为患者和保虫宿主，根据不同流行区域而异。在水网地区主要传染源为患者；在湖沼地区除患者外，感染的牛与猪亦为重要传染源；在山丘地区，野生动物如鼠类也可作为传染源。

2. 传播途径 日本血吸虫经接触传播，主要通过皮肤黏膜接触含尾蚴的疫水而感染，或饮用含尾蚴的疫水而经口腔黏膜感染。本病传播有三个重要环节：带虫卵的粪便入水、钉螺的存在和接触疫水。

3. 人群易感性 人群普遍易感，以青壮年男性农民和渔民感染率最高，感染后可获部分免疫力。

4. 流行特征 本病流行有严格的地区性，其地理分布与钉螺的地理分布一致。流行区分布于非洲、亚洲和拉丁美洲。我国主要分布于长江流域及以南的省、自治区、直辖市。以夏秋季节好发。

（三）身心状况

1. 症状与体征 血吸虫病的临床表现复杂且多样化。因病期的早晚、感染的轻重、虫卵沉积的部位及人体免疫反应不同而不同。临床上可分为急性、慢性、晚期血吸虫病及异位损害。

（1）急性血吸虫病 多见于初次感染者，常有明确疫水接触史，好发于夏秋季，以7～9月最为常见，青壮年男性和儿童居多。起病较急，病程不超过半年，治疗后可迅速痊愈。①发热：患者均有发热，以间歇热最常见。热度、持续时间与感染程度成正比。发热时间短者仅2周，一般为1个月左右，重者可发热数月，称为重症迁延型，伴有消瘦、严重贫血、水肿，甚至恶病质。②皮疹：约半数患者在尾蚴侵入部位出现蚤咬样红色皮损，持续2～3d可自行消退。③过敏：以荨麻疹较多见。此外可有血管神经性水肿，全身淋巴结轻度肿大等。④腹部症状：表现为腹痛、腹泻、脓血便。⑤肝、脾大。

（2）慢性血吸虫病 病程超过半年以上，与急性期治疗不彻底或反复感染有关。①无症状型：轻症感染者大多无症状，仅在粪便中发现虫卵。②有症状型：以腹痛、腹泻为常见，偶尔便中带血，时发时愈，重者有持续性脓血便，伴里急后重。慢性血吸虫病患者常有肝、脾大。早期以肝大为主，尤以肝左叶为主，随着病程进展，脾脏逐渐增大，故有肝脾型血吸虫病之称。

（3）晚期血吸虫病 为慢性血吸虫病的继续和发展，临床可分为巨脾型、腹水型、侏儒型及结肠肉芽肿型，其中以巨脾型最为常见。前两型为血吸虫性肝硬化引起的门静脉高压所致，主要表现为脾脏显著增大、大量腹水等。

（4）异位损害 重度感染时，童虫在门静脉系统以外组织或器官寄生并发育为成虫，此为异位寄生。可引起相应组织或器官的损害，多见于脑和肺。

2. 并发症

（1）上消化道出血 晚期血吸虫病出现上消化道出血。出血部位多为食管下段、胃底静脉，表现为呕血和黑便，一般出血量较大，严重者可出现失血性休克。

（2）肝性脑病 可因大出血、大量放腹水、过度利尿等诱发。

（3）感染 患者免疫功能减退、低蛋白血症、门静脉高压等，极易并发病毒性肝炎、伤寒、腹膜炎、阑尾炎等。

（4）肠道并发症 血吸虫病引起严重结肠病变，严重时可产生结肠狭窄，引起排便困难及其他肠梗阻症状。血吸虫病患者结肠肉芽肿可并发结肠癌。

3. 心理-社会状况 患者及家属的心理反应状况如焦虑、恐惧及孤独感等表现程度。需评估患者及家属对日本血吸虫的认识程度、心理状态，患病后对工作、学习造成的影响。社会支持系统对血吸虫的认识及对患者的关心程度。

（四）辅助检查

1. 血常规 急性期以嗜酸性粒细胞显著增多为主要特点。慢性期嗜酸性粒细胞仍可增高。晚期常因脾功能亢进引起红细胞、白细胞及血小板均减少。

2. 肝功能检查 急性期血清中球蛋白增高，ALT、AST轻度增高。慢性期无症状者肝功能大多正常。晚期血清白蛋白减少，球蛋白增高，可出现白蛋白与球蛋白比倒置现象。

3. 粪便检查 粪便内查到虫卵和孵出毛蚴是确诊血吸虫病的直接依据。

4. 直肠黏膜活检 是血吸虫病原诊断方法之一。通过直肠或乙状结肠镜，自病变处取米粒大小黏膜，置光镜下压片检查有无虫卵。

5. 免疫学检查 ①抗体检测：常用的检测方法有环卵沉淀试验（COPT）、间接血凝试验（IHA）、ELISA、尾蚴膜试验、间接荧光抗体试验等，由于患者血清中抗体在治愈后持续时间长，不能区分既往感染与现症患者。②抗原检测：以反向间接血凝和ELISA为主。近年来采用单克隆抗体技术使检测循环抗原（CAg）的敏感度提高，是目前免疫学诊断发展的动向。

6. 影像学检查 腹部B超检查可见肝、脾体积改变，门静脉血管增粗呈网织样改变，并可定位行肝穿刺活检。腹部CT扫描可显示肝包膜与肝内门静脉区钙化现象。

三、治疗要点

1. 一般治疗 早期诊断，早期隔离，及时对症处理，防治并发症。

2. 病原治疗 ①首选吡喹酮，可用于各期各型血吸虫病患者。②若合并其他寄生虫感染，先驱虫，再用吡喹酮。③若合并其他细菌感染，先抗感染，再用吡喹酮。

3. 对症治疗 急性期高热、中毒症状严重者给予补液、保证水和电解质平衡，加快营养及全身支持疗法。慢性期和晚期除一般治疗外，应加强营养；巨脾、上消化道出血、门静脉高压等患者可选择适当时机考虑手术治疗。

四、主要护理诊断/问题

1. 体温过高 与血吸虫感染后虫卵和虫体代谢产物的作用有关。

2. 营养失调：低于机体需要量 与肝脏损害导致营养吸收、合成障碍有关。

3. 腹泻 与虫卵沉积引起急性结肠炎有关。

4. 活动无耐力 与发热、肝脏病变有关。

5. 焦虑 与对本病的治疗及预后缺乏了解有关。

6. 潜在并发症：肝性脑病、消化道出血、急性肾功能不全等。

五、护理措施

（一）一般护理

1. 隔离 执行接触隔离措施。

2. 休息 急性期有腹痛、腹泻、发热者，卧床休息；慢性期可适当活动，但应避免过度劳累。

3. 饮食 急性期给予患者高热量、高蛋白、高维生素、低脂、清淡易消化的饮食；慢性期避免进食过硬、过热、粗纤维的刺激性食物；晚期若有肝硬化失代偿期的表现，应给予高蛋白、低盐饮食。同时鼓励患者加强营养，增强体质，戒烟限酒。

（二）病情观察

1. 密切观察体温变化和全身状况，注意有无并发症。

2. 腹泻患者注意观察大便次数、颜色、性状及有无腹痛，并做好记录。

3. 腹水患者需定期测量腹围和体重。

4. 观察患者有无失水、电解质紊乱、酸碱平衡失调。

5. 观察患者肝功能状况。

（三）对症护理

1. 发热 密切监测患者的体温和热型，每2～4h监测体温1次，根据病情及时进行降温，嘱患者多饮水，防止发生虚脱。预防口腔，皮肤感染等。

2. 腹泻 卧床休息，以减少胃肠蠕动和能量消耗，观察大便的次数、量及性状。必要时给予静脉及口服补液。

3. 腹水 患者出现腹水时，需严格控制钠盐的摄入，给予无盐或低盐饮食；定期测量体重、腹围，准确记录24h出入量；遵医嘱使用利尿剂治疗；大量腹水者，抬高床头，采取半卧位，以改善患者的呼吸困难。

4. 皮肤 腹泻患者便后及时清洗皮肤，保持肛周皮肤的清洁、干燥，做好皮肤护理。

（四）用药护理

遵医嘱使用吡喹酮，指导患者按时按量服药，注意观察药物的副作用，如有异常应及时停药，并告知医生。哺乳期妇女在服药期间，直至停药后72h内不宜喂乳。

（五）心理护理

护理人员应向患者及家属介绍病情，安慰解释，鼓励患者积极配合治疗，密切观察病情变化，提供优质护理，以增强患者及家属的安全感和信心。

（六）健康教育

1. 对患者的指导 介绍血吸虫病的传播途径、对人体的危害、预防及常见并发症等。嘱患者出院后注意休息，避免过度劳累、受凉。需按时、按量、按疗程坚持服药。慢性期患者需要规律生活，加强营养，禁止吸烟喝酒，避免服用损伤肝脏药物。

2. 疾病预防指导

（1）管理传染源 患者按接触隔离，一旦确诊为血吸虫病需24h内上报，流行区域的患者和家畜需每年进行普查普治。重点人群每年预防性用药。

（2）切断传播途径 消灭钉螺是预防本病的关键。粪便严格无害化处理，加强饮用水管理。

（3）保护易感人群 在流行区域的流行季节，重点人群实施药物预防；严禁接触疫水，接触疫水时需做好个人防护，如皮肤涂抹防尾蚴药、穿防护衣裤等。急性期尽早就医、彻底治愈，防止转为慢性。

自 测 题

1. 钩端螺旋体病的主要传播途径是（ ）

  A. 接触疫水传播   B. 接触病畜排泄物传播

  C. 消化道传播   D. 垂直传播

  E. 飞沫传播

2. 钩端螺旋体病的主要传染源是（ ）

  A. 鼠类和猪   B. 鼠类和犬

  C. 患者   D. 携带者

  E. 牛

3. 钩端螺旋体病最常见的临床类型是（ ）

  A. 流感伤寒型   B. 肺出血型

  C. 脑膜脑炎型   D. 黄疸出血型

  E. 肾衰竭型

4. 黄疸出血型钩端螺旋体病的常见死亡原因是（ ）

  A. 肝衰竭   B. 上消化道大出血

  C. 肺大出血   D. 呼吸衰竭

  E. 肾衰竭

5. 钩端螺旋体病的易感人群是（ ）

  A. 牧民   B. 渔民

  C. 农民   D. 兽医

  E. 野外工作者

6. 溶组织内阿米巴的致病阶段是（ ）

  A. 幼虫   B. 成虫

  C. 大滋养体   D. 小滋养体

  E. 包囊

7. 溶组织内阿米巴具有传染性的阶段是（ ）

  A. 幼虫   B. 成虫

  C. 大滋养体   D. 小滋养体

  E. 包囊

8. 治疗阿米巴病的首选药物是（ ）

  A. 甲硝唑   B. 替硝唑

  C. 二氯尼特   D. 巴龙霉素

  E. 氯喹

9. 典型急性阿米巴痢疾的粪便呈（ ）

  A. 暗红色果酱样便   B. 黏液脓血便

  C. 黄色水样便   D. 蛋花样便

  E. 陶土样便

10. 阿米巴痢疾最重要的传染源是（ ）

  A. 无症状带包囊者   B. 急性阿米巴痢疾患者

  C. 感染的动物   D. 阿米巴易感者

  E. 暴发型患者

11. 传播疟疾的主要媒介为（ ）

  A. 库蚊   B. 伊蚊

  C. 按蚊   D. 斑蚊

  E. 煞蚊

12. 引起疟疾发作的是疟原虫的（ ）

  A. 子孢子   B. 红内期裂殖子

  C. 裂殖体   D. 配子体

  E. 红外期裂殖子

13. 疟疾典型发作是由下列哪一项因素所致（ ）

  A. 疟原虫数量较多

  B. 疟原虫产生毒素

  C. 疟原虫在红细胞内生长

  D. 疟原虫在肝细胞内生长

  E. 疟原虫的疟色素及代谢产物引起异性蛋白反应

14. 疟疾典型发作的临床表现可分为哪3个阶段（ ）

  A. 寒战期、高热期、大汗期

  B. 高热期、寒战期、大汗期

  C. 高热期、大汗期、寒战期

  D. 寒战期、高热期、休克期

  E. 寒战期、高热期、少尿期

15. 血吸虫传播必须具备的三个条件是（　　）

A. 传染源、钉螺、水体

B. 毛蚴、尾蚴、易感者

C. 虫卵、毛蚴、尾蚴

D. 传染源、中间宿主、易感人群

E. 粪便入水、钉螺的存在、接触疫水

16. 我国预防血吸虫病的重点措施是（　　）

A. 普查普治　　　　B. 消灭钉螺

C. 灭螺和普治　　　D. 接种疫苗

E. 保护易感人群

17. 治疗血吸虫病首选的药物是（　　）

A. 四环素　　　　　B. 吡喹酮

C. 硝硫氰胺　　　　D. 呋喃丙胺

E. 万古霉素

18. 日本血吸虫成虫主要寄生于（　　）

A. 心　　　　　　　B. 脑

C. 肝　　　　　　　D. 门静脉

E. 肠系膜静脉

19. 血吸虫病的传播途径是（　　）

A. 粪-口途径　　　　B. 接触传播

C. 垂直传播　　　　D. 血液传播

E. 呼吸道传播

（徐　慧　蒋　莉　郑　丹）

主要参考文献

国家传染病医学中心撰写组，李兰娟，张文宏，等，2022. 疟疾诊疗指南. 中华临床感染病杂志，15（4）：243-252.

李葆华，赵志新，2022. 传染病护理学. 北京：人民卫生出版社.

李兰娟，任红，2018. 传染病学. 9版. 北京：人民卫生出版社.

莫毅，陈骏籍，莫兆军，2022. 细菌性痢疾的流行及疫苗研究进展. 应用预防医学，8（4）：400-404.

张梦，吴丹，李艺星，等，2023. 全球百日咳防控面临的挑战. 中华流行病学杂志，44（3）：491-497.

中华人民共和国国家卫生健康委员会，国家中医药管理局，2020. 流行性感冒诊疗方案（2020年版）. 中华临床感染病杂志，13（6）：401-405，411.

中华人民共和国国家卫生健康委员会，国家中医药管理局，2022. 猴痘诊疗指南（2022年版）. 中华临床感染病杂志，15（4）：241-242.

中华人民共和国国家卫生健康委员会办公厅，中华人民共和国国家中医药管理局综合司，2023. 新型冠状病毒感染诊疗方案（试行第十版）. 中国医药，18（2）：161-166.

中华医学会肝病学分会，中华医学会感染病学分会，2022. 慢性乙型肝炎防治指南（2022年版）. 中华肝脏病杂志，30（12）：1309-1331.

中华医学会结核病学分会儿童结核病专业委员会，中国研究型医院学会结核病学专业委员会，国家呼吸系统疾病临床医学研究中心，等，2022. 儿童结核性脑膜炎诊断专家共识. 中华实用儿科临床杂志，37（7）：497-501.

自测题参考答案

第1章

1. E　2. B　3. C　4. A　5. E

第2章

1. E　2. D　3. A　4. C　5. C　6. B　7. D　8. D
9. A　10. A　11. D　12. E　13. A　14. D　15. B
16. D　17. B　18. E　19. D　20. C　21. D　22. E
23. A　24. E　25. A　26. A　27. E　28. E　29. C
30. E　31. E　32. A　33. C　34. D　35. B　36. B
37. D　38. E　39. E　40. D　41. D　42. A　43. E
44. A　45. B　46. D　47. D　48. E　49. A　50. D
51. D　52. E　53. E　54. D　55. A　56. A

第3章

1. C　2. D　3. B　4. A　5. B　6. D　7. E　8. B
9. A　10. B　11. B　12. D　13. A　14. A　15. B
16. A　17. D　18. B　19. B　20. B　21. E　22. A
23. B　24. E　25. C　26. C　27. C　28. C　29. B
30. D

第4章

1. A　2. A　3. A　4. C　5. C　6. C　7. E　8. A
9. A　10. A　11. C　12. B　13. E　14. A　15. E
16. B　17. B　18. E　19. B